Biesinger

**Die Behandlung
von Ohrgeräuschen**

Meinen Patienten

Dr. med. Eberhard Biesinger

Die Behandlung von Ohrgeräuschen

- Wichtig: Die richtigen Schritte im Akut-Fall
- So nutzen Sie alle Chancen der modernen Tinnitus-Therapie
- Was Ihnen das Leben leichter macht

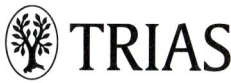

Die Deutsche Bibliothek –
CIP-Einheitsaufnahme

Ein Titeldatensatz für diese Publikation ist bei Der Deutschen Bibliothek erhältlich.

Leserservice:

Wenn Sie Fragen oder Anregungen zu diesem Buch haben, schreiben Sie uns:
TRIAS Verlag
Postfach 30 05 04
70445 Stuttgart
oder besuchen Sie uns im Internet unter:
www.trias-gesundheit.de

Anschrift des Autors:
Dr. med. Eberhard Biesinger
Maxplatz 5
83278 Traunstein

Programmplanerin: Sibylle Duelli

Bearbeitung: Karl Quadt

Umschlaggestaltung:
Cyclus · Visuelle Kommunikation, Stuttgart

Textzeichnungen:
Friedrich Hartmann, Nagold

Bildnachweis:
Umschlagfoto vorn: Bavaria,
hinten: StockMarket;
MEV: S. 18, 149, 187, 194; WDV: S. 71;
Norbert Reismann: S. 146;
Etienne Cloet: S. 166;
Health and medicine: S. 169;
Couples and Teens: S. 190

Dieses Buch wurde in der neuen deutschen Rechtschreibung verfasst.

Gedruckt auf chlorfrei gebleichtem Papier

© 1996 Georg Thieme Verlag, Stuttgart
© 2002 TRIAS Verlag in MVS
Medizinverlage Stuttgart GmbH & Co. KG
Printed in Germany
Satz: Fotosatz H. Buck, Kumhausen
Druck: Westermann Druck Zwickau GmbH

ISBN 3-8304-3005-1   1 2 3 4 5 6

Wichtiger Hinweis:
Wie jede Wissenschaft ist die Medizin ständigen Entwicklungen unterworfen. Forschung und klinische Erfahrung erweitern unsere Erkenntnisse, insbesondere was Behandlung und medikamentöse Therapie anbelangt. So weit in diesem Werk eine Dosierung oder eine Applikation erwähnt wird, darf der Leser zwar darauf vertrauen, dass Autoren, Herausgeber und Verlag große Sorgfalt darauf verwandt haben, dass diese Angabe **dem Wissensstand bei Fertigstellung des Werkes** entspricht.
Für Angaben über Dosierungsanweisungen und Applikationsformen kann vom Verlag jedoch keine Gewähr übernommen werden. **Jeder Benutzer ist angehalten,** durch sorgfältige Prüfung der Beipackzettel der verwendeten Präparate und gegebenenfalls nach Konsultation eines Spezialisten festzustellen, ob die dort gegebene Empfehlung für Dosierungen oder die Beachtung von Kontraindikationen gegenüber der Angabe in diesem Buch abweicht. Eine solche Prüfung ist besonders wichtig bei selten verwendeten Präparaten oder solchen, die neu auf den Markt gebracht worden sind. **Jede Dosierung oder Applikation erfolgt auf eigene Gefahr des Benutzers.** Autoren und Verlag appellieren an jeden Benutzer, ihm etwa auffallende Ungenauigkeiten dem Verlag mitzuteilen.

Geschützte Warennamen (Warenzeichen) werden **nicht** besonders kenntlich gemacht. Aus dem Fehlen eines solchen Hinweises kann also nicht geschlossen werden, dass es sich um einen freien Warennamen handele. Das Werk, einschließlich aller seiner Teile, ist urheberrechtlich geschützt. Jede Verwertung außerhalb der engen Grenzen des Urheberrechtsgesetzes ist ohne Zustimmung des Verlages unzulässig und strafbar. Das gilt insbesondere für Vervielfältigungen, Übersetzungen, Mikroverfilmungen und die Einspeicherung und Verarbeitung in elektronischen Systemen.

Inhalt

- **Geleitwort zur Erstauflage** — 11
- **Vorwort zur 2. Auflage** — 13
- **Vorwort zur 3. Auflage** — 15
  - Danksagung — 16
- **Wo steht die Tinnitus-Behandlung heute?** — 17
- **Alarmglocken oder die Empfindsamkeit des Ohres** — 18
- **Wie Gehör und Hören funktionieren** — 25
  - Etwas Anatomie — 25
  - Die zentrale Hörbahn — 36
  - Von der Schallwelle zum Höreindruck — 39
  - Warum uns ein Tinnitus aus der Bahn wirft und wie ein Tinnitus chronisch werden kann — 41
- **Dem Tinnitus auf den Grund gehen: Körperliche Ursachen** — 47
  - Ursachen des Tinnitus — 47
    - Hörsturz — 48
    - Akutes Lärmtrauma — 49
    - Chronische Lärmschwerhörigkeit — 49
    - »Idiopathische Innenohrschwerhörigkeit« — 50
    - Schädel-Hirn-Trauma — 50
    - Akustikus-Neurinom — 50
    - Otosklerose — 51
    - Mittelohrentzündungen — 52
    - Medikamente — 52
    - Immunogene Innenohrschwerhörigkeit — 52

■ Inhalt ■

• Kreislaufkrankheiten	53
• Stoffwechselkrankheiten	53
• Erkrankungen des zentralen Nervensystems	53
• Tinnitus aufgrund von Gefäßveränderungen	53
• Muskuläre Ursachen und Tubenfunktionsstörungen	55
Schwindel und Tinnitus	56
Die apparative Diagnostik der Ohrgeräusche	58
• Audiogramm	59
• Tympanometrie	59
• Messung des Recruitments	59
• Weitere objektive Hörprüfungen	60
• Die Tinnitusbestimmung	61
• Spezielle Ergebnisse der Audiometrie	61
• Die Diagnostik psychischer Störungen	63
• Bildgebende Diagnostik	64
• Zukünftige diagnostische Verfahren	64

● **Tropfen und Tabletten gegen Tinnitus?** 65
Grundlagen 65
Lidocaintest und experimentelle Ansätze 68
• Glutamat und Antagonisten 68
• Calcium-Antagonisten 70

● **Die Behandlung des akuten Tinnitus** 71
Die richtige Beratung 72
Verbesserung der Fließeigenschaften des Blutes 76
Gefäßerweiternde Mittel 76
Hyperbare Sauerstofftherapie 76

Inhalt

- **Die Behandlung des chronischen Tinnitus** — 82
  - Das erste halbe Jahr — 82
  - Das zweite halbe Jahr — 84
  - Wie hoch ist die Beeinträchtigung? — 85

- **Die psychologische Beratung** — 87
  - Hat das Ohrgeräusch gesundheitliche Folgen? — 89
  - Was bedeutet das Ohrgeräusch für mich? — 89
  - Was kann die Medizin tun? – Was kann ich tun? — 90
  - Wo Sie einen geeigneten Therapeuten finden — 93
  - **Extra:** Tinnitus-Retraining-Therapie — 95
    - Besonderheiten in Deutschland — 95
    - »Tinnitus« bei Gesunden — 98
    - Wo und wie läuft es schief? — 98
    - Beratung und Aufklärung — 100
    - Behandlung psychischer Störungen — 102
    - Die Geräteversorgung — 105

- **Die Deutsche Tinnitus-Liga** — 115

- **Tinnitus durch Störungen an Halswirbelsäule oder Kiefergelenk** — 118
  - Die Halswirbelsäule — 118
    - Sonderfall Schleudertrauma — 123
  - Nachbarschaft Kiefergelenk — 126

- **Hörgeräteanpassung: Warum – wann – wie?** — 130

- **Tinnitus-Klinik: Für Sie geeignet?** — 138
  - Psychosomatische Behandlung — 138
  - Pragmatische Behandlung — 139

■ Inhalt

- **Körpertherapien**   141
  - Alexander-Methode   142
  - Atemtherapie   143
  - Autogenes Training   143
  - Biofeedback   143
  - Farbtherapie   144
  - Feldenkrais-Therapie   144
  - Gestaltungstherapie   145
  - Hydrotherapie   145
  - Kunstsinnige Therapie   147
  - »Genusstraining«   147
  - Meditation   148
  - Progressive Entspannung nach Jacobson   148
  - T'ai-chi   149
  - Yoga   150

- **Was tun bei Stress?**   151
  - Geistige Ebene   151
  - Gefühlsebene   151
  - Körperliche Ebene   152
  - Lebensstil   152
  - Test: Wie gestresst sind Sie?   152

- **Alternative Medizin bei Tinnitus**   158
  - Therapiewahl – Worauf Sie achten sollten   159
    - Akupunktur   160
    - Akupressur   161
    - Aurikulotherapie (Ohr-Akupunktur)   161
    - Ayurveda   161

- Bachblütentherapie — 161
- Elektrotherapie des Ohres — 162
- Homöopathie — 162
- Hypnotherapie — 163
- Kinesiologie — 164
- Laser-Ginkgo-Therapie — 165
- Neuraltherapie — 165
- Osteopathie und Chirotherapie — 166
- Kraniosakrale Technik — 167
- Paranormale Heilkunde — 168
- Fußreflexzonenmassage — 168
- Shiatsu — 169

Klangtherapien — 170

Neue Therapieformen gegen Tinnitus — 171

● Schlaf und Tinnitus — 173

Voraussetzungen für einen guten Schlummer — 176

Mit Tinnitus kombinierte Schlafstörungen — 177

Schlafstörungen und Medikamente — 179

Psychotherapie — 181

● Sport und Tinnitus — 184

● Ernährung und Tinnitus — 189

Was heißt »gesunde Ernährung«? — 191
- Vitamine und Mineralstoffe — 192
- Nahrungsmittel-Unverträglichkeiten — 195

Besondere Kost- und Diätformen — 196
- Vegetarismus — 197

Inhalt

- Makrobiotik — 197
- Trennkost — 198
- Evers-Diät — 198
- Vorwiegend in Kurkliniken angewandte Diätformen — 199
  - Mayr-Kur — 199
  - Schroth-Kur — 199

Die gegenwärtige Tinnitusforschung — 201
- Grundlagenforschung — 201
- Ein Medikament gegen Tinnitus — 202
- Tierexperimente — 203
- Neue bildgebende Verfahren — 203
- Weiterentwicklung der Retraining-Therapie — 204
- Überprüfung der Akuttherapie — 205
- Weiterentwicklung des Cochlea-Implantates — 205
- Audiologische Forschung — 206
- Schlusswort — 206

Anhang — 207
- Literatur — 207
- Selbsthilfeorganisationen — 207
- Druckkammerzentren — 208
- Weitere Kontaktadressen — 209

Sachverzeichnis — 211

Geleitwort zur Erstauflage

Es gibt Bücher, die das Ergebnis einer neuen Entwicklung sind, und andere, die eine neue Entwicklung einleiten, wie beispielsweise der Vorgänger dieses Buches. 1986 erschien im TRIAS Verlag das erste deutsche Tinnitus-Buch von Dr. Franz-Josef Ganz unter dem Titel »Ohrgeräusche«. Ein Buch, dessen Bedeutung für die Entwicklung der letzten 10 Jahre gar nicht hoch genug eingeschätzt werden kann. Es ermutigte und motivierte mich, bereits im Jahre seines Erscheinens die Deutsche Tinnitus-Liga ins Leben zu rufen.

Das Wissen um die große Not von unzähligen Tinnitus-Betroffenen in Deutschland hat in der Zwischenzeit zahlreiche Mediziner und Psychologen auf den Plan gerufen, Menschen, an die sich die Betroffenen menschlich wie therapeutisch »halten« können. Das sind zugleich aber oft auch Personen, die sich mit ihrem hohen Engagement ohne ausreichende Ressourcen als Einzelkämpfer vorkommen oder doch vorkommen müssten, wären sie nicht untereinander freundschaftlich verbunden und gäbe es die Tinnitus-Liga nicht.

Inzwischen gibt es zahlreiche, zum Teil hervorragende Bücher, und auch an sonstigen Informationen ist kein Mangel. Wir wissen heute, wie wichtig eine umfassende und zuverlässige Information in Form des »Directive Counselling« nicht nur für Ärzte und sonstige Therapeuten, sondern auch insbesondere für die Betroffenen selbst ist, um ihnen ihre Ängste zu nehmen und sie auf einen hilfreichen Weg zu bringen. Und doch, oder gerade deswegen, fällt es dem Betroffenen wie dem Fachmann oft noch schwer, einen geordneten Überblick zu bekommen und Wege zu den Schwerpunkten zu finden. Das ist ganz natürlich. Der amerikanische Schriftsteller Mark Twain hat einmal gesagt, die Beseitigung des Unwissens habe erst einmal ein großes Durcheinander zur Folge (»Every kind of research is replacement of ignorance with confusion«).

Da gibt es nun schon in der 2. Auflage dieses Buch von Eberhard Biesinger, dem ich mich durch unsere gemeinsame Arbeit für die Tinnitus-Betroffenen sehr verbunden fühle. Sein Buch hat mich sehr berührt, und ich bin glücklich und erleichtert, dass er es geschrieben hat. Erleichterung empfand ich deshalb, weil ich auf ein solches Buch schon lange gewartet hatte, auf ein Buch, mit dem wir, unsere Liga und ihre fachlichen Freunde, eine längst anstehende neue Entwicklung einleiten können.

Geleitwort zur Erstauflage

In seiner ebenso liebevollen wie sorgfältigen Darstellung fand ich vieles von dem wieder, was mir schon seit langem als Wegweisung für meine Mitbetroffenen und deren fachliche Ansprechpartner wichtig erschien, ohne dass ich es aber verbindlich und zuverlässig hätte artikulieren können. Die Lektüre des Buches kam mir deshalb wie die Wanderschaft durch ein bekanntes Gelände vor, mit immer neuen, unbekannten Ausblicken. Begriffe, mit denen ich mich bisher vertraut glaubte, erhielten eine neue, sinnvolle Bedeutung, begannen von innen zu leuchten und neuen Zusammenhängen den Weg zu weisen.

Dieses Buch ist ein gutes Buch. In seiner infolge der großen Nachfrage schon sehr schnell notwendig gewordenen 2. Auflage spiegelt es den zwischenzeitlichen wissenschaftlichen und therapeutischen Fortschritt wider, zu dem dieses Buch selbst nicht unwesentlich beigetragen hat. Fachleute werden hier den roten Faden für ihre Therapiebemühungen finden und die Betroffenen den Weg zu den »richtigen« Therapien, die sie möglicherweise im Laufe der Zeit zusammenstellen werden. Es eröffnet sich aber zugleich der Weg zu sich selbst, zu den eigenen Selbstheilungskräften und zu einem neuen Selbstgefühl.

Dieses Buch macht aktiv. Es bringt nicht nur Informationen, sondern zeigt Zusammenhänge und konkrete Besserungs- und sogar Heilungschancen auf, insbesondere auch durch die neue Tinnitus-Retraining-Therapie (TRT). Das wird unsere Mitbetroffenen von dem lähmenden Gefühl der Hilflosigkeit befreien und sie mit viel Hoffnung und Ausdauer erfüllen. Mithilfe dieses Ratgebers können sie das längst überholte ärztliche Achselzucken nach erfolgloser Akutbehandlung Lügen strafen, wonach der Betroffene eben »damit leben« müsse, weil man nichts mehr für ihn tun könne. Erfreulich sind schließlich auch die Hinweise auf den hohen therapeutischen Stellenwert der Arbeit unserer Liga.

Dieses Buch ist – jedenfalls in Deutschland – schließlich auch ein mutiges Buch. Es bezieht die alternativen Therapiemöglichkeiten bis hin zu den nach den Erkenntnissen der Psycho-Neuroimmunologie möglicherweise gar nicht so sinnlosen Bachblüten ohne Scheuklappen in die Therapiebemühungen ein und gibt dem mündigen Patienten die Möglichkeit, ihren oft ergänzenden Stellenwert abzuschätzen. So ist dieses Buch also auch ein »ganzheitliches« Buch und ein Buch der Selbsthilfe, das für alle, die Hilfe suchen und Hilfe geben könnten, ein wichtiges Buch sein wird. Später wird man vielleicht einmal sagen, es habe am Anfang einer neuen »Tinnitus-Epoche« in Deutschland gestanden: Alles hat seine Zeit.

Hans Knör Präsident der Deutschen Tinnitus-Liga

Vorwort zur 2. Auflage

*Ich habe auch Muscheln; in mancher steckt ein Ohr,
das hört und rauscht.*
                                       Else Lasker-Schüler

Seit dem Erscheinen der 1. Auflage des Buches im Jahre 1996 ist im deutschsprachigen Raum zum Thema Tinnitus viel in Bewegung gekommen. Unter dem Einfluss der aus den USA und England kommenden Retraining-Therapie entstehen konkrete Konzepte zur Bewältigung eines chronischen Ohrgeräusches.

Verschiedene Berufsgruppen, besonders HNO-Ärzte und Psychologen, haben erkannt, dass die Betreuung von Patienten mit Ohrgeräuschen nur in Teamarbeit möglich ist. Der Betroffene selbst wird innerhalb dieses Teams zum Fachmann seines persönlichen Tinnitusproblems.

Endlich besteht die Tinnitus-Therapie nicht mehr nur aus einer Mixtur verschiedener Einzeltherapien und einem unkoordinierten Nebeneinander verschiedener Therapieversuche. Heute wird sehr viel mehr Wert gelegt auf die medizinische und psychologische Diagnostik, um daraus wirksame Hilfen für den Patienten zu erarbeiten. Die Zusammenarbeit dieser beiden Fachdisziplinen setzt neue Maßstäbe, nicht nur bei der Behandlung des chronischen Tinnitus, sondern überhaupt bei der Therapie chronischer Krankheitsbilder. Das Zusammenfügen der Erkenntnisse der Medizin (im Hinblick auf das Körperliche) und der Psychologie (im Hinblick auf das Seelische) bringt die entscheidende Kompetenz. Indem medizinische und psychologische Aspekte aufeinander abgestimmt werden, ergeben sich besonders wirksame Therapiemöglichkeiten.

Diese wundervolle Erfahrung verdanke ich der Zusammenarbeit mit Frau Dr. Verena Greimel, Salzburg. Die elementarste Erkenntnis aus dieser Zusammenarbeit ist: Es gibt keine schematische Behandlung eines chronischen Ohrgeräusches, es gibt nicht »die« Tinnitus-Therapie, sondern nach entsprechender Diagnostik eine für jeden Patienten mit Ohrgeräuschen individuell beschlossene Behandlungsstrategie.

■ Vorwort zur 2. Auflage ■■■■■■■■■■■■■■■■■■■■■■■■■■■■

Was gibt es beim akuten Tinnitus Neues?

Viele Strategien, die sich in der Behandlung eines chronischen Ohrgeräusches bewährt haben, lassen sich bereits im Akutfall anwenden. Es hat sich als sehr wichtig und nützlich erwiesen, die Möglichkeiten des Hörsystems im Gehirn zur wirksamen Wegfilterung eines Ohrgeräusches bereits im akuten Zustand zu nutzen. Dies ist um so notwendiger, als es noch keine perfekte »Pille« gegen Ohrgeräusche gibt.

Noch immer sind sich die Fachleute uneinig darüber, welche medizinischen Behandlungsmaßnahmen im Akutfall tatsächlich wirken. Entscheidend ist mehr denn je, dass der Patient mit Ohrgeräuschen ernst genommen wird mit seinen Ängsten und Nöten, denen mithilfe individueller medizinischer und psychologischer Behandlungsmaßnahmen auf den Grund gegangen werden sollte.

Dies bedeutet Hoffnung für den Patienten mit Ohrgeräuschen; er wird unter seinen Ohrgeräuschen nicht mehr leiden müssen!

Traunstein, im Januar 1999

Vorwort zur 3. Auflage

Die rasante Entwicklung unseres Wissens über Tinnitus hat diese neue Auflage erforderlich gemacht. Immer mehr kommt zur Geltung, dass Tinnitus nicht ein Problem des Ohres, sondern der Verarbeitung im zentralen Hörsystem ist.

Umso wichtiger ist die Vermittlung dieser Verarbeitungsprozesse im Gehirn, die dem schon chronisch betroffenen Patienten helfen wird und die beim frischen Tinnitus verhindern wird, dass daraus ein chronischer entsteht. Mehr denn je soll dieses Buch dazu beitragen, dass der Patient zum Experten *seines* Tinnitus wird. In der heutigen Informationsflut sind Ärzte, die sich nicht speziell mit der Thematik beschäftigen, völlig überfordert.

Das Buch geht deshalb auf die neuesten Erkenntnisse der Wissenschaft ein. Deshalb soll dieses Buch auch für Fachleute zum Nachlesen dienen und auch Grundlage für einen ärztlichen Erfahrungsaustausch sein.

Dem Wunsch nach mehr visueller Darstellung wird durch völlig neue Grafiken entsprochen.

Neu und hochaktuell ist die Darstellung verschiedener Tinnitusarten, deren Ursache und Behandlung und auch die richtige Beratung seitens der Ärzte.

Die Bedeutung der Prophylaxe von Hörstörungen und Tinnitus findet in einem besonderen Abschnitt ihren Niederschlag. Ein neues Kapitel ist der Abhandlung von Schwindel gewidmet, da nicht selten Tinnitus in Verbindung mit Gleichgewichtsstörungen auftritt.

Traunstein, im Februar 2002

Danksagung

Dieses Buch ist gewachsen in mir. Es ist gewachsen aus der Begegnung mit vielen Tinnitusbetroffenen, meinen Patienten. Es ist gewachsen aus den Wurzeln meiner HNO-ärztlichen Ausbildung bei Prof. Plester in Tübingen, der mir stets Vorbild in der klinischen Tätigkeit war und mir ein ausgezeichnetes operatives Rüstzeug mitgab. Unter Prof. Zenner erschloss sich mir die Welt der Grundlagenforschung und des Innenohres. Unter seiner Leitung als Oberarzt an der Universitäts-HNO-Klinik in Tübingen lernte ich, welcher Idealismus und welche Geduld für eine wissenschaftliche Arbeit nötig sind! Diese Wurzeln eröffneten mir schließlich die ungemein befriedigende jetzige Tätigkeit in unserer Gemeinschaftspraxis in Traunstein. Das Miteinander in der Versorgung und Betreuung unserer Patienten hat die kreative Arbeit um das Thema ermöglicht. Nur mit der Toleranz und der aktiven Unterstützung meiner Partner, Christian Heiden und Rolf Höing, ist es möglich, dass ich mich einem Krankheitsbild unseres Fachgebietes in dieser Form widmen kann. Schließlich danke ich Ross Coles und Jonathan Hazell aus England für ihre jahrelange wissenschaftliche Tätigkeit und die Vermittlung ihrer Erfahrungen mit der Retraining-Therapie.

In diesem Buch ist viel die Rede von gesunder Partnerschaft, einem positiven Umfeld und sozialer Unterstützung als Voraussetzung für ein Gelingen. Für mich ist das meine Familie, der ich die Kraft verdanke, die ich meinen Patienten weitergeben kann.

Mein besonderer Dank gilt auch Rudolf Dees, dem Co-Autor und Übersetzer des Buches von Hallam, »Leben mit Tinnitus«. Die vielen Diskussionen über das Thema und die gemeinsame Auseinandersetzung mit der Terminologie in der Tinnitusliteratur waren mir eine außergewöhnliche Motivation und Hilfe. Tina Lendle danke ich für das Korrekturlesen und die vielen kleinen Tipps.

Wo steht die Tinnitus-Behandlung heute?

Etwa jeder 10. Bundesbürger in Deutschland leidet an einem chronischen Ohrgeräusch. Die Kosten für unser Gesundheitswesen und die mit dem Krankheitsbild Tinnitus verknüpften finanziellen Belastungen unseres Gesellschaftssystems sind hoch. Demgegenüber steht eine weit verbreitete Unsicherheit bei Ärzten und Patienten in der Behandlung des akuten und chronischen Ohrgeräusches. Noch oft muss der Patient vom behandelnden Arzt hören, eine Therapie sei unmöglich. Eine solche Aussage muss den Patienten verunsichern, besonders dann, wenn ihm seine mit dem Ohrgeräusch verbundenen Ängste vor einem gefährlichen Geschehen im geplagten Kopf nicht genommen werden.

Dieses Buch soll Ihnen den heutigen Wissensstand über die Behandlung des akuten und des chronischen Ohrgeräusches vermitteln. Es soll aber auch zeigen, dass der Patient mit chronischem Ohrgeräusch erfolgreich betreut werden kann und muss, bevor er im Dschungel der mannigfaltig angebotenen »Therapien« untergeht.

Die Behandlung eines Ohrgeräusches ist immer eine Teamarbeit. Das Buch soll deshalb auch HNO-Ärzten, Psychologen und Therapeuten helfen, die gelegentlich vor dem chronischen Tinnitus kapitulieren. Denn es gibt keine schnelle Heilung, keine »Tinnituspille«. Die Behandlung bleibt oft ein Ringen um Linderung, bei dem der Patient gefordert ist, aktiv zu sein, an sich zu arbeiten, sich und seine Lebenssituation wahrzunehmen und eventuell zu verändern. Sie war bisher aber auch oft ein mühsames Ringen seitens des Arztes, der hier seinem Anspruch auf Heilung nicht gerecht werden konnte. Inzwischen aber sind wir, der Patient und der Arzt, mithilfe der modernen Akutbehandlung und der in diesem Buch beschriebenen Konzepte zur Betreuung der Patienten mit chronischen Ohrgeräuschen dem Ziel einer Befreiung vom Ohrgeräusch wesentlich näher gekommen.

Alarmglocken oder die Empfindsamkeit des Ohres

Unsere Ohren sind 24 Stunden am Tag geöffnet. Stille empfinden wir heute fast als unnormal; unsere Zeit ist von Hektik und Betriebsamkeit erfüllt. Derjenige, der am lautesten schreit, wird zuerst bedient; ruhige Typen sind »out«. Zum Aufputschen der Seele gibt es Techno, Walkman, einen kräftigen Sound aus dem Auspuff, eine Vernetzung von Akustik und visuellem Out im Cyberspace. Und wenn es nur das dauernde Summen des Computers ist!

Ist unser wichtigstes Sinnesorgan, das Ohr, und seine komplizierte Nervenverknüpfung mit unserer Gefühlswelt und Wahrnehmung hierfür geschaffen? Sind wir uns überhaupt bewusst, dass das Hören unsere wichtigste Sinnesempfindung ist? Das Ohr ist das erste, vollständig ausgebildete und funktionierende Sinnesorgan im Mutterleib, und es ist das letzte Erlöschende im Tod!

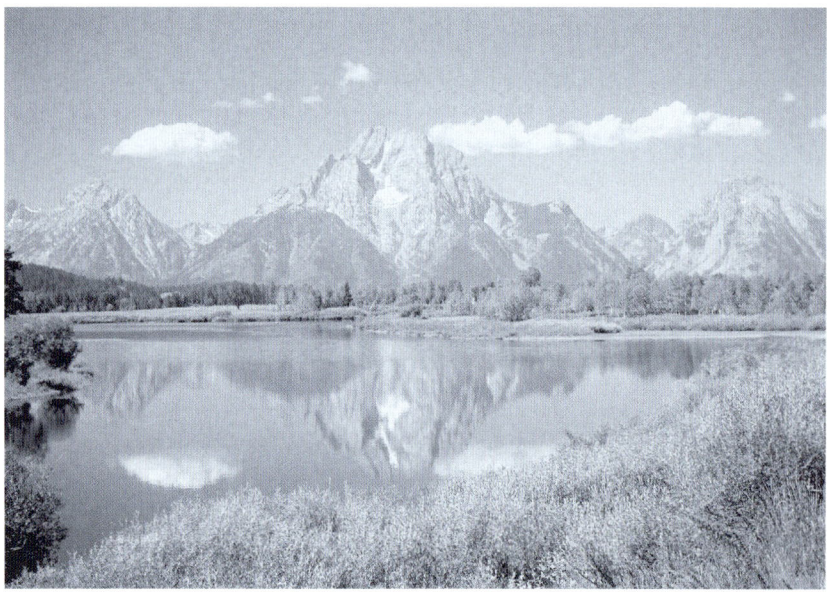

Die »Ruhe der Natur« ist voller Klänge, Melodien und Geräusche!

Alarmglocken oder die Empfindsamkeit des Ohres

Die von Tinnitus Betroffenen sind wachgerüttelt, ihnen ist klar geworden, was gesundes Hören bedeutet. Wie war das vor dem Tinnitus? Haben wir überhaupt noch eine Empfindsamkeit für das Hören? An wie viele Momente können wir uns erinnern, in denen wir uns den Naturgeräuschen bewusst hingegeben haben? An das Rauschen und Plätschern des Wassers, an Vogelgezwitscher im Wald, an das monotone Getrommel der Regentropfen. Wann haben wir zuletzt den Flügelschlag eines Vogels in der Luft gehört?

Es gibt nur wenige Zeitgenossen im deutschsprachigen Raum, wie der »Hörphilosoph« Joachim-Ernst Berendt, die sich dem Hören und der Bewusstmachung des Hörens verschrieben haben. Für Berendt war die Bedeutung des Hörens klar: »Ich höre, also bin ich« lautet eines seiner berühmtesten Werke, die von der Erlebniswelt des Hörens erzählen.

Innenohrfunktionsstörungen mit Schwerhörigkeit und Tinnitus sind die häufigsten Krankheitsbilder überhaupt und noch weiter im Zunehmen begriffen. Es scheint, dass für unser Hören das letzte Stündlein geschlagen hat. Mit der »Unsterblichkeit« eines normalen und unbeeinträchtigten Gehörs ist es vorbei. Begriffe wie Hörsturz und Tinnitus haben ihre medizinische Anonymität verlassen und finden sich in der Laienpresse wieder. Leider häufig nur unter einem Aspekt: dem der Werbung für diese oder jene Therapie, ein Hoffnungstreiben für eine »Heilung«, die nicht mehr möglich ist und nur den Hintergedanken eines Profits verfolgt. Dagegen ist über die Möglichkeiten der Vorbeugung nur wenig zu lesen.

Schicksal Schwerhörigkeit?

Fest steht: Wenn wir so weitermachen, werden wir ein Volk von Schwerhörigen sein, und zwar nicht erst im Alter! Die heutigen wissenschaftlichen Erkenntnisse und Bevölkerungsstudien widerlegen das Märchen der Altersschwerhörigkeit. Die so genannte Altersschwerhörigkeit ist nur selten ein vererbtes, unausweichliches Schicksal. Schon mein verehrter ehemaliger Chef, Prof. Plester, beschrieb nach dem Besuch von Naturvölkern das ausgezeichnete Hören dieser von der Zivilisation verschonten Menschen bis weit ins hohe Alter hinein. Sicher gibt es einen Erbfaktor, der die Hörfähigkeit im Alter beeinflusst. Aber was vor 20 Jahren noch Hypothese war, ist heute gesichert: Unser Ohr ist nicht beliebig belastbar.

■ **Alarmglocken oder die Empfindsamkeit des Ohres** ■■■■■■■■■

Verträgt das Innenohr die Zivilisation?

Ähnlich wie bei einer Batterie bekommen wir Ohr und Gehör mit Energie vollgeladen mit auf die Welt. Nutzen wir unser Hörsystem im Laufe des Lebens nicht bestimmungsgemäß, so lässt die Hörfähigkeit wie die Spannung der Batterie nach. Die Lärmschulden, die wir auf uns nehmen, werden im Ohr gespeichert. Dieses Schuldenkonto ist aber nicht mehr löschbar, und statt einer Schwerhörigkeit im Alter treten schon im mittleren Alter und früher Symptome von Seiten des Innenohres auf.

An der Funktionstüchtigkeit unseres Hörsystems werden wir eines Tages messen können, ob das Wunder Mensch unserer zunehmenden Technisierung gewachsen ist. Elektrosmog, verminderter Schutz der Erdoberfläche gegenüber kosmischen Einflüssen, Klimastörungen, nicht natürliche Produktion pflanzlicher und tierischer Nahrungsmittel, Genussgifte, Bewegungsmangel, Sorgen und Stress sind Störgrößen im multifaktoriellen Geschehen solcher Zivilisationserscheinungen wie dem Tinnitus. Die Verkettung all dieser Faktoren macht eine Analyse, in welcher Weise und ob sie überhaupt zur Entstehung des Ohrgeräusches beitragen können, fast unmöglich.

Hinzu kommt unsere »zeitgemäße« Einstellung zum eigenen Körper. So wie wir täglich in Schule, Haushalt und Beruf hundertprozentig funktionieren müssen, erwarten wir dies auch von unserem Körper. Signale (auch akustische wie ein Ohrgeräusch), die oft eine zu starke Belastung andeuten, werden unterdrückt und als unakzeptabel betrachtet. Sie stören unsere Tüchtigkeit, Leistungsfähigkeit und unser Vorwärtskommen. Anstatt innezuhalten und über die individuellen Lebensumstände nachzudenken, sorgt der Störfaktor Tinnitus für Unbehaglichkeit, Angst und Stress. Damit werden mit dem Ohrgeräusch negative Impulse verknüpft.

Aus dieser Verkettung entsteht ein Teufelskreis zwischen der beeinträchtigten Gefühlswelt und der Lautstärke des Tinnitus, der die Heilungschancen rapide sinken lässt. Tinnitus wird dann zur Krankheit, wenn die gewohnte Lebensweise nicht mehr möglich ist.

Unser Ohr ist in Gefahr

Künstliche Geräusche sind so in unseren Alltag vorgedrungen, dass wir uns gar nicht mehr bewusst sind, wie wir durch fremde akustische Einflüsse manipuliert werden!

Alarmglocken oder die Empfindsamkeit des Ohres

Denken Sie nur an die Autoindustrie, die mit großem technischen und personellen Aufwand den individuellen »Sound« jeder Marke pflegt. Jedes neue Modell, sei der Auspuff und Motor auch ganz anders konstruiert als der Vorgänger, muss ungefähr den gleichen Sound aufweisen. Nur so hört sich ein Porsche wie ein Porsche an, und ein BMW brummt wie ein BMW. In der Nahrungsmittelindustrie gibt es Forschungszweige, die sich mit nichts anderem beschäftigen, als zu messen, welche Frequenzen bei der Zerkleinerung der Nahrung, also beim Kauen, für uns Menschen wohlklingen. Die Nahrung, zum Beispiel Chips, wird dann so »konstruiert«, dass sie beim Kauen diese Frequenzen produziert.

Die Arbeit in Großraumbüros ist nur möglich, wenn darin ein Hintergrundrauschen von etwa 40–60 dB existiert, das unbewusst von den Gesprächen und Geräuschen des Nachbarn ablenkt. Ein Prinzip, das wir ja in der Retraining-Therapie zur Ablenkung vom Tinnitus ausnützen. Eine Beschallung der Menschen im Großraumbüro tagaus tagein mit bis zu 60 dB führt aber zu unterschwelligem Stress und einer Erschöpfung des vegetativen Nervensystems!

Lärm wird gemessen in Dezibel (dB), wobei der Leser wissen muss, dass eine Erhöhung des Lärmwertes um 10 dB subjektiv einer doppelten Lautstärke entspricht. Die Abbildung auf Seite 22 mag verdeutlichen, welche akustischen Energien in unserer Umwelt versteckt sind oder produziert werden. Bemerkenswert ist zum Beispiel die Lautstärke eines Presslufthammers mit etwa 100–110 dB, die locker von der Lautstärke einer Technoparty übertroffen wird. Niemand würde freiwillig nächtelang mit einem Presslufthammer spielen, der Umgang mit extremeren und zum Teil doppelt so lauten Geräuschen auf Partys wird aber unbekümmert akzeptiert.

Von den Berufsgenossenschaften als Aufsichtsorgane zur Verhütung von Arbeitsunfällen und gefährdenden Momenten am Arbeitsplatz wird eine Grenzbelastung von 90 dB vorgeschrieben. Ist der umgebende Lärm lauter, so muss ein Lärmschutz getragen werden. Dieser Wert wird im Alltag von Walkman, Diskotheken etc. locker erreicht. Befindet man sich in einer Umgebung, in der die Verständigung untereinander nur noch durch Schreien möglich ist, sind diese 90 dB erreicht.

Erstaunlicherweise zeigt die Abbildung auf Seite 22, dass Kinderspielzeug Spitzenwerte an Lärmemissionen erreicht. So ist die Lärmemission von 180 dB bei Knallpistolen der absolute Spitzenreiter.

Alarmglocken oder die Empfindsamkeit des Ohres

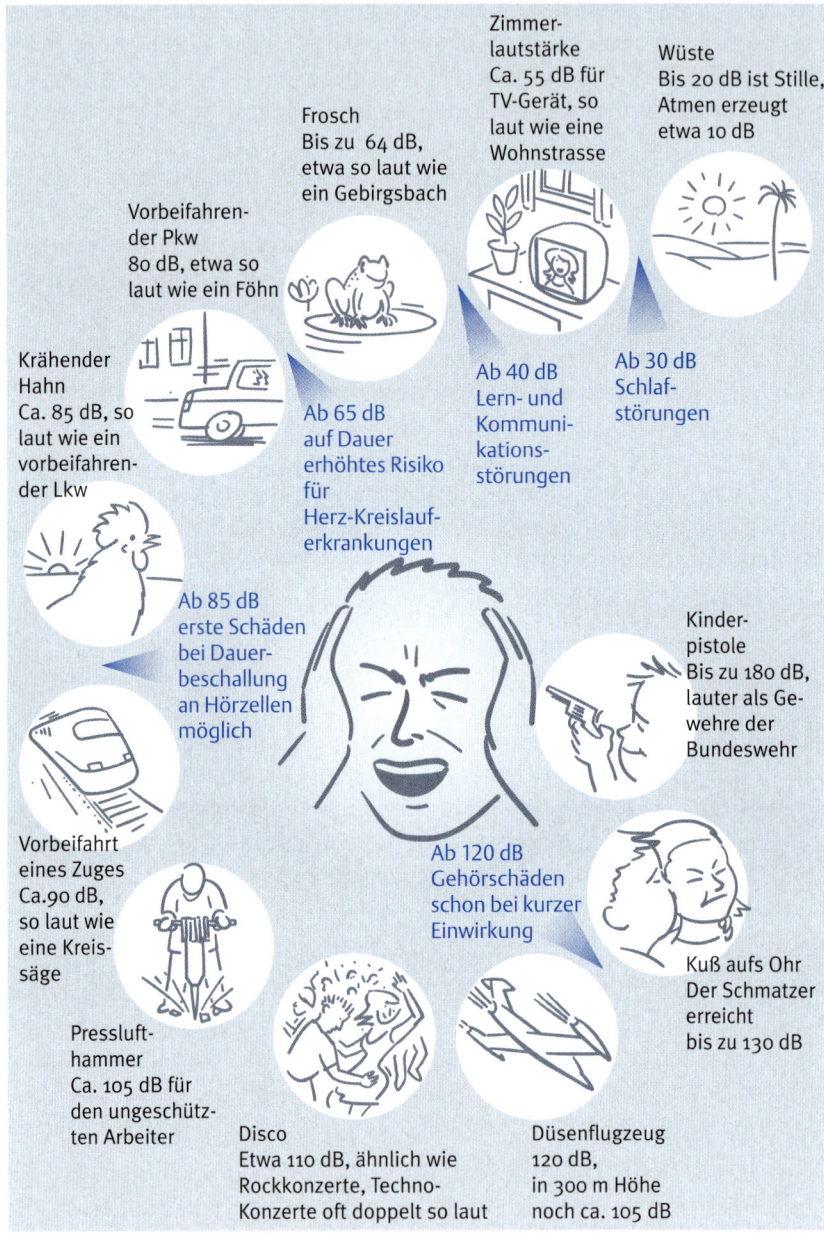

Die Lärmspirale in unserem Alltag: Auch scheinbar harmloses Kinderspielzeug kann unsere Ohren gefährden!

━━━━━━━━━━━━ **Alarmglocken oder die Empfindsamkeit des Ohres** ━

Wie werden Geräusche psychoakustisch verarbeitet?

Die Abbildung zeigt auch, dass ein leiser Wind bzw. Blätterrauschen mit 30 dB sehr leise ist und von einem gesunden Menschen völlig ignoriert werden kann, insbesondere wenn dieses Blätterrauschen mit angenehmen Eindrücken verbunden wird. Ein Ohrgeräusch ist in den meisten Fällen leiser als diese Lautstärke und führt trotzdem den Betroffenen gelegentlich bis in die Verzweiflung. Komplexe, negative Verarbeitungsprozesse in unserem Gehirn machen dann aus einem harmlosen Blätterrauschen den gefürchteten Tinnitus. Diese Vorgänge werden auf Seite 41 ff. beschrieben.

Ein Wort zu den Diskotheken

Freude an der Musik und am Tanz dürfen nicht durch pauschale Verdammung von Diskotheken zerstört werden! Folgende Ratschläge können Lärmschäden und die Entstehung von Tinnitus verhindern:

1. Die Beschallung der Tanzfläche: Idealerweise erfolgt die Beschallung von Tanzflächen indirekt, zum Beispiel von oben, und füllt den Raum gleichmäßig aus, ohne dass zum Beispiel vor Boxen Lärmspitzen entstehen, die Personen davor gefährden würden.
2. Verantwortungsvolle Aussteuerung der Betreiber und des DJ's: Schallbegrenzungen sind heute nur in wenigen Diskotheken Realität, auch wenn sie in manchen Ländern vorgeschrieben sind. Es liegt in der Verantwortung des DJ's und der Betreiber, dass vernünftige Schallpegel eingehalten werden.

Eine wichtige Tatsache: Unsere Ohren adaptieren, das heißt, sie passen sich an. Wenn die Musik zunächst als laut empfunden wird, wird man sie nach 1 bis 2 Stunden nicht mehr so laut empfinden. Deshalb drehen die Betreiber die Lautstärke im Laufe des Abends immer weiter hoch, um diesem Effekt entgegenzuwirken und die subjektive und stimulierende Akustik auf hohem Niveau zu halten. Dies führt dazu, dass Gäste, die erst am späten Abend in die Diskothek kommen und deren Hörsystem noch nicht adaptiert ist, besonders gefährdet sind. Deshalb: Zur Sicherheit, insbesondere zu späterer Stunde, Lärmschutz benutzen!

3. Alkohol führt zu einem empfindsameren Ohr! Heute ist man sich sicher, dass Alkohol- und auch Nikotinkonsum unsere Ohren vulnerabel, das heißt empfindlicher machen. Die Gefahr, nach einem Konzert oder ei-

Alarmglocken oder die Empfindsamkeit des Ohres

> nem Diskothekenaufenthalt einen dauerhaften Lärmschaden oder einen Tinnitus davonzutragen, ist mit Alkoholkonsum größer!
> 4. Vitamin E als Schutz? Im Tierversuch zeigt sich deutlich, dass zumindest bei Tieren die Empfindlichkeit der Ohren nach Vitamin E-Gabe und auch nach Magnesiumgabe reduziert werden kann. Vielleicht ist deshalb ein Vitaminstoß vor einem Rockkonzert nützlich!
> 5. Last but not least: Lärmschutz. Im Verlegenheitsfall kann ein mit Feuchtigkeit (zum Beispiel eigene Spucke!) getränktes Papiertaschentuch in den Gehörgängen einige Dezibel abfiltern. Wer öfter auf Konzerte und in die Diskothek geht, dem sei empfohlen, einen professionellen Lärmschutz beim Hörgeräteakustiker anfertigen zu lassen. Diese auch für Berufsmusiker geeigneten Systeme sind bezahlbar (ca. 150–200 Euro) und verschaffen einen ungetrübten Musikgenuss bei geringerer Beschallung.

Andere Länder – andere Tinnitus-Folgen

In anderen Kulturen, so z.B. in bestimmten Bevölkerungsgruppen in China und Taiwan, sind Ohrgeräusche nicht mit negativen emotionalen Mechanismen verknüpft. Die dort von Tinnitus betroffenen Menschen glauben an eine Kommunikation mit ihren Göttern, die sich in Form der Ohrgeräusche zeige. Die Ohrgeräusche werden damit akzeptiert und als positiv empfunden. Über ein Leidensempfinden wird von den dort tätigen Ärzten nur in Ausnahmefällen berichtet.

Tinnitus – ein Problem im Ohr?

Der Blick in andere Kulturen zeigt, dass wir unsere Betrachtungen über Ohrgeräusche heute nicht mehr ausschließlich auf das eigentliche Hörorgan, nämlich das Mittel- und das Innenohr, eingrenzen dürfen. Das Ohr stellt nur den Empfänger der akustischen Signale dar. Die mit Tinnitus verknüpften Unannehmlichkeiten gehen aufgrund der zentralen Verarbeitungsprozesse vom Gehirn aus. Die Therapie eines chronischen Tinnitus muss dies berücksichtigen, denn so wie das Gehirn und die akustische Wahrnehmung die Existenz eines Dauertons »gelernt« und gespeichert haben, kann die Wahrnehmung dieses Hörimpulses auch abtrainiert werden. Dies ist die Grundlage der »Retraining«-Therapie.

Wie Gehör und Hören funktionieren

Von der Ohrmuschel bis in die verästelten Strukturen des Gehirns laufen Vorgänge ab, die schließlich zum Höreindruck führen. Steigen Sie tiefer in die Details des faszinierenden Sinnesorgans Ohr ein und verfolgen Sie den Weg von der Schallwelle zur akustischen Wahrnehmung! Das erleichtert Ihnen das Verständnis für Entstehung und Behandlung der Ohrgeräusche.

Etwas Anatomie

Das Hörorgan (siehe Abbildung Seite 26) besteht zunächst einmal aus dem äußeren Ohr, also der Ohrmuschel und dem Gehörgang. Die Ohrmuschel hat ihre ursprüngliche Hauptfunktion, nämlich das Richten des »Mikrofons« nach der Schallquelle, beim Menschen weitgehend verloren. Geblieben ist das nur bei Einzelnen noch in bescheidener Form mögliche »Ohrenwackeln«. Darüber hinaus wirken die Ohrmuscheln als Schalltrichter. Sie bündeln also den Schall in den Gehörgang und unterstützen so das Richtungshören.

Der Gehörgang leitet den Schall weiter zum Trommelfell. An der äußeren Öffnung des Gehörgangs befinden sich feine Härchen, die wie ein Filter das Eindringen von Fremdkörpern verhindern. Hier wird auch das Ohrenschmalz (Cerumen) gebildet.

Die Nachbarschaft

In unmittelbarer Nähe des Gehörganges befinden sich vorn das Kiefergelenk und unten der erste Wirbel der Halswirbelsäule. Beide Strukturen haben eine enge Nervenverbindung, sowohl untereinander als auch zum Gehörgang und zum Mittelohr. Aus diesen Verbindungen können sich Ohrenschmerzen und auch Tinnitus ergeben. Die Funktion der Kiefergelenke und der Halswirbelsäule wird in die ausführliche Diagnostik von Ohrgeräuschen deshalb mit einbezogen.

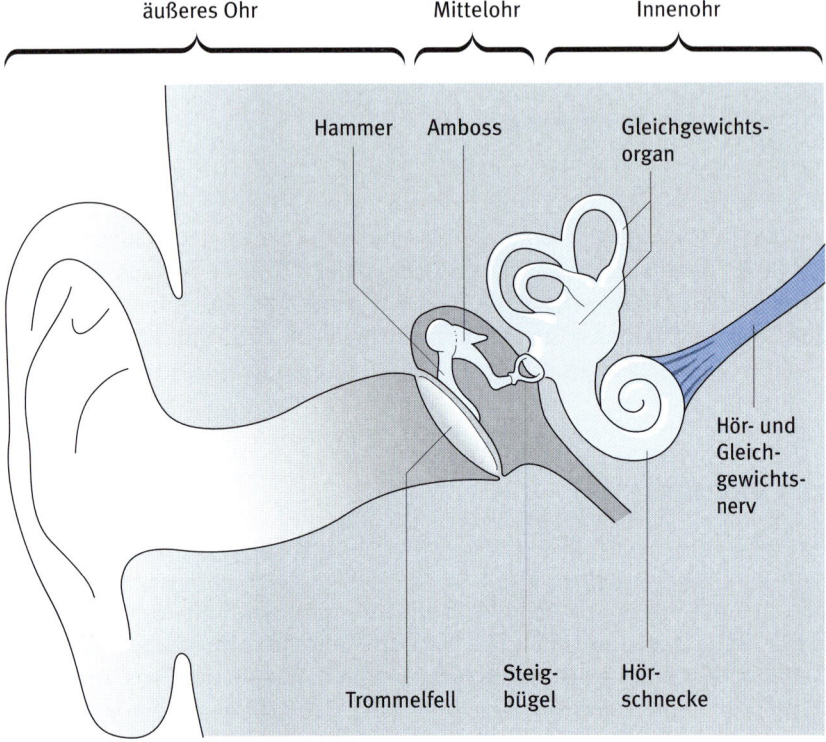

Der Aufbau des menschlichen Ohres.

Mittelohr

Das Trommelfell schließt den Gehörgang nach innen ab. Es besteht aus einer feinen Membran, an deren Innenseite das erste Gehörknöchelchen, der Hammer, befestigt ist. Den Raum, in dem sich die Gehörknöchelchen befinden, nennt man das Mittelohr. Über das Trommelfell wird der Schall auf die drei Gehörknöchelchen (Hammer, Amboss und Steigbügel) übertragen und an das Innenohr weitergeleitet.

Das Mittelohr verfügt über zwei Muskeln; sie sind am Hammer und am Trommelfell sowie am Steigbügel befestigt. Bei plötzlichem Lärm ziehen sie sich ruckartig zusammen und verhindern damit, dass der Schalldruck in seiner vollen Energie auf das Innenohr übertragen wird. Diese Muskeln haben also eine Schutzfunktion. Ihre Zuckungen können allerdings auch ein Ohrgeräusch hervorrufen, das sich als »Ticken« bemerkbar macht.

Das innere Gehörknöchelchen, der Steigbügel, überträgt den Schall auf das Innenohr. Da das Mittelohr einen luftgefüllten Hohlraum bildet, muss ein Druckausgleich nach außen möglich sein. Sonst würden äußere Druckschwankungen die Beweglichkeit der Gehörknöchelchenkette beeinträchtigen. So z. B. würde beim Tauchen der Wasserdruck das Trommelfell nach innen drücken und zu Ohrenschmerzen und Schwerhörigkeit führen. Dieser Druckausgleich geschieht über die Ohrtrompete, die Eustachische Röhre. Bei jedem Schlucken wird sie durch Muskeln geöffnet, so dass im Mittelohr ein Druckausgleich nach außen stattfindet. Ist diese Funktion der Ohrtrompete gestört, z. B. bei Kindern durch zu große Rachenmandeln, kommt es zu einer Schwerhörigkeit und zur Ansammlung von Sekret im Mittelohr.

> **Wirksamer als Salben: Ohrenschmalz**
>
> Das Ohrenschmalz ist ein normaler Bestandteil des äußeren Ohres und kein Schmutz! Es wirkt stark antibakteriell und verhindert die Entwicklung von Hautausschlägen am äußeren Ohr. Es wird nur im äußeren Gehörgang gebildet und von dort immer nach außen transportiert. Mit dem berühmten Wattestäbchen wird das Ohrenschmalz eher nach innen, also in den Gehörgang gedrückt, wo es von der Gehörgangshaut weitaus weniger wirksam wieder nach außen transportiert werden kann.
>
> Durch häufiges »Reinigen« dieser Art bildet sich ein Ohrenschmalzpfropf – auch eine Ursache von Tinnitus! Für die tägliche Reinigung genügt es, das nach außen transportierte Ohrenschmalz mit einem feuchten Handtuch am Gehörgangseingang abzuwischen.

Innenohr

Die Weiterleitung des Schalles in unserer akustischen Umgebung ist mittels rein mechanischer Weiterleitung über die Luft als Träger möglich. Die Signalverarbeitung des gehörten Schalles in unserem Gehirn funktioniert jedoch (wie beim Computer) nur über elektronische Verarbeitung. Die Aufgabe des Innenohres ist es, den mechanisch gehörten Schall mittels komplizierter elektrophysikalischer und elektrochemischer Vorgänge in elektrische Signale umzuwandeln. Heute sind die komplizierten Abläufe dieser Umwandlung von akustischer in elektrische Information weitgehend geklärt. Man nennt diesen Prozess in der Fachsprache Transformation.

Die Transformation findet in der Hörschnecke statt, in der etwa 48 000 kleine Mikrofone, die so genannten Haarzellen, dafür verantwortlich sind. Der auf das Innenohr übertragene Schall berührt diese Sinneszellen an ihren haarförmigen Ausläufern (siehe Foto). Diese Ausläufer öffnen an der Sinneszelle bestimmte Kanälchen (Ionenkanälchen in Abbildung auf Seite 29). Durch diese Kanälchen fließen dann bestimmte Ionen (unter anderem Kalium und Natrium), die wie eine Batterie diese Haarsinneszelle aufladen und dann zu einer elektrischen Erregung führen.

Durch diesen Einstrom wird also eine Erregung der Haarzelle eingeleitet. An der Seite der Haarzelle befinden sich so genannte Ionenpumpen (siehe Abbildung auf Seite 29), die für den normalen Ruhezustand der Sin-

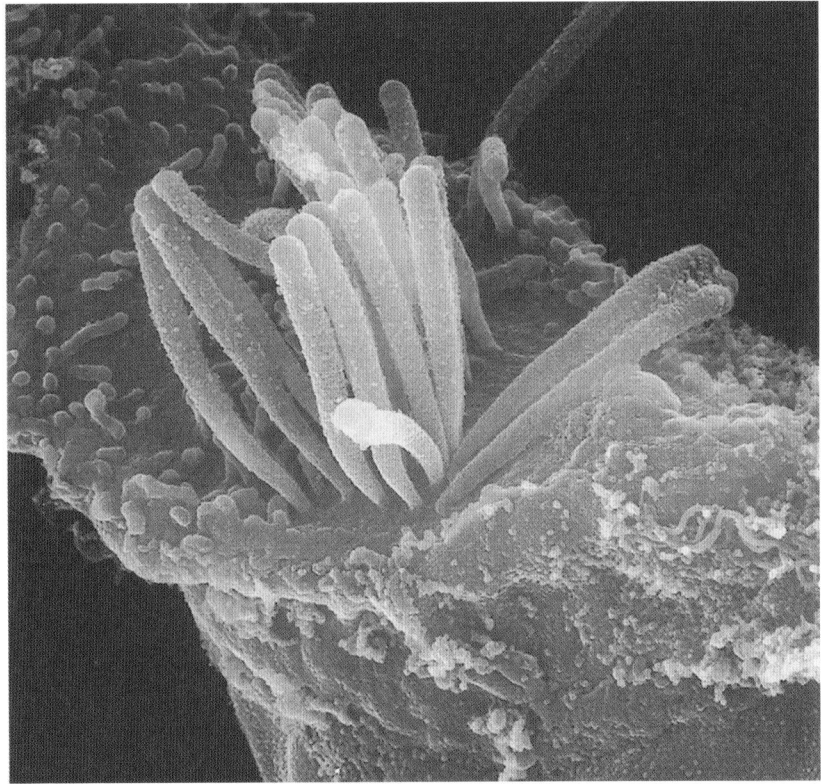

Elektronenmikroskopische Abbildung von Haarzellen aus dem Innenohr mit den charakteristischen »Fühlern«, die hier durch Lärmeinwirkung teilweise geknickt sind. Sie sind damit in ihrer Funktion gestört. Aus einer solchen Schädigung kann ein Ohrgeräusch entstehen (mit freundlicher Genehmigung von Dr. Koitschev, Tübingen).

neszelle verantwortlich sind und zuviel eingeflossenes Natrium oder Kalium wieder heraustransportieren.

Ist die Zelle durch einen solchen Vorgang erregt worden, so zieht sie sich ruckartig zusammen, was in der Fachsprache Motormechanismus der

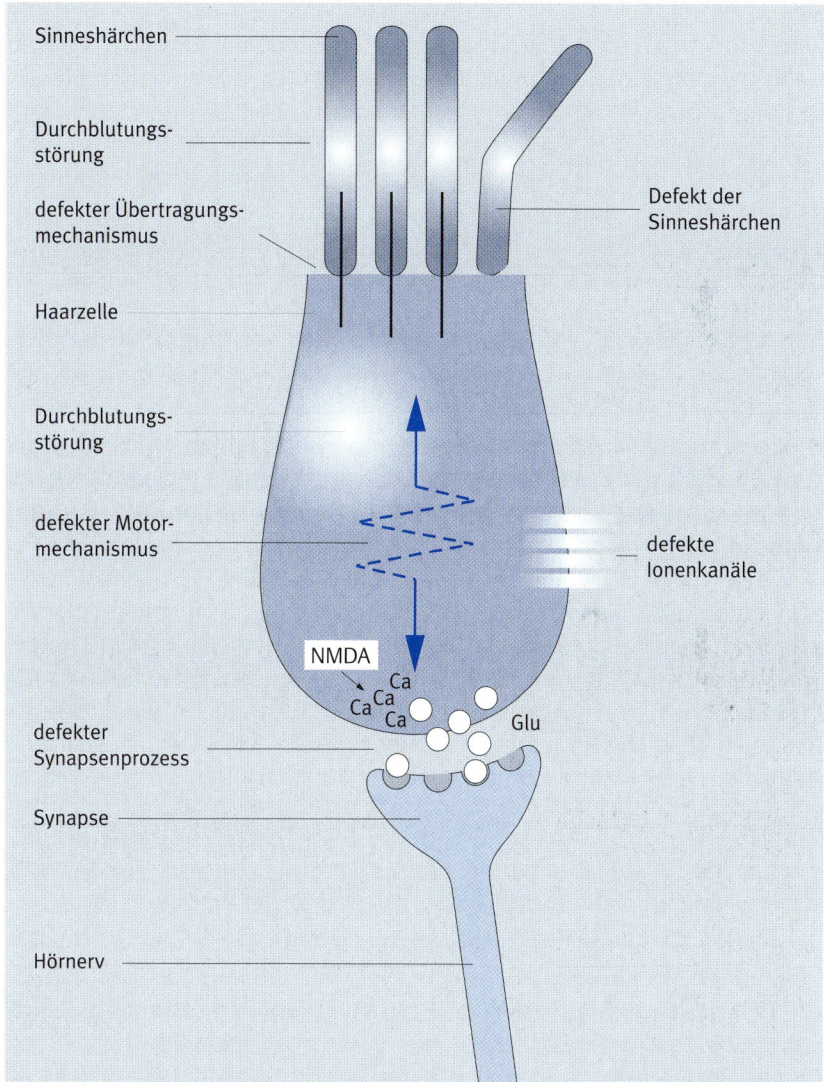

Bei der Schallverarbeitung durch die Haarzelle sind einige Vorgänge an der Entstehung von Tinnitus beteiligt.

Haarzelle genannt wird. Dieser Motormechanismus führt zu einer gezielten Verstärkung und ist dafür verantwortlich, dass wir exakt hören können.

Am unteren Ende der Zelle laufen nach der Erregung der Haarzelle chemisch-elektrische Prozesse ab, wie sie im Gehirn weit verbreitet sind:

Unter Mithilfe von Kalzium produziert die Haarzelle an ihrem Ende nun bestimmte Trägerstoffe (Transmitter). Diese Transmitter werden blitzartig freigesetzt und stellen die Verbindung zwischen der Sinneszelle und dem eigentlichen Hörnerv her. Diese Verbindung, die mithilfe dieser chemischen Prozesse gesteuert wird, nennt man Synapse (siehe Abbildung Seite 29). An den speziellen Ausläufern der Hörnerven in der Synapse passen diese Transmitter wie ein Schlüssel in das entsprechende Schloss. Sie lösen an den Hörnerven eine nunmehr rein elektrische Reaktion aus, die zum Gehirn weitergeleitet wird.

Wie kann das Innenohr Töne auseinander halten?

Würde man die Hörschnecke des Innenohres ausrollen »wie einen zusammengerollten Schlafsack«, so würde einem deutlich, dass die 48 000 Haarzellen nebeneinander angeordnet sind wie die Tasten eines Klaviers (siehe Abbildung Seite 31). So wie am Klavier auch, ist praktisch jede dieser Sinneszellen für einen Ton verantwortlich. Dabei befinden sich die Sinneszellen für das Hören der hohen Töne nahe am Eingang der Hörschnecke (nahe des Steigbügels) und die Sinneszellen, die für das Tieftonhören verantwortlich sind, am Ende der Schnecke. Aus dieser Anordnung wird ersichtlich, warum bei einem Lärmschaden zunächst das Hören für die hohen Töne beeinträchtigt wird: Am Eingang der Hörschnecke ist die Energie des Lärms noch so hoch, dass hier die Haarzellen eher beschädigt werden.

Welche Störungen am Innenohr führen zu Tinnitus?

Die mühsame, aber stetige Erforschung des Innenohres und der hörverarbeitenden Vorgänge im Gehirn machen uns heute eines deutlich: Es gibt nicht nur »den« Tinnitus, sondern eine Vielzahl von Fehlermöglichkeiten, die zu Tinnitus führen können. Es ist insbesondere Herrn Prof. Zenner aus Tübingen und seinen Mitarbeiterinnen und Mitarbeitern zu verdanken, dass er im Bereich des Innenohres die Vermutungen und Gedanken hierüber klar strukturiert hat. So lassen sich heute folgende Mög-

Etwas Anatomie

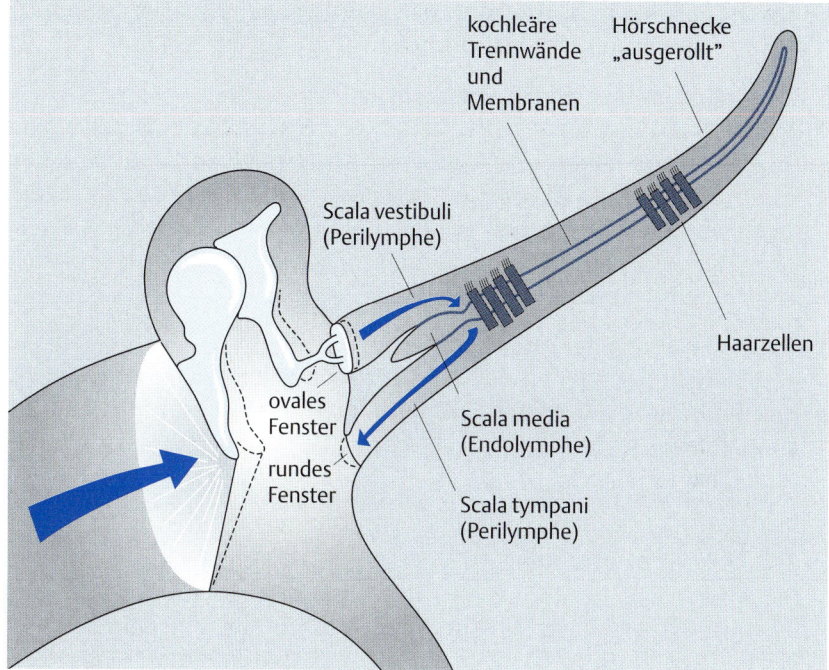

Die Hörschnecke mit ihren ca. 48 000 Sinneszellen ist das »Mikrofon unseres Hörsystems«. Hier werden die mechanischen Schallwellen, die von außen kommen, in elektrische Information umgewandelt. Unser Gehirn kann nur diese elektrische Information weiterverarbeiten.

lichkeiten einer Tinnitusentstehung im Innenohr darstellen (siehe Abbildung Seite 29):

1. Eine Schädigung der Härchenfortsätze
   Die Härchenfortsätze sind sozusagen die Antenne der Hörsinneszellen. Der Feinbau dieser Härchen ist heute dank elektronenmikroskopischer Aufnahmen geklärt, und man wundert sich, dass diese extrem feinen Strukturen den Belastungen unseres Alltags gewachsen sind. Immerhin besteht das Innenohr somit aus über 1 000 000 beweglicher mechanischer Teile!
   Eine Schädigung des Härchenapparates wird meist durch Lärm hervorgerufen. Chronischer Lärmeinfluss oder auch akuter Impulslärm durch Explosionen führen zu einer direkten Schädigung dieser mechanischen Teile.

Diese Schädigung durch Lärm ist eine der häufigsten Ursachen für akute oder chronische Ohrgeräusche.

2. Störungen im Bereich der Ionenkanäle
Ein falscher Einstrom von Natrium bzw. Kalium in die Haarzelle kann zu einer Überreaktion und damit zur Auslösung von Ohrgeräuschen führen. Weshalb es zu einer Störung dieser Kanälchen kommen kann, ist noch nicht hinreichend geklärt. Eine Ursache sind jedoch Innenohrgifte wie zum Beispiel bestimmte Medikamente, zu denen auch Aspirin in hohen Dosen gehört.

3. Eine Schädigung der Ionenpumpen
Die kleinen Pumpen an der Seite der Haarzellen reagieren ebenfalls empfindlich auf Zellgifte. Hierzu gehören auch bestimmte Medikamente (siehe Seite 52), aber auch sehr wahrscheinlich Genussgifte wie zum Beispiel Nikotin.

4. Ein gestörter Motormechanismus
Die richtige Kontraktion der Zelle bei einer Schallerregung ist von entscheidender Bedeutung für unser genaues Hören. Der Motormechanismus der Haarzelle führt nicht nur zu einer Verstärkung des Schalles, sondern ermöglicht es, dass jede einzelne der 48 000 Haarzellen ihr eigenes Signal zum Gehirn weiterleiten kann. Somit ist es uns möglich, auch aus einem uns umgebenden Dschungel von Geräuschen bestimmte Signale herauszuhören. Im Konzertsaal ermöglicht es diese Fähigkeit, dass wir einzelne Instrumente unterscheiden können.
Ist dieser Mechanismus gestört, kommt es zum so genannten »Motortinnitus«. Hierbei kommt es zu willkürlichen und unkontrollierten Kontraktionen der Zelle, ähnlich wie bei Herzrhythmusstörungen.
Ein besonderes Kennzeichen eines Motortinnitus besteht darin, dass er durch äußere Schalleinwirkung zum Verschwinden gebracht werden kann: Die betroffenen Patienten beschreiben, dass zum Beispiel durch das Geräusch eines Rasierapparates, beim Autofahren oder auch beim Hören bestimmter Instrumente der Tinnitus kurzzeitig verschwindet.
Ein solcher Motortinnitus eignet sich deshalb besonders gut zur Therapie mit Tinnitus-Maskern, wie es Teil der Retraining-Therapie (Seite 95 ff.) ist.

5. Störungen im Bereich der Signalübertragung zum Hörnerv (Synapse)
Die Forschung von krankhaften Störungen im Bereich der synapti-

schen Übertragung nicht nur am Innenohr, sondern auch im Gehirn, läuft derzeit auf Hochtouren.

Es wird vermutet, dass bestimmte Erkrankungen wie zum Beispiel Depressionen, Hirnleistungsstörungen, aber auch chronischer Schmerz und Tinnitus infolge einer Störung dieser chemischen Vorgänge in den Synapsen zustande kommen. Sicherlich haben bestimmte Tinnitusarten ihre Ursache in einer Störung dieser chemischen Übertragung. Die nähere Zukunft wird zeigen, welche Rolle dabei den einzelnen beteiligten Substanzen (Kalzium, Magnesium, Transmitterstoffe wie Glutaminsäure etc.) zukommt.

Verschiedene Versuche, mit diesen Stoffen zu behandeln oder die vermutete Aktivität der einzelnen Stoffe zu vermindern, sind bisher gescheitert. Eine Ursache dieses Scheiterns dürfte wohl darin liegen, dass die einzelnen Stoffe speziell nur im Moment der Signalübertragung und in ganz bestimmten Mengen nur am Ort der Signalübertragung, also an der einzelnen kleinen Haarzelle, produziert werden. Ein einfaches »hineinschütten« von chemischen Stoffen in den Körper kann somit diesen ganz genau definierten Ort nicht erreichen und führt deshalb nur zu Nebenwirkungen.

Leider lässt sich ein Tinnitus dieser Art heute noch nicht exakt beim einzelnen betroffenen Patienten diagnostizieren.

Wie wird die Empfindlichkeit des Innenohres geregelt?

Eine sehr wichtige Erkenntnis über das Innenohr ist die Tatsache, dass die Empfindlichkeit und die »Aussteuerung« unseres Innenohres wie bei einem Mikrofon an der Stereoanlage funktioniert. Ist unser Ohr, zum Beispiel in einer Diskothek, einer lauten Beschallung ausgesetzt, wird die Empfindlichkeit des Ohres heruntergesteuert. Würden wir in einer solchen Situation eine Hörprüfung machen, so würde das Ergebnis messbar schlechter ausfallen als vor dem Diskothekenbesuch. In dieser Situation bedeutet das schlechtere Hörergebnis jedoch nicht, dass es bereits zu einer Schädigung des Ohres gekommen ist, sondern es zeigt, wie das Ohr sich selbst steuert bzw. vom Gehirn aus aktiv in seiner Empfindlichkeit gesteuert wird.

Eine gegenteilige Situation besteht im Stress. Unter Stressbedingungen, wenn alle Systeme unseres Körpers auf Höchstleistung arbeiten müssen, ist auch unser Hörsystem maximal angespannt. Dabei wird das Innenohr vom Gehirn aus bis zu einem Höchstmaß an Empfindlichkeit »aufgedreht«. Ist die Stresssituation von krankmachendem Ausmaß oder Dauer, kommt es zum so genannten »Managertinnitus«, das heißt, hier wird durch die übersteigerte Aktivierung des Innenohres ein Tinnitus ausgelöst, wobei die Funktionsstörung wahrscheinlich im Bereich der Ionenpumpen und der synaptischen Übertragung zu suchen ist.

Das Hören ist in diesen Fällen völlig normal, eher im Sinne einer Geräuschüberempfindlichkeit (sog. Hyperakusis) verändert. Trotz diesem »Normalbefund« produziert das jetzt »überdrehte« Innenohr ein falsches Signal: das Ohrgeräusch.

Managertinnitus

Wie es durch eine akute, aber genauso durch eine chronische Stressbelastung zu einem Tinnitus kommen kann, verdeutlicht folgendes Fallbeispiel:

Karlheinz B. kommt mit seiner Ehefrau bei einer sonntäglichen Spazierfahrt mit dem Cabrio an einem Volksfest vorbei. Spontan wünscht sich seine Frau eine Fahrt mit dem Riesenrad. Karlheinz willigt ein, und ein paar Minuten später sitzen die beiden in einer der Gondeln. Als die Fahrt beginnt und die Gondel sich langsam in schwindelnde Höhe erhebt, wird Karlheinz B. jedoch bewusst, dass er ja eigentlich Höhenangst hat. Er ist verzweifelt, da er das Riesenrad nicht anhalten kann und für die Dauer der Fahrt seiner Angst hilflos und unkontrolliert ausgesetzt ist.

Endlich, nach extremen Minuten, kommt das Riesenrad zum Stillstand und schweißgebadet und voller Angst steigt Karlheinz B. aus der Gondel aus. Jetzt bemerkt er, dass ein Summton und ein Rauschen in beiden Ohren zu hören ist. In Erinnerung an dieses schreckliche Ereignis wird das Ohrgeräusch zum Problem und Karlheinz B. ist in den nächsten Tagen und Wochen kaum mehr in der Lage, seinen alltäglichen Aufgaben und Pflichten nachzukommen.

Kommentar: Dieser Fall aus meiner Sprechstunde verdeutlicht, wie psychischer und körperlicher Stress einen Tinnitus auslösen können. Wie der Fall eindeutig belegt, ist das Innenohr von Karlheinz B. in keiner Weise irgendwie geschädigt worden. Die Entstehung des Ohrgeräusches geschah durch eine übersteigerte Aktivierung vom Gehirn aus!

Besonders fatal war in diesem Fall, dass die Entstehung des Ohrgeräusches mit Ängsten verknüpft war. Das neue Signal, das Karlheinz B. jetzt hörte, verbunden mit den noch vorhandenen Angstgefühlen, ließ ihn nicht mehr schlafen und nicht mehr zur Ruhe kommen. Es ist jedem verständlich, dass die Therapie in einem solchen Fall nicht mit der Gabe von durchblutungsfördernden Substanzen oder anderen Medikamenten erfolgreich sein kann. Hier half nur eine verhaltenstherapeutische, psychologische Kurzzeitbehandlung, die das überaktive Hörsystem durch Erklärungen, aber auch durch spezielle Übungen wieder in Normalfunktion bringen konnte. Damit war der Erfolg jedoch schnell vorhanden: Das Ohrgeräusch verschwand.

Vermutlich auf ähnliche Weise wirken Einflüsse auf das Innenohr wie ein Trauma an der Halswirbelsäule oder Verspannungen und Verletzungen im Bereich der Halswirbelsäule/des Kiefergelenkes (siehe Seite 118 ff.), indem diese krankmachenden Veränderungen das Hörsystem in pathologischer Weise aktivieren und beeinträchtigen.

Durchblutungsstörungen als Ursache von Ohrgeräuschen?

Mit hoher Wahrscheinlichkeit ist eine Durchblutungsstörung als Ursache von Ohrgeräuschen und Hörsturz sehr selten. Wie sollte man einem jungen Menschen, dessen Gefäße völlig in Ordnung sind, auch erklären, dass eine Durchblutungsstörung wie bei einer Arteriosklerose zu einer Störung des Innenohres geführt hat?

Jahrzehntelang war jedoch für uns Ärzte die mangelnde Durchblutung des Innenohres die einzige Erklärung. Deshalb werden heute bei allen Formen von Tinnitus immer noch für Millionen von Euro durchblutungsfördernde Medikamente in Form von Tabletten und Infusionen wahrscheinlich fälschlicherweise verordnet.

Die hier dargestellten Ursachen von Ohrgeräuschen haben nichts mit einer Durchblutungsstörung zu tun. Betrachtet man die Anatomie genau, so fällt auf, dass im Bereich der Haarzellen gar keine Blutgefäße vorhanden sind! Dies ist eine natürliche und sinnvolle Situation, denn durch das Rauschen des Blutes wäre unser Mikrofonsystem empfindlich gestört. Die Haarsinneszellen sind gewissermaßen von einer ernährenden »Suppe« umgeben, die alle Nährsubstanzen bereit hält. Im Falle einer echten Durchblutungsstörung ist derzeit wahrscheinlich nur eine einzige Therapie in der Lage, dem Innenohr ernährenden Sauerstoff zuzuführen: die hyperbare Sauerstofftherapie (siehe Seite 76 ff.). Durchblutungsfördernde Tabletten als »Verlegenheitsmedikament« zu geben, ist im Falle eines chronischen Tinnitus sogar kontraproduktiv: Die Einnahme von Tabletten 3-mal am Tag wird den Betroffenen 3-mal am Tag an seinen Tinnitus erinnern, was ihn schlussendlich in seiner Wahrnehmung verstärkt.

In dieser derzeit noch vorherrschenden therapeutischen Verwirrung und den vielen Fragezeichen einer effektiven Innenohrtherapie wird in den nächsten Jahren eine Neuordnung der medizinischen Hilfe notwendig sein, die von den wissenschaftlichen Gremien bereits eingeleitet ist.

Die zentrale Hörbahn

Im Gehirn ist der weitere Verlauf des Höreindrucks sehr kompliziert. Die Hörinformation wird in mehreren Nervenkerngebieten verschaltet und verarbeitet, bevor sie das Kerngebiet Thalamus im Zwischenhirn erreicht; von dort wird sie auf die Hörrinde im Großhirn umgeschaltet (siehe Zeichnung nächste Seite).

Die Lage der Hörbahn im Stammhirn deutet bereits anatomisch darauf hin, wie sehr das Hören mit den lebenswichtigen Funktionen verknüpft ist, denn im Stammhirn werden auch lebensnotwendige Grundfunktionen wie Atmung oder Herzschlagfolge gesteuert. Viel mehr als das Sehen können hier alarmierende Höreindrücke unmittelbar zu »Kampfbereitschaft« oder angstauslösende akustische Signale zu Fluchtverhalten führen. Entsprechend wird das autonome, vom Willen unabhängige Nervensystem stimuliert, wodurch beispielsweise wiederum Stresshormone wie das Adrenalin ausgeschüttet werden. Die enge anatomische und funktionelle Beziehung zum so genannten limbischen System, das unsere Gefühlswelt steuert, widerspiegelt die Beeinflussbarkeit unserer Seele mit Hörinformationen.

Schalleindrücke werden in verschiedenen Zentren verarbeitet (siehe unten stehende Zeichnung). Die Information wird durch Verknüpfung mit anderen lebenswichtigen Funktionen (Gefühlswelt, Abwehr, autonomes Nervensystem) beeinflusst und verändert. Die zentralen Hörkerne der Hörbahn haben eine ausgesprochene Filterfunktion, d.h. sie wählen aus, welche Signale dem Empfänger bewusst werden. **Sind diese Filter gestört, entstehen Tinnitus und Geräuschüberempfindlichkeit!**

Die Diagnostik eines Ohrgeräusches ist nur vollständig, wenn sie alle vorhandenen anatomischen und physiologischen Gegebenheiten – auch die Verknüpfungen mit dem vegetativen (autonomen) Nervensystem und

Die zentrale Hörbahn

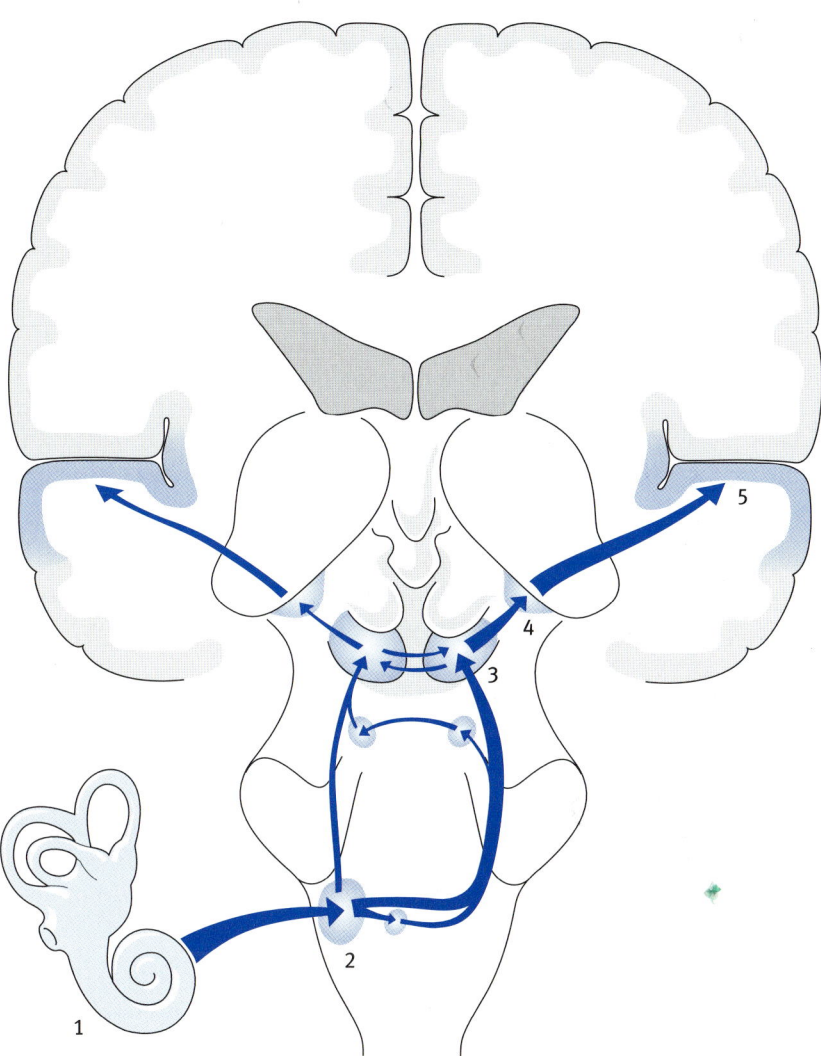

Zentrale Hörbahn im Gehirn. In der Hörschnecke (1) wird der Schall in elektrische Impulse umgewandelt. Diese gelangen über die Hörzentren im Hirnstamm (2) zu den höheren Kerngebieten (3 und 4). Dort wird die dem Schall innewohnende Information verarbeitet und für die Auswertung in der Hörrinde (5) vorbereitet. Die Hörrinde ist der anatomische Bereich im Gehirn, der für die Hörwahrnehmung verantwortlich ist. Alle Signale, die den Filter der zentralen Hörkerne passiert haben und in der Rinde ankommen, werden bewusst gehört. Nur ein kleiner Teil der gesamten akustischen Informationen wird also bis zur Hörrinde weitergeleitet.

dem limbischen System, der Gefühlswelt – berücksichtigt. Das Ohr mit dem Mittel- und Innenohr ist in diesem System nur der Empfänger, das Mikrofon!

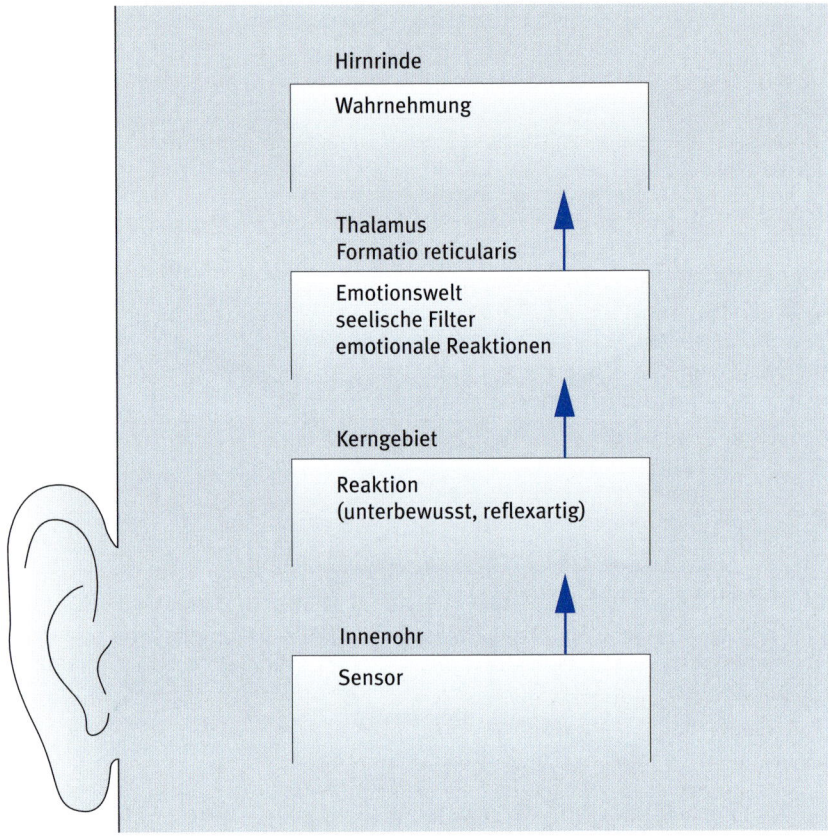

Zentrale Verarbeitung der Schalleindrücke. Nur ca. 30% der ankommenden Geräusche werden bewusst wahrgenommen, der Rest wird weggefiltert. Verschiedene Anteile des menschlichen Hörsystems entscheiden, welche Signale weggefiltert und welche verstärkt werden. Diese Vorgänge laufen zum Teil unbewusst ab. Sie führen dazu, dass manche Personen mit einem sehr lauten Geräusch gut leben können, andere aber unter einem verhältnismäßig leisen Geräusch bereits sehr stark leiden. Im ersten Fall gelingt es dem Hörsystem, das Signal des Tinnitus abzufiltern, im zweiten Fall gelingt dies nicht bzw. das Signal wird sogar durch unbewusste Vorgänge übermäßig verstärkt. Die Grundlage der Aktivierung dieser Filter ist die sog. Retraining-Therapie.

Von der Schallwelle zum Höreindruck

Um das Entstehen des Höreindrucks zu verstehen, ist die Kenntnis einiger Begriffe wie Tonhöhe und Frequenz nützlich. Die Frequenz ist die Anzahl der physikalischen Schwingungen oder Schallwellen in der Luft oder einem anderen Medium während einer definierten Zeiteinheit. Man drückt sie normalerweise in Schwingungen pro Sekunde oder in Hertz (Hz) aus (Heinrich Hertz war Physiker). Die Tonhöhe andererseits ist eine subjektive Empfindung, die mit der Klangfrequenz zusammenhängt. Das mittlere C auf dem Klavier entspricht 361,6 Hertz, das C eine Oktave höher 723,2 Hertz. Es hat also die doppelte Frequenz. Eine ähnliche Unterscheidung existiert zwischen der physikalischen und der subjektiven Lautstärkeskala. Die Beziehung zwischen der subjektiv empfundenen Lautstärke (der Lautheit) eines Tones und dessen physikalischer Energie (dem Schalldruck) ist ungefähr logarithmisch (siehe Abbildung Seite 40). Das Hörsystem fasst eine sehr weite Spanne von Reizintensitäten – vom Rascheln eines Blattes im Wind bis zu einem Donnerschlag – in einem riesigen Lautheitsbereich zusammen, der vom Wahrnehmungsapparat bewältigt werden kann.

Können Sie Gras wachsen hören?

Die Empfindlichkeit des menschlichen Ohres ist so groß, dass eine Bewegung des Trommelfelles um weniger als ein Zehntel des Durchmessers eines Wasserstoffatoms zu einer Hörempfindung führen kann. Manche Menschen mit extrem gutem Gehör können unter idealen akustischen Bedingungen, etwa in einem schalldichten Raum ohne Echo, die Braunsche Molekularbewegung, also die Bewegung der Moleküle hören. Um einige der Klangfrequenzen nahe 3000 Hertz wahrzunehmen, müssen die Schwingungen im Trommelfell bis zu einem Milliardstel Zentimeter klein sein!

Im Gegensatz zum Sehnerv, der über eine Million Nervenfasern verfügt, besteht ein Hörnerv nur aus etwa 30 000 Nervenfasern. Trotzdem kann das Ohr auf der Grundlage der Frequenz und Intensität ungefähr 340 000 Einzeltöne unterscheiden. Noch heute wird über die Mechanismen gerätselt, die dieser Effizienz im Hörsystem zugrunde liegen.

Beim Menschen liegt der Gesamtbereich der hörbaren Frequenzen ungefähr zwischen 15 und 20 000 Hertz. Am empfindlichsten reagiert das Ohr jedoch auf Töne zwischen 1000 und 4000 Hertz. Bei Frequenzen, die diesen Bereich der maximalen Empfindlichkeit über- oder unterschreiten, ist eine immer größere Schallenergie notwendig, um einen Ton hörbar zu machen. Unter den Säugetieren können Elefanten Töne mit den niedrigsten Frequenzen hören, während kleine Tiere wie die Ratte für extrem

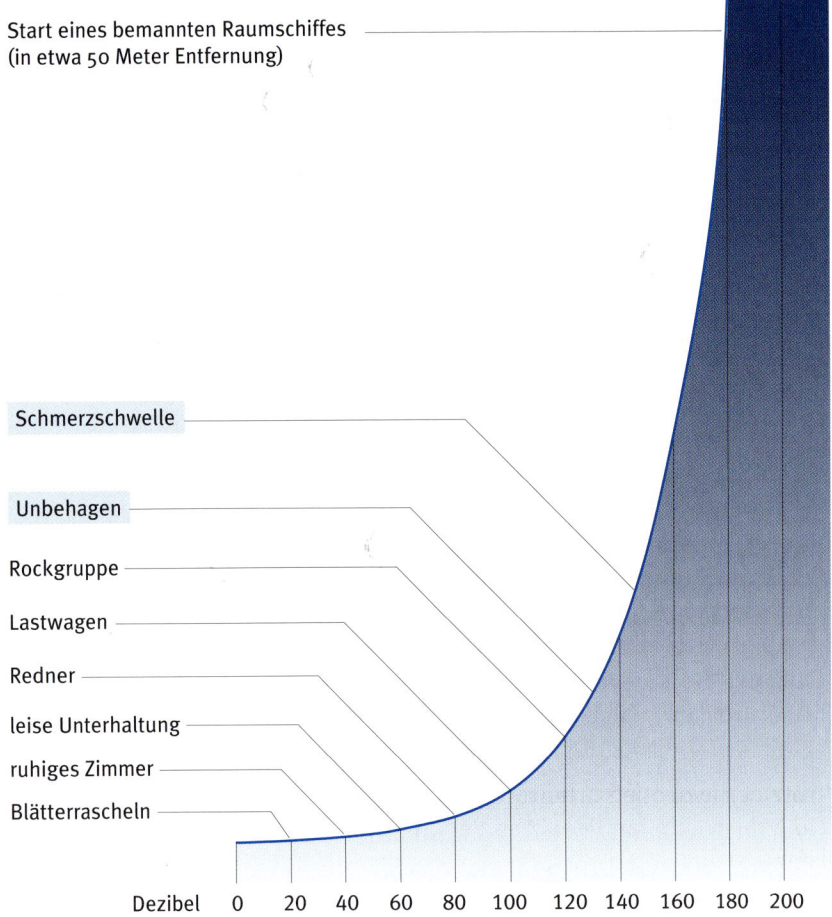

Lautstärke verschiedener Geräusche im Vergleich: Die subjektive Lautheit (Senkrechte) steht in logarithmischer Beziehung zur physikalischen Schallintensität (Waagrechte; in Dezibel [dB]). Die Lautstärke eines VW Käfer bei einer Geschwindigkeit von 100 km pro Stunde beträgt ca. 80 dB. Manche Patienten haben ein Ohrgeräusch von dieser Stärke.

hohe Frequenzen besonders empfindlich sind. Der Mensch hat ein Frequenzspektrum, das zwischen dem des Elefanten und dem der Ratte liegt.

Weltrekordler im Hören

Fledermäuse und Delphine sind in der Lage, sehr hochfrequente Laute bis ungefähr 100 000 Hertz (Ultraschall) wahrzunehmen. Diese Tiere senden Salven von Hochfrequenzlauten aus und bestimmen aus deren Reflexion die Position von Objekten. Das überhaupt beste Gehör über weite Entfernungen hat der Fennek, ein kleiner afrikanischer Fuchs. Er kann mit seinen großen Ohren noch die Bewegungen eines bis zu 1 km entfernten Tieres hören.

Warum uns ein Tinnitus aus der Bahn wirft und wie ein Tinnitus chronisch werden kann

In den 60er-Jahren machten Wissenschaftler, die sich mit Ohrgeräuschen beschäftigten, eine wichtige, aber für die damals behandelten Patienten schwerwiegende Entdeckung. In der Annahme, dass ein Ohrgeräusch vom Innenohr ständig an das Gehirn weitergeleitet wird, versuchte man verzweifelten Patienten dadurch zu helfen, indem man operativ den Hörnerv durchschnitt. Man dachte, dass dann die falschen Signale aus dem Innenohr nicht mehr in das Gehirn weitergeleitet werden und die Patienten somit von dem lästigen Ohrensausen befreit wären. Die durch die Operation entstehende Taubheit nahmen Arzt und Patient in Kauf.

Ergebnis: Alle so behandelten Patienten waren nach der Operation an dem betreffenden Ohr zwar taub, der Tinnitus war jedoch unverändert vorhanden, oft sogar noch schlimmer!

Trotz der leidvollen Erfahrungen der Patienten waren diese Operationen ein Meilenstein auf dem Weg der Forschung über Ohrgeräusche: Die Erkenntnis war geboren, dass ein Ohrgeräusch, auch wenn es zunächst im Innenohr produziert wird, in der Wahrnehmung im Gehirn wie ein »Ohrwurm« abgespeichert werden kann und somit unabhängig vom Innenohr weiter besteht!

Heute sind die Funktionen und Fehlfunktionen unseres Hörsystems in den Computerzentren unseres Gehirns erklärbar geworden (siehe Abb. Seite 42). Hierzu ist eine Beschreibung der einzelnen Vorgänge nötig.

Wie Gehör und Hören funktionieren

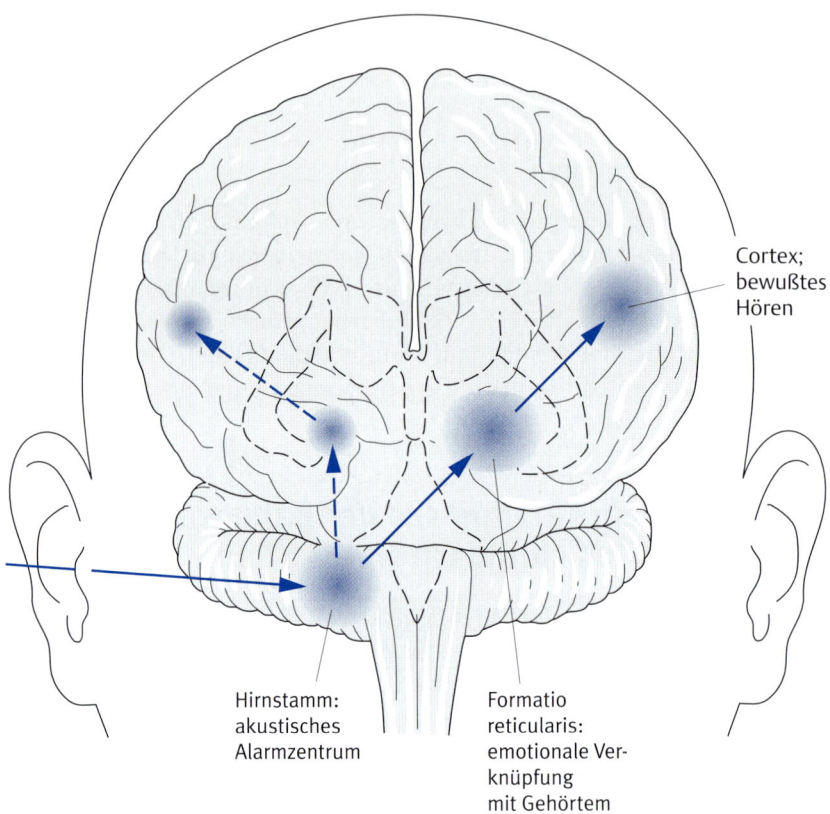

Die Verarbeitung akustischer Signale und Informationen in unserem Gehirn. Bestimmte »Computerzentren« haben unterschiedliche Aufgaben: Im Hirnstamm werden »gefährliche« Signale erkannt und Flucht- und Angstreflexe ausgelöst. In der Formatio reticularis wird Tinnitus abgespeichert und »gelernt«. Hier entscheidet sich, ob Tinnitus chronisch wird!

Der Hirnstamm als unbewusste Alarmanlage und Stresszentrum

Die vom Ohr über 24 Stunden am Tag weitergeleitete akustische Information gelangt in ihrer Gesamtheit zunächst in das erste wichtige Computerzentrum, den Hirnstamm (siehe Abb. Seite 42).

Im Hirnstamm ist eine lebenswichtige Filteranlage installiert, die aus der Flut von ankommenden Informationen gefährliche Signale herausfiltert und reflexartig körperliche Reaktionen zur Abwehr von Gefahren einschaltet.

Dieser akustische Vorgang läuft zum Beispiel ab, wenn wir eine Straße überqueren wollen und ein Auto übersehen haben: Das Auto hupt, wir zucken zusammen und reagieren völlig unbewusst mit körperlicher Aktivität. Diese Vorgänge sind reflexartig so geschaltet, dass körperliche Reaktionen ohne unser steuerndes Bewusstsein – und damit unkontrolliert – ablaufen! Wie beim Erschrecken durch eine Autohupe schützt uns dieses System.

Mithilfe des Botenstoffes Adrenalin als Stresshormon werden körperliche und hormonelle Reaktionen blitzartig ausgelöst. Fatal äußert sich dieser Zusammenhang, wenn ein Tinnitus von diesem System unbewusst als Alarmsignal, wie etwa die Autohupe, interpretiert wird: Es kommt aufgrund dieses neuen und nicht einzuordnenden Signals gleichsam zu einem »Dauererschrecken«. Dieses »Dauererschrecken« führt zu einer Angst- und Panikreaktion mit Schlafstörungen, Konzentrationsstörungen, schließlich zur Erschöpfung und zur Depression.

Somit handelt es sich bei diesen Reaktionen nach einer Entstehung von Tinnitus um eigentlich normale, also physiologische Reaktionen, ausgelöst durch unser Hörzentrum im Hirnstamm. Eine Angstreaktion bzw. depressive Reaktion und die damit verbundenen Begleitstörungen als »psychisch« abzustempeln ist falsch!

Diese Reaktionen sind normale Reaktionen und müssen als solche von den Therapeuten erkannt und mit den entsprechenden verhaltenstherapeutischen und auch medikamentösen Mitteln spezifisch behandelt und betreut werden!

Die Alarmreaktion hat wichtige Nebeneffekte: Durch die Ausschüttung von Adrenalin wird – wie beim Innenohr besprochen – das Innenohr in seiner Aktivität gesteigert, das heißt empfindlicher gemacht. Dies führt zu der bei vielen Patienten bestehenden Geräuschempfindlichkeit – der Hyperakusis.

Das neue Signal, also der Tinnitus, führt zu einer latenten Angstbereitschaft, die sich verselbstständigen kann und zu einer so genannten Angststörung führt. Eine solche Angststörung ist bei vielen Tinnituspatienten besonders im Anfangsstadium zu beobachten. Sie ist ebenfalls ausdrücklich nicht Zeichen einer psychischen Störung, sondern sozusagen normaler Nebeneffekt der Funktion der Hörzentren im Gehirnstamm!

Der Adrenalineffekt führt insbesondere bei Patienten mit chronischem Tinnitus zu einer Verstärkung eines Ohrgeräusches bei Stress und auch bei Sport! Viele von Tinnitus Betroffene werden diese Verstärkung bei körperlichem Stress infolge Krankheiten (zum Beispiel Grippe) oder bei psychischem Stress kennen gelernt haben. Nach Abklingen dieses körperlichen bzw. psychischen Stresses wird dann das Ohrgeräusch wieder auf das »alte Niveau« heruntergefahren.

Irritierend für viele Betroffene ist die Verstärkung eines Ohrgeräusches bei sportlicher Belastung. Ihnen muss erklärt werden, dass eine sportliche Belastung insbesondere im Kurzzeitbereich ohne Adrenalin nicht möglich ist, da sie sonst keine sportliche Leistung bringen würden. Da Adrenalin jedoch das Ohr gleichermaßen anfeuert, wird ein Tinnitus lauter werden. Auch dies ist eine normale und physiologische Reaktion! Auf der anderen Seite ist Sport eine der wirksamsten Adrenalinverbrenner und Ausdauersport damit einer der wirksamsten Tinnitushilfen! (siehe Seite 184 ff.).

> **Wichtigste Maßnahmen aus diesen Erkenntnissen:**
> 1. Bei Auftreten von Tinnitus Ruhe bewahren! Tinnitus ist keine Krankheit, sondern ein Signal, das uns nicht körperlich bedroht!
> 2. Entspannungsmaßnahmen (siehe Seite 141 ff.)
> 3. Ausdauersport (siehe Seite 184 ff.)

Das Limbische System: Zentrum der Aufmerksamkeit und akustisches Gedächtnis

Das zweite wichtige Computersystem in unserem Gehirn entscheidet darüber, ob wir unter Tinnitus leiden und ob Tinnitus chronisch wird!

Es handelt sich um ein beim Menschen hoch entwickeltes Netzwerk, in dem ein Teil unseres Gedächtnisses, unserer Aufmerksamkeit und bestimmte emotionale Verknüpfungen verarbeitet werden. Hier sind unsere Englischvokabeln abgespeichert, die wir in der Schule oft mühsam gelernt haben. Viele Leser werden sich daran erinnern, dass diese Vokabeln vor einer Klassenarbeit intensiver und besser abgespeichert wurden. Die Angst vor einer schlechten Note hat uns damals beflügelt.

In Bezug auf Tinnitus ist eine solche Abspeicherung natürlich genau das Gegenteil von dem, was wir wollen. Jeder von uns hat eine solche akustische Abspeicherung in Form eines sog. »Ohrwurmes« schon erlebt.

Bereits bei der Entstehung eines Ohrgeräusches, also im Akutstadium, entscheidet die Aktivität dieses Zentrums, wie sehr wir uns von dem neuen Signal gefangen nehmen lassen und wie sehr die Aufmerksamkeit auf dieses neue Signal gelenkt wird. Das Angst- und Stresszentrum im Hirnstamm wird bei seiner Aktivierung – wie beim Lernen vor einer Klassenarbeit – die Situation unterstützen, die zu einem dauerhaften Wahrnehmen des Ohrgeräusches und somit auch zum Anlegen eines Tinnitusgedächtnisses in diesem komplizierten Limbischen System führt.

Aus diesen für den betroffenen Leser vielleicht beunruhigenden Zusammenhängen erwächst ein Trost, der auch Grundlage der wichtigsten Therapieformen ist: So wie wir unsere Englischwörter wieder vergessen haben, können viele therapeutische Schritte im professionellen Bereich, aber auch viele Selbstmaßnahmen zu einem Vergessen des Tinnitus führen!

Wichtigste Maßnahmen aus diesen Zusammenhängen
Akustische Ablenkung durch bewusstes Hören auf die Natur oder andere Geräusche, um einem Lernen des Tinnitus im Limbischen System entgegenzuwirken!

1. Akustische Hilfsmittel in ruhiger Umgebung, insbesondere vor dem Einschlafen verwenden (tickender Wecker, Einschlafen mit Musik, Zimmerspringbrunnen)
2. Professionelle akustische Umlenkung im Sinne der Retraining-Therapie
3. Psychologische Aufmerksamkeitsumlenkung (siehe Seite 92, 102)
4. »Genusstraining« (siehe Seite 147).

Das folgende Fallbeispiel mag die hochkomplizierten Zusammenhänge unseres akustischen Systems im Gehirn in Bezug auf Ohrgeräusche deutlich machen.

Geräusche im Kopf

Hans M. fühlte sich besonders wohl in diesem Sommer. Es war ein Sommer mit heißen Tagen und schöner Witterung, wie er es liebte. Wie bei seinen vielen Urlaubsaufenthalten in Italien bemerkte er, dass die Grillen in diesem Jahr besonders häufig und lautstark in seinem Garten sangen. Er fühlte sich durch diese Grillen nicht gestört, sondern erinnerte sich an seine Urlaubserlebnisse und genoss diese abendliche Stimmung nach überstandenem Arbeitstag. »Seine« Grillen bekamen plötzlich eine ganz andere Bedeutung als es Winter wurde und seltsamerweise der Grillenschwarm nicht verstummte. Jetzt wurde Hans plötzlich bewusst, dass diese Geräusche nicht von außen kamen, sondern in seinem Kopf waren. Irritiert durch diese Feststellung bekam Hans Ängste. Er hatte noch nie etwas über Ohrgeräusche gelesen und so war die Feststellung dieses neuen Signales in seinem Kopf sehr beunruhigend. Im Sommer noch einschläfernd, bekam jetzt das Grillengeschwader beängstigende Züge. Er konnte nachts nicht mehr einschlafen, sondern musste sich immer wieder auf die Geräusche konzentrieren. Durch diese Fokussierung auf das Geräusch wurde es scheinbar immer lauter! Er fühlte sich ständig belästigt und bekam infolge der Schlaf- und jetzt auftretenden Konzentrationsstörungen Panik. Scheinbar veränderte sich jetzt das Geräusch auch. Es hörte sich nicht mehr nach harmlosen Grillen an, sondern eher wie ein fürchterlicher Zahnarztbohrer.

Kommentar: Dieses Beispiel zeigt, wie sich die Bedeutung eines akustischen Signales oder von Gehörtem drastisch ändern kann. Ein angenehmes, eher beruhigendes Geräusch kann plötzlich einen bedrohlichen Charakter entfalten! Damit verbunden sind eintretende Ängste und Reaktionen im vegetativen und psychischen Bereich, über die der Betroffene keine Kontrolle mehr hat.

Wie beschrieben, handelt es sich dabei nicht um eine »psychische Krankheit«, sondern um Reaktionen, die unser Hörsystem bei vermeintlicher Gefahr als natürlich und physiologisch bereithält. Bei der Angstreaktion handelt es sich um eine Aktivierung des Hirnstammsystems, bei der vermehrten Aufmerksamkeit und der Umwandlung eines angenehmen Geräusches in ein unangenehmes um Reaktionen des Limbischen Systems.

Die Therapie wird bei Hans dafür sorgen, dass sich der Zahnarztbohrer wieder in eine harmlose Grille verwandelt, die er mehr und mehr unbeachtet lassen und schließlich vergessen kann.

Dem Tinnitus auf den Grund gehen: Körperliche Ursachen

Klagt ein Patient über Ohrgeräusche, so steht die Suche nach der Ursache an allererster Stelle, um nicht eine Krankheit zu übersehen, die einer spezifischen Therapie bedarf. Sind solche Störungen ausgeschlossen, dann wird die »Ausschlussdiagnose« Tinnitus gestellt. An der Klärung ist u. U. nicht nur der HNO-Arzt beteiligt, sondern eventuell auch andere Fachärzte wie der Internist oder der Neurologe.

Ursachen des Tinnitus

Um einen groben Überblick zu erhalten, ordnet der HNO-Arzt das Geräusch der Gruppe »subjektive« oder »objektive« Ohrgeräusche zu. Subjektive Ohrgeräusche nimmt nur der Patient wahr, objektive Ohrgeräusche dagegen hört auch der Untersucher.

Mögliche Ursachen subjektiver Ohrgeräusche:

- Hörsturz (akuter Verlust des Gehörs)
- akutes Lärmtrauma
- Lärmschwerhörigkeit
- Innenohrschwerhörigkeit unbekannter Ursache
- »Altersschwerhörigkeit«
- Morbus Ménière (anfallsweise auftretender Überdruck im Innenohr)
- Otosklerose (Verknöcherung des Steigbügels)
- chronische Mittelohrentzündung
- Innenohrschwerhörigkeit aufgrund einer Immunkrankheit
- Schädel-Hirn-Verletzung mit oder ohne Felsenbeinbruch
- Akustikusneurinom (Geschwulst des Hörnervs)
- Vergiftung mit Medikamenten wie Chinin, Acetylsalicylsäure (Aspirin), entwässernden Medikamenten, bestimmten Antibiotika, Chemotherapeutika (Medikamente zur Krebsbehandlung)
- Herz-Kreislauf-Krankheiten

Dem Tinnitus auf den Grund gehen: Körperliche Ursachen

- Stoffwechselkrankheiten
- Nierenkrankheiten
- Polyzythämie
  (Blutkrankheit mit Vermehrung der roten Blutkörperchen)
- Anämie (Mangel an roten Blutkörperchen)
- Erkrankung des zentralen Nervensystems
- funktionelle Störungen der Halswirbelsäule
- funktionelle Störungen des Kiefergelenkes
- muskuläre Ursachen
- Tubenfunktionsstörungen

Mögliche Ursachen objektiver Ohrgeräusche:

In Hals und Körper

- Einengung der großen hirnversorgenden Arterien (Arteria carotis und vertebralis), Tumoren im Bereich der Karotis, Blutschwämme, Herzfehler

Im Kopfbereich

- Direkte Gefäßverbindungen (Fisteln) zwischen Arterien und Venen
- Hämangiome (Blutschwämme)
- Arteriosklerose (»Verkalkung«) der Hirngefäße
- Tumor des Mittelohres
- Gefäßmissbildungen
- Veränderungen im Blutstrom der Halsvenen (»Jugular-outlet-Syndrom«)

Hörsturz

Oft ist der Beginn des Ohrgeräusches mit einem Hörsturz verknüpft. Die plötzlich eintretende Innenohrschwerhörigkeit eines Ohres wird als Hörsturz bezeichnet, ein Phänomen, dessen Ursache bis heute noch nicht vollständig geklärt ist. Der plötzliche Funktionszusammenbruch des Innenohres kann entweder nur bestimmte Frequenzen betreffen und dann unterschiedlich ausgeprägt sein oder bis hin zur vollständigen Ertaubung reichen. Heute werden als Ursache des Hörsturzes im Wesentlichen akute Durchblutungsstörungen, aber auch Virusinfekte, Störungen der Immunabwehr oder Funktionsstörungen der Nervenbahnen des Innenohres vermutet. Die Therapie des akuten Hörsturzes entspricht der Behandlung des akuten Tinnitus.

Akutes Lärmtrauma

Ein Knalltrauma durch Explosion, Schießen oder ähnliches kann das Innenohr direkt schädigen. Ist die Energie des Schall- und des Luftdrucks sehr groß, kann auch das Trommelfell reißen, unter Umständen können sogar die Gehörknöchelchen zerstört werden. Die Folgen für das Innenohr sind verheerend: Mechanisch werden die empfindlichen Strukturen des Innenohres, besonders die kleinen Haarzellen, zerstört. Vom Ausmaß der Zerstörung dieser Haarzellen hängt es ab, ob ein resultierender Hörschaden nur funktionell ist, ob also der Körper die Haarzellen wieder reparieren kann, oder ob eine dauerhafte Schädigung, oft verbunden mit Tinnitus, entsteht. Die Therapie eines akuten Lärmtraumas entspricht der Therapie des akuten Tinnitus. Trommelfellzerreißungen müssen meist operativ versorgt werden.

Chronische Lärmschwerhörigkeit

Eine dauerhafte Lärmbelastung, wie sie z. B. an vielen Arbeitsplätzen besteht, wenn kein Schutz verwendet wird, führt im Laufe der Zeit zu einer zunehmenden Schwerhörigkeit, bei der sich meist auch ein Ohrgeräusch entwickelt. Schallpegel über 85–90 dB, die dauerhaft auf ein Ohr einwirken, führen allmählich zur Schwerhörigkeit zunächst im Hochtonbereich, greifen später jedoch auf alle Frequenzen über. Die Lärmschwerhörigkeit ist die häufigste Berufskrankheit und als solche von den Berufsgenossenschaften auch anerkannt. Diese Form der Schwerhörigkeit kann eindeutig durch Schutzvorkehrungen (Gehörschutzkapseln oder Gehörschutzwatte) vermieden werden.

Eine Lärmschwerhörigkeit kann weder durch Medikamente noch durch andere Therapieformen repariert werden. Hier ist eine bleibende Schädigung des Innenohres mit Verlust der Haarzellen eingetreten. Ein Ohrgeräusch muss nicht zwangsläufig gemeinsam mit einer Schwerhörigkeit entstehen, und auch das Ausmaß eines Ohrgeräusches ist nicht an das Ausmaß der Schwerhörigkeit geknüpft. Therapeutisch steht im Vordergrund, einer weiteren Verschlechterung vorzubeugen, indem am Arbeitsplatz und in der Freizeit konsequent ein Gehörschutz angewandt wird. Sind die Ohren nicht mehr dem Lärm ausgesetzt, verschlechtern sich Schwerhörigkeit oder Tinnitus nicht weiter. Daneben ist die Versorgung des Patienten mit einer Hörhilfe äußerst wichtig.

»Idiopathische Innenohrschwerhörigkeit«

Bei der größten Zahl der Patienten mit einer Innenohrschwerhörigkeit lässt sich keine direkte Ursache finden. Dieser Umstand wird mit dem wohlklingenden Wort »idiopathisch« umschrieben. Häufig liegt ein Erbfaktor vor, das heißt, Vorfahren des Patienten waren ebenfalls schwerhörig, so dass hier eine erbliche Belastung angenommen werden kann. Dies betrifft auch die so genannte »Altersschwerhörigkeit«, die aber auch ein Spiegelbild der Lärmbelastung während eines ganzen Lebens darstellen kann. Wenn bei diesen Formen der Schwerhörigkeit das Sprachverständnis gestört oder ein ausgeprägtes Ohrgeräusch damit verbunden ist, sollte frühzeitig auf eine Hörgeräteversorgung geachtet werden.

Schädel-Hirn-Trauma

Kopfverletzungen können zu Tinnitus und Schwerhörigkeit führen, besonders bei einem Bruch der Schädelbasis mit Beteiligung der Felsenbeine, denn im Felsenbein liegt die Hörschnecke. Die Ohrstrukturen können durch Knochenbrüche oder unmittelbare Gewalteinwirkung direkt zerstört werden, oder die Innenohrfunktion wird vorübergehend oder dauerhaft infolge der traumatischen Erschütterung gestört – ähnlich wie bei einer Gehirnerschütterung (Fachsprache: Commotio labyrinthi). Der Ausgang eines solches Traumas ist schicksalhaft und kann nicht durch eine spezielle Therapie gelenkt werden. Wichtig sind zunächst Ruhe und evtl. Medikamente, um die traumatische Schwellung der Hörnervenzellen abklingen zu lassen.

Akustikus-Neurinom

Beim so genannten Akustikus-Neurinom handelt es sich um eine gutartige Gewebsvermehrung des Nervus statoacusticus, also des Hör- und Gleichgewichtsnervs. Dieser gutartige Tumor wächst sehr langsam. Er entwickelt sich aus der Nervenhülle und drückt im Laufe seines Wachstums auf den Nerv, wodurch es zu einer schleichend zunehmenden Schwerhörigkeit des betroffenen Ohres und zu Tinnitus kommt, mitunter auch zu Gleichgewichtsstörungen. Der Hörverlust betrifft in vielen Fällen zunächst den Hochtonbereich; dabei fällt immer die Einseitigkeit der Schwerhörigkeit auf. Das Akustikus-Neurinom muss als eine der möglichen Diagnosen bei Tinnitus und Hörstörungen immer ausgeschlossen werden (durch Ableitung der Nervenimpulse/BERA, Seite 50, evtl. durch Kernspintomografie).

Ein Akustikus-Neurinom muss stets operiert werden. Dabei ist wegen des langsamen Wachstums dieses gutartigen Tumors in der Regel allerdings keine Eile geboten. Bei kleinen Tumoren lässt sich bei der Operation das Hörvermögen erhalten. Handelt es sich jedoch um größere Tumoren oder um eine komplizierte Lage, so kann unter Umständen das Hörvermögen des betroffenen Ohres verloren gehen.

Otosklerose

Die Otosklerose ist eine erbliche Verknöcherungstendenz des Steigbügels. Es kommt hierbei zu knochenartigen Verwachsungen der Fußplatte des Steigbügels, der die Verbindung zwischen Mittel- und Innenohr herstellt. Diese Verwachsungen behindern die Beweglichkeit des Steigbügels und stören zunehmend die Schallübertragung. Es resultiert also eine Mittelohrschwerhörigkeit. Mitunter ist Tinnitus, meist ein Rauschen, ein erster Vorbote dieser Hörstörung. Frauen sind etwas häufiger betroffen als Männer. Durch hormonelle Umstellungen, z. B. in der Schwangerschaft oder durch die Einnahme der »Pille«, kann eine Otosklerose aktiviert werden.

Die Otosklerose wird operativ behandelt, indem der Steigbügel durch eine Prothese aus Gold oder Teflon ersetzt wird. Mit den heute üblichen mikrochirurgischen Verfahren ist diese Operation ungefährlich, und sie kann wieder zu einem normalen Hörvermögen führen. Die Erfolge können jedoch beschränkt sein, da sich in manchen Fällen nicht nur eine Schallübertragungs(Mittelohr-)schwerhörigkeit entwickelt, sondern, vermutlich infolge autoimmunologischer Prozesse, auch eine Innenohrschwerhörigkeit entstanden ist.

Diese Innenohrschwerhörigkeit kann nicht durch die Operation behoben werden. Wohl aber zeigt sich, dass das Fortschreiten der Innenohrschwerhörigkeit bei Otosklerose durch die operative Behandlung gestoppt werden kann. Ob sich ein Tinnitus durch die Operation beheben lässt, kann vor dem Eingriff nicht gesagt werden. Die Chancen hierfür stehen etwa 50 %. Ein wesentliches Argument für die Operation auch hinsichtlich des Tinnitus lautet: Indem das Hörvermögen verbessert wird und die Außengeräusche besser zu hören sind, wird der Tinnitus überdeckt und somit unterdrückt.

Mittelohrentzündungen

Nur selten geht die Ursache eines Ohrgeräusches auf eine chronische oder akute Mittelohrentzündung zurück. Bei der akuten Mittelohrentzündung tritt sehr häufig ein vorübergehendes Ohrgeräusch auf, das mit Abklingen der Entzündung jedoch wieder verschwindet. Eine Besonderheit ist die so genannte Grippe-Otitis. Bei dieser durch Viren hervorgerufenen Mittelohrentzündung kann das Innenohr beteiligt sein. Ein sich daraus entwickelnder Tinnitus bleibt im ungünstigen Fall erhalten. Diese Form der Mittelohrentzündung ist schicksalhaft, denn die virale Infektion ist nicht ursächlich behandelbar.

Bei der chronischen Mittelohrentzündung können Trommelfellperforationen entstehen, Gehörknöchelchen zerstört oder die Funktion der Ohrtrompete dauerhaft beeinträchtigt werden. Dennoch kommt es eher selten zu dauerhaften Ohrgeräuschen. Auch hier ist das Behandlungsziel, die normalen Mittelohrstrukturen wiederherzustellen und das Gehör durch operative Maßnahmen zu verbessern.

Medikamente

Etliche Medikamente können zu einer Innenohrstörung mit begleitendem Ohrgeräusch führen. Hierzu zählt insbesondere die Acetylsalicylsäure (z. B. Aspirin), die bei hoher Dosierung Tinnitus auslöst. Nach Absetzen des Medikamentes verschwindet das Ohrgeräusch in der Regel wieder. Mögliche weitere tinnitusauslösende Medikamente sind Chinin, bestimmte entwässernde Medikamente (Diuretika), Antibiotika (Aminoglykoside) und Chemotherapeutika (in der Krebsbehandlung).

Immunogene Innenohrschwerhörigkeit

Insbesondere Prof. Arnold (Direktor der Universitäts-HNO-Klinik, Klinikum Rechts der Isar in München) ist die Erforschung und Beschreibung der immunogenen Innenohrschwerhörigkeit zu verdanken, die sehr häufig mit Tinnitus kombiniert ist. Der zugrundeliegende Wirkungsmechanismus besteht u. a. darin, dass sich Stoffwechselprodukte aus der Immunabwehr von Viren oder Bakterien, so genannte Immunkomplexe, entlang der feinen Blutgefäße des Innenohres ablagern und dadurch den Blutstrom und somit die Innenohrfunktion beeinträchtigen. Solche immunologischen Prozesse können durch Blutuntersuchungen festgestellt werden. Zur Behandlung steht Cortison zur Verfügung, da dieses Hormon Immunprozesse unterdrückt.

Kreislaufkrankheiten

Störungen des Kreislaufsystems, vor allem Herzrhythmusstörungen, aber auch hoher Blutdruck, können die Durchblutung des Innenohres gefährden und zu Funktionsstörungen führen. Solchen Kreislaufstörungen auf die Spur zu kommen, ist eine wichtige Aufgabe der Hausärzte und Internisten.

Stoffwechselkrankheiten

Krankheiten des Wasserhaushaltes, des Fett- und Zuckerstoffwechsels, insbesondere die Zuckerkrankheit (Diabetes mellitus), müssen rechtzeitig erkannt und konsequent behandelt werden. Die Behandlung solcher Grundkrankheiten setzt immer das persönliche Engagement des Patienten voraus, der wie beim Diabetes mellitus gefordert ist, aktiv mitzuarbeiten. Gerade auch beim chronischen Tinnitus können die genannten Stoffwechselkrankheiten zu einer Verschlechterung des Ohrgeräusches führen.

Erkrankungen des zentralen Nervensystems

Verschiedene neurologische Erkrankungen (Nervenkrankheiten), v. a. die Multiple Sklerose, können ebenfalls mit Ohrgeräuschen verknüpft sein. Besteht der Verdacht auf eine neurologische Erkrankung, muss der Facharzt zu Rate gezogen werden, der die geeignete Behandlung einleitet und überwacht.

Tinnitus aufgrund von Gefäßveränderungen

Stenosen, also Einengungen der Blutgefäße (insbesondere der Hauptschlagader des Halses und der Halsschlagadern entlang der Wirbelsäule), aber auch Herzfehler können dazu führen, dass Strömungsgeräusche in der Blutbahn bis ins Ohr weitergeleitet werden. Normalerweise ist der Pulsschlag im Ohr nicht zu hören. Da unser Puls einen ungeheuren Lärm im Ohr verursachen würde, ist der Teil des Ohres, in dem die Schallwellen in Nervenimpulse umgewandelt werden (Innenohr), frei von Blutgefäßen. Die notwendigen Nährstoffe befinden sich in einer Lösung, der so genannten Endo- und Perilymphe, die diesen Bereich ständig umspült.

Typischerweise führen krankhafte Veränderungen der Schlagadern zu einem pulssynchronen Klopfen oder Rauschen. Der Untersucher hört dieses Strömungsgeräusch in den meisten Fällen mit dem Stethoskop in der Ohrumgebung.

Ein besonderes Krankheitsbild stellen Gewächse dar, die aus Blutadern entstehen. Hierzu gehören die Blutschwämme (Hämangiome) und der Glomustumor des Mittelohres oder der Hauptschlagader. Der Tumor besteht aus Wucherungen von Blutgefäßen; er bildet einen Gefäßknäuel, der infolge seiner Nachbarschaft zu Mittelohranteilen oder auch durch Strömungsgeräusche ein pulsierendes Ohrgeräusch verursacht.

Besonders nach Kopftraumen, aber auch spontan oder durch geburtsbedingte Anomalien kann es zu Blutgefäß-Fisteln (arteriovenösen Fisteln) kommen. Dies sind Verbindungen zwischen den abfließenden (Venen) und den zuführenden Blutleitern, den Arterien. Normalerweise sind diese beiden Gefäßsysteme durch Haargefäße (Kapillaren) voneinander getrennt. Entstehen hierbei jedoch Verbindungen, treten ausgeprägte, ebenfalls pulssynchrone Kopf- oder Ohrgeräusche auf.

Die mit pulssynchronen Ohrgeräuschen verbundenen Gefäßerkrankungen sind in der Mehrzahl der Fälle durch eine geeignete Therapie zu behandeln. Die Therapie richtet sich nach dem Einzelfall und besteht in der Regel in einer Operation. Tumoren müssen meistens durch einen operativen Eingriff entfernt werden. Fisteln können heute mittels eleganter radiologischer Techniken verödet werden.

Auch internistische Erkrankungen, die die Fließeigenschaften des Blutes verändern, können zu pulssynchronen Ohrgeräuschen führen, z. B. eine Blutarmut oder eine starke Vermehrung der Blutkörperchen.

»Jugular-outlet-Syndrom«

Bei dieser besonderen Art des Tinnitus berichten die Patienten über ein einseitiges Rauschen im Ohr, das mitunter als pulssynchron angegeben wird. Eigenartigerweise bringt eine Kopfwendung in die eine oder andere Richtung oder auch ein nur leichter Druck an die betroffene Halsregion das Geräusch völlig zum Verschwinden. Als Ursache wird ein abnormer Strömungsfluss in den großen Hals- und Gehirnvenen vermutet. In wenigen Fällen findet man einen gesteigerten Hirndruck. Da es hierfür verschiedene Ursachen gibt, ist immer eine nervenärztliche Untersuchung notwendig. Ist eine neurologische Erkrankung ausgeschlossen, kann in solchen Fällen, in denen das Ohrgeräusch sehr plagt, die große Halsvene chirurgisch unterbunden werden. In der Regel hört das Ohrgeräusch danach auf.

Muskuläre Ursachen und Tubenfunktionsstörungen

Die Verbindung des Mittelohres zum Mund-Rachen-Raum über die Ohrtrompete (Tuba Eustachii) und die im Mittelohr befindlichen beiden Muskeln machen das Auftreten muskulärer Geräusche möglich.

Der Musculus tensor tympani kann über den Hammergriff das Trommelfell in seiner Spannung verändern. Der Musculus stapedius zieht den Steigbügel bei zu starker Lärmbelastung nach hinten und reduziert somit eine zu starke Schallübertragung auf das Innenohr. Wie bei jedem Muskel des Körpers kann es auch bei diesen Muskeln durch nervale Fehlsteuerung oder durch eine Irritation des Muskels zu krampfartiger Anspannung kommen. Diese Muskelkrämpfe führen dann zu einem meist als Ticken empfundenen Ohrgeräusch. Dieses Ticken kann vom Untersucher in manchen Fällen äußerlich gehört werden.

Oft ist dieses Phänomen nur vorübergehend; selten muss es durch Medikamente behandelt werden, die beruhigend auf die Muskulatur wirken (Magnesium, Muskelrelaxanzien). Im Extremfall können diese Muskeln durch eine kleine Operation durchtrennt werden, ohne wesentliche Folgen für das Ohr oder für den Patienten. Ein Teil der Kaumuskeln (Musculus tensor oder levator veli palatini) kann ähnlich wie die Mittelohrmuskeln durch Verkrampfungen oder Fehlinnervation zu störenden Geräuschen in der Ohrregion führen. Die Therapie dieser Störungen kann im Einzelfall sehr schwierig sein. Erfreulicherweise ist diese Art von Ohrgeräusch sehr selten.

Zu lästigen Ohrgeräuschen kann weiterhin die gestörte Funktion der Ohrtrompete führen. Sowohl der gestörte Schließmechanismus (klaffende Tube) als auch der gestörte Öffnungsmechanismus können ein Rauschen bzw. lästige Begleitgeräusche beim Schlucken und Kauen hervorrufen. Die Therapie dieser gestörten Tubenfunktion setzt eine exakte Diagnostik voraus. Bei der offenen (klaffenden) Tube sind Maßnahmen notwendig, die den Verschluss herbeiführen (meistens Gewichtszunahme, unter Umständen Injektion von Teflon im Bereich der Tubenöffnung). Eine verschlossene Tube führt zur Minderbelüftung des Mittelohres. Sie wird durch Einlage eines Paukenröhrchens und Training der Tubenfunktion behandelt; hierzu eignet sich das Durchblasen.

Schwindel und Tinnitus

Das Innenohr und der Hörnerv sind anatomisch direkt miteinander verbunden (siehe Abb. Seite 26). Diese enge Verbindung sieht man auch bei bestimmten Erkrankungen, die sich dann sowohl mit Tinnitus und Hörstörungen, als auch mit Schwindel bemerkbar machen. Ein wichtiges Beispiel hierfür ist der Morbus Menière.

Die Menière-Krankheit ist ein fest umschriebenes Krankheitsbild, das oft mit einem Druckgefühl im Ohr beginnt und sich mit einem Tinnitus in Form eines Brummens äußert. Damit verbunden ist am Anfang auch eine Störung des Hörens der tiefen Töne. Dazu gesellt sich dann ein anfallsartiger Drehschwindel, der die Betroffenen blitzartig überfällt und meist mit heftigem Erbrechen verbunden ist.

Die von der Menière-Krankheit betroffenen Patienten fühlen sich wegen des überfallartigen Schwindels und der begleitenden Hörstörungen mit Tinnitus extrem beeinträchtigt!

Zwischen den Anfällen besteht bis auf eine einsetzende Schwerhörigkeit des betroffenen Ohres Beschwerdefreiheit. Dies führt dazu, dass die Diagnose eines Morbus Menière nicht immer korrekt gestellt und die Therapie nicht konsequent durchgeführt wird. Oft müssen die betroffenen Patienten sogar hören, dass sie aufgrund psychischer Störungen einen Menière bekommen haben.

Das Krankheitsbild des Morbus Menière hat eine organische Ursache im Innenohr und ist nicht psychischen Ursprungs! Das Krankheitsbild kann heute mit klaren Therapiekonzepten behandelt werden! Kein Patient muss unter dem Schwindel leiden!

Natürlich hat aber eine so in das alltägliche Leben eingreifende Krankheitserscheinung wie der Morbus Menière negative psychologische Effekte. Wenn man sich nicht mehr alleine auf die Straße trauen kann, wenn man nicht mehr ein Konzert oder einen Vortrag besuchen kann, wenn man sich von einem immer auftretenden Schwindelanfall bedroht fühlt, führt dies zur Entwicklung von Ängsten und auch zu einem massiven Rückzug aus dem gesellschaftlichen und sozialen Leben. Oft bleiben, selbst bei erfolgreicher medizinischer Behandlung, Angstgefühle zurück, die in Form von Unsicherheitsgefühl auch als Schwindel interpretiert werden. Es ist deshalb von den Therapeuten sehr schwer festzustellen, ob noch durch das Ohr bedingte Schwindelanfälle bestehen oder ob sich ein

»Angstschwindel« etabliert hat, der natürlich ganz anders behandelt werden muss.

Die medizinische Behandlung des Morbus Menière ist sehr individuell und zunächst medikamentös. Dabei kommen Medikamente zum Einsatz wie Betahistin, kurzzeitig auch Cortison und Betablocker. Zur Beseitigung des Überdrucks in dem betroffenen Ohr kommen Wasser treibende Mittel in Betracht. Lassen sich damit die Schwindelanfälle nicht beherrschen, kommt der Gehör erhaltende operative Eingriff, die so genannte Saccotomie, in Betracht. Ein lymphhaltiger Schlauch, der Saccus endolymphaticus, bildet das Wasserreservoir des Innenohres. Dieses Reservoir liegt eingebettet im Knochen hinter dem Ohr. Gerade diese knöcherne Einbettung spielt eine besondere Rolle: Das Wasserreservoir kann sich bei Druckerhöhung nicht ausdehnen. Das Prinzip der Operation besteht darin, diesen Saccus endolymphaticus aufzusuchen und ihn von seiner knöchernen Schale zu befreien. Nur in seltenen Fällen muss als weitere Maßnahme der Gleichgewichtsnerv zerstört werden, indem eine für diesen Nerv giftige Substanz (Gentamycin) in das Mittelohr eingebracht oder der Gleichgewichtsnerv operativ durchtrennt wird.

Was tun wenn die Ängste schwindelig machen?

Die bei allen Patienten mit Gleichgewichtsstörungen bewusste oder unbewusste Angst vor Schwindelattacken, Unfällen und peinlichen Erlebnissen in der Öffentlichkeit führt zu einer eigenen Unsicherheit, die auch als »Schwindel« interpretiert wird. Dieser Angstschwindel kann nicht medikamentös, sondern muss mit psychologischer Unterstützung behandelt werden. Es handelt sich dabei um eine Verhaltenstherapie, die Dank der heutigen Fortschritte als außerordentlich effektiv und wirksam angesehen werden muss. Die hierfür speziell ausgebildeten Psychologinnen und Psychologen werden diese Form des Schwindels innerhalb weniger Sitzungen zum Verschwinden bringen können!

Den Schwindel wegtrainieren!

Unser sehr kompliziert aufgebautes Gleichgewichtssystem muss sich der Laie wie eine Art »Verwaltung« vorstellen. Die einzelnen Abteilungen in diesem Verwaltungsgebäude arbeiten der Chefetage zu und versorgen sie mit bestimmten Informationen. Zu diesen Verwaltungsangestellten gehören die Gleichgewichtsorgane im Ohr, bestimmte Meldesysteme in

■ **Dem Tinnitus auf den Grund gehen: Körperliche Ursachen** ■

unseren Muskeln und Gelenken, hierbei insbesondere im Bereich der Halswirbelsäule. Die Chefetage sitzt bei uns Menschen im Kleinhirn und im Hirnstamm. Hier befindet sich auch der Tresor, in dem alle wichtigen Gleichgewichtsreflexe und Bewegungen sorgfältig abgespeichert sind. Diese Reflexe und Bewegungen erlernen wir in der frühen Kindheit. Zu Schwindel kommt es immer dann, wenn die untergeordneten Verwaltungsangestellten unterschiedliche und nicht übereinstimmende Meldungen an die Chefetage weiterleiten. Die Chefetage fühlt sich durch solche Falschmeldungen irritiert und kann die Verwaltungsaufgabe, die Erhaltung des Gleichgewichts, nicht mehr gewährleisten: Es entsteht Schwindel. Mithilfe eines neuartigen Trainingsprogrammes ist es nun möglich, dass die Direktion den Tresor öffnet, in dem die wichtigen Reflexe und Bewegungsmuster zur Aufrechterhaltung des Gleichgewichtssinnes abgelegt sind. Mit diesen Befehlen wird sozusagen von oben herab wieder Ordnung im Bereich der Verwaltungsangestellten geschaffen.

Dieses Trainingsprogramm wird zunächst unter fachkundiger Anleitung eines Physiotherapeuten durchgeführt und kann dann mit außerordentlicher Effektivität zu Hause selbst geübt werden. Auf der ganzen Welt sind sich alle Ärzte einig, dass alle Schwindelformen durch ein spezifisches Training behandelt werden müssen. Unser Gleichgewichtssystem ist fähig, bis ins hohe Alter hinein zu lernen und sich in der dargestellten Weise zu reorganisieren. So wie Piloten für ihren Kunstflug ihr Gleichgewichtstraining absolvieren müssen, ist dies gerade für den von Gleichgewichtsstörungen Betroffenen besonders wichtig.

Auskunft und Bezug des Programmes: Seemedia, Macairestr., 78467 Konstanz, Tel: 07531/696407

Die apparative Diagnostik der Ohrgeräusche

Im Zentrum der Diagnostik stehen die verschiedenen Hörprüfungen. Die einfachste Form der Hörprüfung mit der Stimmgabel ist immer noch ein äußerst wichtiger Bestandteil der Hörprüfungen. Bereits mithilfe einfacher Stimmgabeln unterschiedlicher Frequenz kann der erfahrene Arzt eine Schädigung des Innenohres von einer Schädigung des Mittelohres unterscheiden. Trotz der heutigen subtilen technischen Messmethoden hat die Stimmgabel-Untersuchung nicht an Bedeutung verloren.

Die apparative Diagnostik der Ohrgeräusche

Audiogramm

Bei der so genannten Audiometrie wird unter Mithilfe des Patienten das gesamte Spektrum des menschlichen Hörvermögens getestet (subjektive Audiometrie). Beim Reinton-Audiogramm wird das Hörspektrum mittels Beschallung durch reine Sinustöne abgefragt. Diese Untersuchung, die in einem schalldichten Raum durchgeführt werden soll, zeigt den Frequenzbereich und das Ausmaß des Hörverlustes.

Das Verständnis des Sprachgehörs wird mittels Gabe von Wörtern und Zahlen in unterschiedlicher Intensität geprüft. Hierbei kann sich der Arzt einen Eindruck über das soziale Gehör verschaffen, über den Gehöranteil also, den wir im täglichen Leben zur Verständigung benötigen. Wichtig ist bei allen Patienten die Bestimmung der Unbehaglichkeitsschwelle bei mindestens 3 Frequenzen (500, 2000 und 4000 Hertz). Bei vielen Tinnitus-Patienten ist die Unbehaglichkeitsschwelle herabgesetzt, d. h. die Empfindsamkeit gegenüber höheren Lautstärken ist stark gesteigert. Dies führt zu einer Übersensibilität, die im Extremfall als generalisierte Hyperakusis bezeichnet wird.

Unter der Retraining-Therapie (siehe Seite 95 ff.) steigt die Unbehaglichkeitsschwelle durch das Training zu höheren Lautstärken hin, also im positiven Sinne. Gerade um diesen Aspekt zu überprüfen, ist die Bestimmung der Unbehaglichkeitsschwelle eine sehr wichtige Untersuchung.

Tympanometrie

Die Funktion des Mittelohres wird mithilfe der Tympanometrie erfasst. Dabei wird mithilfe eines bestimmten Messapparates die Schwingungsfähigkeit des Trommelfelles, indirekt die Belüftung des Mittelohres und der Stapedius-Reflex gemessen.

Messung des Recruitments

Ein so genanntes Recruitment macht sich für den Patienten als eine krankhafte Überempfindlichkeit gegenüber Lärm bemerkbar. Normalerweise kann das Innenohr sehr gut auch größere Lautstärken ausgleichen, ohne dass dabei das Verständnis leidet. Bei bestimmten Innenohrschwerhörigkeiten ist diese Fähigkeit gestört, der Patient wird sehr geräuschempfindlich und kann z. B. Geschirrklappern nicht mehr ertragen. Dieses Phänomen lässt sich mithilfe einer speziellen Hörprüfung feststellen und objektivieren. Das Vorliegen eines Recruitments lässt auf einen Innenohrschaden schließen.

Weitere objektive Hörprüfungen

Über die geschilderten Untersuchungen hinaus gibt es Verfahren, die es dem Untersucher erlauben, aufgrund objektiver Messergebnisse das Hörvermögen zu überprüfen. Hierzu zählen die so genannten otoakustischen Emissionen, die Hirnstammpotenziale und bei bestimmten Fragestellungen auch die Tinnitusbestimmung.

Otoakustische Emissionen Die Messung der otoakustischen Emissionen ist einer der wesentlichen Fortschritte der letzten Jahre, denn hiermit lässt sich gezielt die Funktion des Innenohres überprüfen. Grundlage ist die Tatsache, dass auch das menschliche Ohr (genauso wie z. B. die Fledermaus) nicht nur Töne empfangen kann, sondern auch Töne abgibt. Durch eine spezielle Anordnung von Mikrofon und Tongeber in einer kleinen Sonde kann das menschliche Ohr zu bestimmten Emissionen (Schallaussendungen des Innenohres) angeregt werden. Nur das gesunde Innenohr ist in der Lage, diese otoakustischen Emissionen auszusenden.

Sofern schallübertragende Hindernisse im Mittel- und äußeren Ohr ausgeschlossen sind, kann somit beurteilt werden, ob das Innenohr geschädigt ist. Bei einer Schwerhörigkeit infolge einer Hirnhautentzündung lassen sich z. B. normale otoakustische Emissionen ableiten, obwohl der Patient hochgradig schwerhörig ist; der Schaden liegt hier nicht im Innenohr, sondern infolge der Hirnhautentzündung zentral. Die große Bedeutung dieser Untersuchung liegt auch darin, dass sie praktisch ab dem ersten Lebenstag durchgeführt werden kann.

Die Hirnstammpotenziale Durch Nervenaktivität fließen ständig winzige Ströme entlang der Nerven, die sich von außen messen lassen. Sie sind beispielsweise Grundlage des EKGs. Auch am Gehirn können sie abgeleitet werden. Die Messung der Hirnstammpotenziale (BERA) ist eine Sonderform des Elektroenzephalogramms (EEG). Mithilfe akustischer Reize lässt sich speziell für die Hörbahn ein ganz bestimmtes elektrisches Muster an der Hirnrinde über angelegte Elektroden ableiten. Dieses spezifische Muster weist Störungen auf, wenn die zentrale Hörbahn geschädigt ist, z. B. aufgrund eines Tumors, eines gutartigen Akustikus-Neurinoms oder auch bei der Multiplen Sklerose. Der in der Auswertung dieser differenzierten Untersuchung erfahrene Otologe kann sogar auf den Ort der Störung im Gehirn schließen. Akustikus-Neurinome lassen sich mithilfe dieser Untersuchung mit weit über 90%iger Sicherheit herausfinden.

Für diese wichtige Messung liegt der Patient entspannt, während über Kopfhörer akustische Signale gegeben werden. Über am Kopf angeklebte Elektroden können die elektrischen Signale des Gehirns abgeleitet werden. Die Untersuchung ist völlig harmlos und mit keinerlei Schmerzen verbunden.

Die Tinnitusbestimmung

Bei der Bestimmung eines Ohrgeräusches ist man auf die Mithilfe des Betroffenen angewiesen. Man versucht, mithilfe eines Audiometers die Frequenz und die Lautstärke des Ohrgeräusches festzulegen. Darüber hinaus misst man, ob ein Geräusch, das dem Patienten ins Ohr gegeben wird, zu einem vorübergehenden Verschwinden oder Leiserwerden des eigentlichen Ohrgeräusches führt (»Residual Inhibition«). Daraus lässt sich in manchen Fällen ein Nutzen für die Therapie ableiten, indem versucht wird, diesen Effekt mithilfe eines speziellen »Tinnitus-Maskers« auszunutzen. Leider sind die Fälle relativ selten, bei denen das Ohrgeräusch durch eine solche Verdeckung gelindert werden kann. Deshalb wurde die klassische Masker-Behandlung, also die Verdeckung eines Ohrgeräusches mit speziellen Geräten, zugunsten der Retraining-Therapie weitgehend wieder verlassen.

Spezielle Ergebnisse der Audiometrie

Aus den audiometrischen Messungen lassen sich Rückschlüsse ziehen, die für die Therapie und die Heilungsaussichten wichtig sein können.

Störungen des Tieftonhörens: Das rätselhafte Brummen! Eine Besonderheit ist das gestörte Hörvermögen mit einem Tinnitus im Tieftonbereich. Vermutlich beruht die Störung des Tieftonhörens auf einer Störung des Wasserhaushaltes im Innenohr, die zur Schwellung (Hydrops) führt. Aufgrund dieser Störung kommt es zu einem Überdruck im Innenohr und – damit verbunden – zur vorübergehenden (fluktuierenden) oder dauerhaften Funktionsstörung des Hörorgans. Meistens ist dabei das Ohrgeräusch durch ein Brummen charakterisiert. Der Innenohr-Hydrops kann Ausgangspunkt für eine Ménière-Krankheit mit Schwindelanfällen sein.

■ **Dem Tinnitus auf den Grund gehen: Körperliche Ursachen** ■

Die Therapie dieser besonderen Hörstörung ist sehr aussichtsreich. Zunächst wird eine Entwässerungstherapie mit ausschwemmenden Substanzen (z. B. Furosemid) eingeleitet. Da diese Substanzen jedoch auf Dauer das Ohr schädigen, dürfen sie nur kurz und in wohldosierter Tablettenform gegeben werden. Als längerfristige Medikation eignet sich zur Fortsetzung der Behandlung Betahistin (z. B. Aequamen forte®), zunächst hoch dosiert, später in der Dosierung abfallend. Die Tieftonstörungen sind häufig mitbeeinflusst durch Störungen der Halswirbelsäulenfunktion, weshalb hier die Diagnostik ausgeweitet werden muss.

Störungen des Hochtongehörs Ein hochfrequenter Tinnitus in Begleitung einer Hochtonstörung ist sehr häufig verursacht durch eine lärmbedingte Schwerhörigkeit. Diese Kombination wird aber auch bei Altersschwerhörigkeit oft diagnostiziert. Das hierbei auftretende Ohrgeräusch in Form von Rauschen, hochtönigem Pfeifen oder besonders unangenehm in Form eines kreissägenähnlichen Ohrensausens beeinträchtigt die Patienten besonders stark. Leider sind die therapeutischen Maßnahmen hier nicht so erfolgversprechend wie bei den Störungen des Tieftongehörs. Die meisten Patienten mit chronischem Tinnitus leiden an einem Ohrgeräusch dieses Typs.

Hyperakusis Unter Hyperakusis versteht man die pathologisch gesteigerte Empfindlichkeit des Hörsystems gegenüber Lärmquellen, die dadurch wesentlich lauter erscheinen. In vielen Fällen beruht die Geräuschunverträglichkeit auf einer Schädigung des Innenohres, die bis zur Überempfindlichkeit der Hörnervenzellen gegenüber der Beschallung geführt hat (Recruitment). Diese Überempfindlichkeit kann jedoch auch durch eine überhöhte Empfindlichkeit der zentralen Hörsysteme entstanden sein. Dies findet man häufig als Ausdruck der »Manager-Krankheit«, das heißt eines schlecht verarbeiteten psychisch-physischen Stresses. Bei diesem zentralen Prozess ist das Hörsystem im Gehirn entgleist, weil die hemmenden Systeme versagen. Die Hyperakusis kann allein bestehen oder von einem Ohrgeräusch begleitet sein. Oft besteht ein normales Hörvermögen, verbunden mit einem übersensiblen Ohr.

Naturgemäß führt diese Lärmüberempfindlichkeit dazu, dass sich der Patient aus dem öffentlichen Leben zurückzieht. Jegliche Lärm- und Geräuschbelastung wird vermieden, selbst das Klingeln eines Telefons oder Geschirrklappern werden typischerweise als äußerst belastend empfunden. Die Flucht in die Stille führt zu einer gesellschaftlichen Isolation. Sie bewirkt aber auch, dass die Sensibilität gegenüber Geräuschen immer mehr zu- statt abnimmt.

Die apparative Diagnostik der Ohrgeräusche

Therapeutisch müssen diese Patienten langsam wieder an die Umgebungsgeräusche gewöhnt werden. Das beratende Gespräch muss dem Patienten auch zeigen, dass er nicht die Stille suchen, sondern sie meiden muss. Dies gelingt meist schon durch Musik hören, vom Leben mit Hintergrundmusik bis hin zur Durchführung einer Retraining-Therapie (siehe Seite 95 ff.). Bei diesen Patienten sind der beratende und in der Therapie erfahrene Arzt und der Hörgeräte-Akustiker besonders verpflichtet, ihren »Schützling« durch diese Trainingsphase zu begleiten, denn eine Therapie mit Medikamenten ist bei dieser Form der Hörstörung nicht möglich.

Audiologische Messmethoden zur Tinnitusdiagnostik

- Stimmgabelversuch
- Reinton-Audiometrie
- Bestimmung der Unbehaglichkeitsschwelle
- Bestimmung des Recruitments
- Tympanometrie
- Otoakustische Emissionen
- BERA (akustisch evozierte Hirnstammpotenziale)

Die Diagnostik psychischer Störungen

Die durch einen Tinnitus ausgelösten psychischen Folgeprobleme können in ihrer Art sehr verschieden sein. Sie reichen von leichten Konzentrationsstörungen bis zur Depression und zu Ängsten. Mitunter schleichen sich solche Störungen unbewusst in das Leben tinnitusgeplagter Menschen ein. Seelische Störungen können aber auch bereits vor dem Tinnitus vorhanden gewesen sein und treten dann verstärkt in Erscheinung.

Um die Belastung des Patienten durch diese Störungen und durch den Tinnitus »messen« zu können, wurden von Goebel und Hiller (Prien) sowie von Greimel (Salzburg) spezielle Fragebögen entwickelt. Um psychosomatische Störungen zu erfassen, steht eine ganze Reihe weiterer psychologischer Tests und Fragebögen zur Verfügung. Diese Tests erfassen die psychische Beeinträchtigung durch den Tinnitus, die Penetranz (Aufdringlichkeit) des Tinnitus, Hörprobleme, Schlafstörungen und körperliche Beschwerden. Sie werden auch bei der Begutachtung von Tinnitus-Patienten eingesetzt.

Dank der hervorragenden Zuverlässigkeit (Reliabilität) dieser Tests muss heute gefordert werden, dass der Erfolg einer bestimmten Tinnitus-Therapie oder eines Krankheitsverlaufes hiermit überprüft und belegt wird.

Die Anwendung ist allerdings nicht einfach und muss von entsprechend ausgebildeten Fachleuten durchgeführt werden. Für HNO-Ärzte sind sie nur als eine Methode zu sehen, mit denen sie sich einen ersten Überblick über seelische Auswirkungen oder Begleitstörungen verschaffen. Für Hörgeräteakustiker sind sie verboten (u. a. weil die Ergebnisse der Tests der ärztlichen Schweigepflicht unterliegen müssen).

Bildgebende Diagnostik

Wenn aufgrund der klinischen und apparativen Untersuchung der Verdacht auf ein organisches Ohrgeräusch besteht, kommen ganz bestimmte bildgebende Verfahren zum Einsatz, die die Strukturen der zentralen Hörbahn direkt oder indirekt darstellen können.

Hierzu zählt in erster Linie die so genannte Magnetresonanztomografie (MRT, auch Kernspintomografie). Mithilfe dieser Untersuchung, die keine Röntgenstrahlen verwendet, sondern auf der Messung magnetischer Felder beruht, kann heute sehr exakt und bis zu einer Auflösung von 1–2 mm das Gewebe im Gehirn und Körper bildhaft dargestellt werden. Diese Untersuchung eignet sich vorzüglich, um auch kleine Akustikus-Neurinome nachzuweisen, die im inneren Gehörgang wachsen können.

Besonders bei pulssynchronen Ohrgeräuschen muss nach Strömungshindernissen in der Blutbahn oder nach Blutgefäßveränderungen gesucht werden. Hierzu eignen sich zunächst hervorragend die Doppler- und Duplexsonografie, verschiedene Untersuchungsmethoden mittels Ultraschall. Wenn hierbei Hinweise für ein Geschehen in der Blutbahn gefunden werden, muss mithilfe einer Röntgenuntersuchung der Blutgefäße (Angiografie), die gezielt für einzelne Äste der Blutbahn durchgeführt werden kann, das Gefäßsystem dargestellt werden. Bei dieser Untersuchung wird ein Katheter in ein großes Blutgefäß eingebracht und Kontrastmittel injiziert.

Zukünftige diagnostische Verfahren

In naher Zukunft wird es nicht nur die Möglichkeit geben, die Strukturen des Gehirns darzustellen, sondern auch dessen Funktionsabläufe. Durch Darstellung bestimmter Stoffwechselvorgänge bzw. Stoffwechselprodukte im Gehirn mittels besonderer Varianten der Kernspintomografie kann vielleicht eines Tages der Entstehungsort eines Ohrgeräusches im Gehirn bildhaft dargestellt werden. Ob sich daraus therapeutische Konsequenzen ableiten lassen, muss abgewartet werden.

Tropfen und Tabletten gegen Tinnitus?

Die Pille, die ein Ohrgeräusch einfach abschaltet, wurde noch nicht erfunden. Etliche Medikamente haben sich vor allem bei speziellen Tinnitus-Formen bewährt, wirken aber nicht auf die Wurzel des eigentlichen Tinnitus-Geschehens ein. Hier wird intensiv geforscht, und dabei wurden einige interessante Wirkweisen zutage gefördert.

Grundlagen

Unter der Vorstellung, dass Durchblutungsstörungen die Hauptursachen bei der Entstehung von Ohrgeräuschen sind, werden vor allem in der Akutbehandlung durchblutungsfördernde Mittel eingesetzt. Mehr und mehr wird diese Hauptursache aber in Zweifel gezogen. Die hierbei verwendeten Mittel wirken teils gefäßerweiternd, teils verbessern sie die Fließeigenschaften des Blutes. Um eine möglichst rasche und intensive Wirkung zu erzielen, werden die Substanzen als Infusionen gegeben. Beim chronischen Ohrgeräusch ist eine solche durchblutungsfördernde Therapie nicht mehr sinnvoll. Hierzu werden Medikamente gesucht, die in die Vorgänge bei der Hörsignalübertragung im Innenohr und Gehirn eingreifen können.

Um die Wirksamkeit solcher Tinnitus-Medikamente zu verstehen, ist ein Einblick in die Funktionsweise des Gehirns interessant. Wie findet überhaupt der Informationsfluss statt, wie wird ein Höreindruck von einer Nervenzelle auf die andere übertragen? Die mikroskopisch kleinen Verbindungen zwischen den Nervenzellen, die so genannten Synapsen, wurden schon früh entdeckt. Man wusste jedoch lange nicht, wie die Signale in diesen Synapsen verarbeitet und übertragen werden. Bis in die vierziger Jahre dieses Jahrhunderts war unklar, ob die Übertragung von Informationen chemischer oder elektrischer Natur ist. Dann fanden John Eccles und andere Forscher die ersten Hinweise auf eine chemische Übertragung. Für diese Forschungen erhielt Eccles den Nobelpreis.

Synapsen

Der chemische Charakter der synaptischen Übertragung an der Verbindung zwischen impulsübertragendem Nerven und der mechanisch arbeitenden Muskulatur, den neuromuskulären Endplatten, war in der Herzmuskulatur und im vegetativen Nervensystem bereits viel früher bekannt. Die meisten Synapsen im Gehirn von Säugetieren einschließlich des Menschen sind chemische Synapsen, aber auch elektrische Synapsen wurden gefunden. Zwischen einer elektrischen und einer chemischen Synapse bestehen wichtige Unterschiede. Eine chemische Synapse ist von Natur aus plastisch: sie kann auf viele Arten und auf verschiedenen Ebenen so verändert werden, dass die Aktivität der kommunizierenden Nervenzelle zu- oder abnimmt. Elektrische Synapsen dagegen sind starr und nicht veränderbar. Die Informationen können nicht abgewandelt werden, da keine strukturellen oder chemischen Veränderungen möglich sind. Gedächtnis und Lernen hätten sich in einem Nervensystem, das nur elektrische Synapsen besitzt, nicht entwickeln können.

Das menschliche Ohr verfügt im hirnfernen (peripheren) Teil zur Schallübertragung im Wesentlichen über elektrische Synapsen. In den weiter höheren, also zentral gelegenen Strukturen der Hörbahn kommen zunehmend chemische Synapsen zum Einsatz, die an der Hörerfahrung, dem Hörerleben und den damit verbundenen Lernvorgängen beteiligt sind. Die elektrische Synapse lässt sich durch das Betäubungsmittel Lidocain beeinflussen, das die Zellmembranen der Nervenzellen stabilisiert und die Reizübertragung blockiert.

Überträgerstoffe

Die chemischen Synapsen verwenden Botenstoffe zwischen den chemischen Nervenzellen, die Neurotransmitter, von denen einige bereits sehr gut erforscht sind, wie z. B. Glutamat (das Sie als Geschmacksverstärker kennen), GABA (Gamma-Aminobuttersäure), Acetylcholin, Dopamin, Noradrenalin. Dazu kommt das Serotonin, dessen Vorstufe das Melatonin ist, das derzeit experimentell bei anderen Krankheiten eingesetzt wird. Die Forschung auf dem Gebiet der Neurotransmitter ist spannend, und es gibt fast täglich neue Hypothesen über ihre Angriffspunkte, Rezeptoren und deren pharmakologische Beeinflussbarkeit.

Blockade der Transmitterwirkung

Die Wirkung der Neurotransmitter kann durch verschiedene chemische Substanzen blockiert werden. Am eindrucksvollsten geschieht dies durch

Rauschgifte wie Lysergsäurediethylamid (LSD) und deren Abkömmlinge, die zu halluzinatorischen Effekten und zu einem Zusammenbruch der normalen Hirnaktivität führen. Aber auch weit verbreitete Pharmaka wie die Neuroleptika (zur Behandlung von Schizophrenien) und die Antidepressiva (zur Behandlung von Depressionen) nutzen dieses Prinzip aus. Sie aktivieren oder inaktivieren in sehr gut definierter Weise spezifische Überträgerstoffe.

Ob sich aus diesen bereits bekannten und gut erforschten Medikamenten Pharmaka ableiten lassen, die auch das Ohrensausen positiv beeinflussen, muss noch abgewartet werden. International wird derzeit am intensivsten an den Neuroleptika gearbeitet, die einen Einfluss auf das Dopamin- und Noradrenalinsystem im Gehirn haben. Aus der Erfahrung mit Drogensüchtigen ist bekannt, dass Drogen wie LSD zu akustischen Halluzinationen, also zu Tinnitus, führen. Es ist nicht auszuschließen, dass durch weitere Erforschung der Neurotransmitter aus Substanzen wie dem LSD eines Tages eine »Tinnituspille« entwickelt werden kann.

Tiermodelle

Bei der Entwicklung von Medikamenten gegen Tinnitus sind die Forscher mit einem grundlegenden Problem konfrontiert: Es fehlt ein Tiermodell. Da sich der Tinnitus nicht reproduzierbar und nachweisbar bei einem Tier »herstellen« lässt, ist die Entwicklung von Medikamenten gegen Tinnitus sehr stark eingeschränkt. Nur indirekt gelingt es, durch Gabe sehr hoher Dosen von Acetylsalicylsäure (z. B. Aspirin) und durch Ableitung bestimmter Impulse aus der Hörschnecke (Cochleapotenziale) eine tinnitusähnliche Störung beim Tier (Ratte oder Katze) zu erzeugen. Versuche dieser Art belegten eine Wirkung des Lidocains. Daraus leitet sich die heute weit verbreitete Ansicht ab, dass Lidocain membranstabilisierend wirke.

Manche Forscher vertreten die Ansicht, dass es sich beim Tinnitus um eine ähnliche Störung handelt wie bei den Krampfleiden, das heißt um eine unkontrollierte Aktivität der Nervenzellen. Aus dieser Ansicht heraus empfehlen einige Tinnitus-Spezialisten den Einsatz von Epilepsie-Medikamenten wie Carbamazepin. Wegen der nicht unerheblichen Nebenwirkungen dieser Medikamente und der nicht ausreichenden Wirksamkeit werden sie jedoch nur selten verordnet. Ein von Jastreboff in den USA an Ratten entwickeltes Tierversuchs-Modell wurde von anderen Forschern noch nicht aufgegriffen.

Lidocaintest und experimentelle Ansätze

Aus dem Wissen um die Wirkung des Lidocains hat sich der so genannte Lidocaintest entwickelt, der zur Diagnostik des Ohrgeräusches herangezogen wird, aber auch für die Therapie eine gewisse Bedeutung hat. Der Patient erhält eine Lidocain-Kurzinfusion (über 20 Minuten), die in die Vene gegeben wird. Dabei werden kontinuierlich das EKG, der Blutdruck und die Sauerstoffsättigung des Blutes überwacht. Unter der Lidocaingabe verschwindet das Ohrgeräusch bei einem Teil der Patienten völlig; allerdings kehrt es etwa 2–5 Minuten nach Infusionsende wieder zurück. Beim akuten Tinnitus kann Lidocain die Heilungschancen verbessern. Beim chronischen Tinnitus kann das Unterdrücken, auch wenn es nur vorübergehend ist, dazu beitragen, dem Patienten ein wenig Hoffnung zu geben. Immerhin existiert mit dem Lidocain eine Substanz, die das jeweilige Ohrgeräusch beherrschen kann, und die Weiterentwicklung dieses Medikaments kann vielleicht eines Tages Hilfe bringen.

Die hochdosierte intravenöse Gabe von Lidocain kann somit zu einer kurzen Tinnituspause führen, die über die Dauer einer pharmakologischen Wirkung hinaus eine Änderung der psychischen Einstellung zum Symptom bewirken kann: Das Erleben eines vollständigen Verschwindens des Ohrgeräusches unter der Infusion ist so beeindruckend für den Patienten, dass darauf aufbauend eine geänderte psychische Einstellung zum Symptom erarbeitet werden kann. Darüber hinaus scheint es möglich zu sein, mithilfe des Tests den Ort der Tinnitusentstehung herauszufiltern. Die Tatsache, dass Lidocain, intravenös gegeben, seine Wirkung entfaltet, jedoch am Ohr direkt injiziert (über das runde Fenster im Mittelohr) nicht unbedingt gleichzeitig zu einem Verschwinden des Ohrgeräusches führt, zeigt im Einzelfall, ob das Ohrgeräusch seinen Ursprung zentral oder im Innenohr hat. Die weitere pharmakologische Forschung wird zeigen, ob sich daraus andere Medikamente entwickeln lassen, die als Tabletten gegeben werden können.

Glutamat und Antagonisten

Glutamat ist an der Signalübertragung der Nervenzellen als Botenstoff beteiligt. Bestimmte Nervenzellen halten für den Empfang von Glutamat eigene Rezeptoren bereit. Glutamat wird aus der Nahrung und aus dem Zellstoffwechsel in die Nervenzelle aufgenommen. Es kommt in kleinen Bläschen an den Nervenzellenden an und wird dort auf den Befehl der Nervenzelle hin freigesetzt. Anscheinend stellen Glutamat und die ihm zugehörigen Rezeptoren das Schlüsselsystem dar, das an der Speicherung von Gedächtnisinhalten (Lernen) beteiligt ist. An den Glutamatsynapsen findet man zwei Formen langdauernder synaptischer Plastizität (Formbarkeit) – die Langzeitpotenzierung und die Langzeitdepression der Nachbarzelle. In beiden Fällen können besondere Muster der synaptischen Aktivierung die Erregbarkeit der Nervenzelle für Stunden und länger verändern.

Durch diese Vorgänge kann ein Tinnitus entstehen, indem er als Ton oder Geräusch von bestimmten Gehirnstrukturen chemisch »gelernt« und gespeichert wird. In der Tat sind diese beiden Erscheinungsformen synaptischer Plastizität momentan die aussichtsreichsten Kandidaten, die als Mechanismen der Gedächtnisspeicherung im Gehirn in Frage kommen.

Wie könnte Glutamat gegen Tinnitus wirken? Dieser Botenstoff kann zu einer Hemmung an den Synapsen führen. Dadurch werden die Nervenzellen, die den Tinnitus produzieren, in ihrer Aktivität gehemmt.

Die Tatsache, dass es mindestens fünf verschiedene Glutamatrezeptoren an den Nervenzellen gibt, lässt die Anwendung von Glutamat als Infusion problematisch erscheinen. Zudem scheint Glutamat an der Nervenzelle nur dann gebildet zu werden, wenn es dort gebraucht wird. Im Stoffwechsel entstandenes oder mit der Nahrung aufgenommenes Glutamat scheint im Gehirn nicht wirksam zu sein. Die Komplexität des Glutamatsystems spricht dafür, dass eine Wirkung bei direkter intravenöser Gabe nicht zu erwarten ist. Dementsprechend wird in der Wissenschaft auch widersprüchlich über die Ergebnisse diskutiert. Dennoch ist Glutamat das erste Tinnitusmittel, mit dem versucht wird, einen therapeutischen Einfluss auf die chemischen Schaltkreise des Gehirns zu gewinnen. Die Arbeitsgruppen um Ehrenberger in Wien haben sich seit Jahren der Erforschung dieser Neurotransmitter und deren Gegenspieler (Antagonisten) an den Rezeptoren der korrespondierenden Nervenzellen verschrieben. Noch ist deren Arbeit nicht mit dem entscheidenden Erfolg gekrönt. Wir müssen aber heute davon ausgehen, dass ein effektives Tinnitustherapeutikum mit hoher Wahrscheinlichkeit von diesem Typ sein wird, also ein Medikament, das die chemischen Neurotransmitter im Gehirn beeinflusst. Es ist zu erwarten, dass die moderne Gehirnforschung und die Neurophysiologie Medikamente dieser Art für Tinnitus und auch für andere Krankheitsbilder entwickeln wird.

■ Tropfen und Tabletten gegen Tinnitus?

Calcium-Antagonisten

Calcium spielt bei der Erregung von Nervenzellen eine sehr große Rolle. Es ist entscheidend beteiligt an der Auslösung von Aktionspotenzialen, also jener Impulse, die die Aktivität von Nerven- oder Muskelzellen steuern. Normalerweise werden Stoffe, die das calciumverarbeitende System im Körper hemmen, so genannte Calcium-Antagonisten, bei Herzkrankheiten und Bluthochdruck eingesetzt. Einige medikamentöse Aufbereitungen entfalten aber auch eine Wirksamkeit im Gehirn.

Die Vorstellung einer Wirksamkeit beim Tinnitus beruht auf der »beruhigenden« Wirkung auf bestimmte Nervenzellen. Ein solcher Effekt ist bei manchen Tinnitus-Patienten tatsächlich festzustellen, vor allem bei hochfrequenten Ohrgeräuschen. Daher ist ein befristeter therapeutischer Versuch – unter Abwägung der Risiken aus den Nebenwirkungen – gerechtfertigt.

Wird es eine Tinnitus-Pille geben?

Das expandierende Wissen über unser Hörsystem macht bewusst, dass Ohrgeräuschen die verschiedensten Ursachen zugrunde liegen. Wegen dieser Ursachenvielfalt ist es unwahrscheinlich, dass es *ein* Medikament gegen Ohrensausen geben wird. Vielmehr müssen die Wissenschaftler versuchen, für jede individuelle Störung das geeignete Medikament zu finden. Das braucht so viel Zeit, dass für die nächsten fünf Jahre die Entwicklung eines gezielt wirksamen Medikamentes nicht abzusehen ist.

Die Behandlung
des akuten Tinnitus

Bei der Tinnitustherapie müssen das chronische und das akute Stadium unterschieden werden. Die Akuttherapie hat das Ziel, möglichst sicher die Entstehung eines chronischen Ohrgeräusches zu verhindern. Dies bedeutet, dass die Erst- und Akutbehandlung sehr verantwortungsbewusst durchgeführt werden muss.

Wenn ein Ohrgeräusch aufgetreten ist, ob spontan, durch besondere Ereignisse oder nach Lärmeinwirkung, sollten Sie zunächst einmal das Ge-

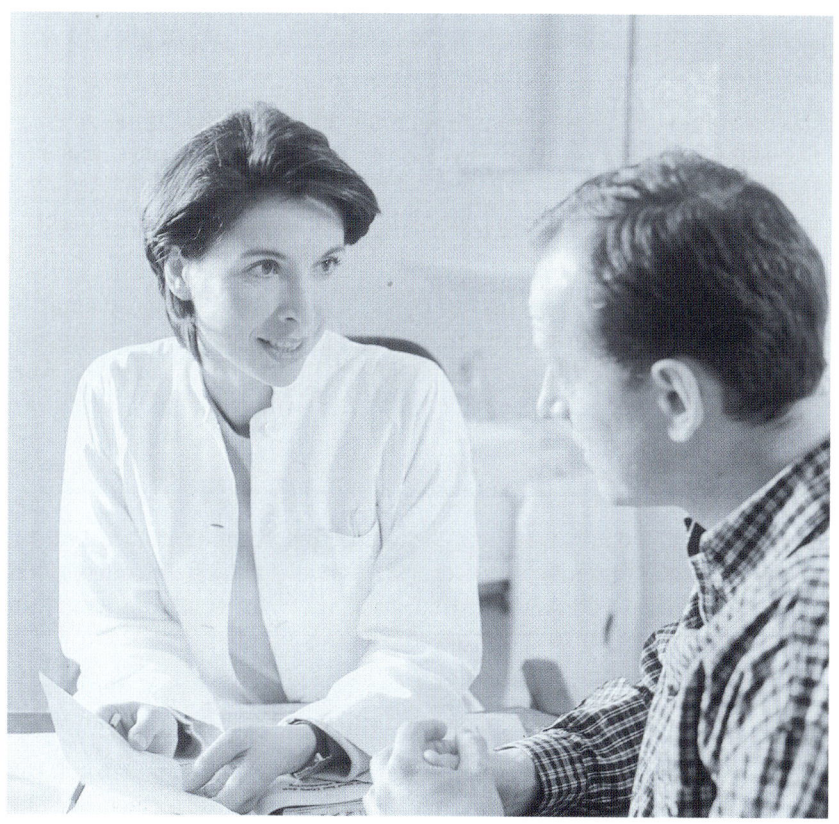

spräch mit dem HNO-Arzt als wichtigste Maßnahme suchen. Abhängig von den vermuteten Ursachen des Ohrensausens wird der Arzt die sich daraus ergebende Diagnostik und die Therapie besprechen. Schon gleich zu Beginn steht der wichtige Rat: Richten Sie Ihre Aufmerksamkeit nicht auf das Ohrgeräusch, sondern lenken Sie die akustische Wahrnehmung im Gegenteil vom neuen Signal ab! Schon dadurch kann verhindert werden, dass das Ohrgeräusch durch »Lernprozesse« im Gehirn chronisch wird.

Die richtige Beratung

Die richtige Beratung durch den Arzt kann entscheidend zur Heilung eines Ohrgeräusches beitragen. Heute ist man sich sicher, dass der Effekt, den die Beratung bei der Therapie von Ohrgeräuschen hat, mindestens gleich groß ist wie der Einsatz von Medikamenten! Deshalb gelten bei einem akuten Tinnitus bezüglich der Beratung folgende Gesichtspunkte:

1. »Entpathologisierung« des Symptoms: Verdeutlichen, dass Ohrgeräusche keine Krankheit sind und den Betroffenen nicht existenziell bedrohen können!

2. Gründliche medizinische Abklärung, um den Patienten überzeugen zu können, dass kein krankhafter Prozess hinter dem Ohrgeräusch steht. Die Diagnostik des Hörsystems gehört in die Hand der Fachleute, also der Hals-Nasen-Ohren-Ärzte! Die heute möglichen diagnostischen Verfahren verlangen einen erheblichen apparativen Aufwand, der allerdings auch von den Hals-Nasen-Ohren-Ärzten gefordert werden muss. Auch das Personal muss dementsprechend ausgebildet sein.

Wichtigster Ratschlag: Das Ohrgeräusch nicht beachten!

Zweitwichtigster Ratschlag: Äußern Sie dem Arzt gegenüber Ihre Vermutung, wie das Ohrgeräusch bzw. durch welche Umstände es entstanden ist! Nur wenn die Gedanken von Arzt und Patient übereinstimmen, kann eine gemeinsam beschlossene Therapie gelingen!

Drittwichtigster Ratschlag: Formulieren Sie Ängste und Sorgen, die Sie mit dem Ohrgeräusch verbinden, damit sich Ihr Arzt darauf einrichten kann.

3. Erklärung, weshalb und welche Medikamente eingesetzt werden. Die medizinische Diagnostik muss ein Erklärungsmodell liefern, welche

Die richtige Beratung

Störung beim Patienten zu vermuten ist (siehe Seite 65). Entsprechend muss die Auswahl des eingesetzten Medikaments dem Patienten erklärt werden!

In Krisensituationen oder bei extremem Stress nicht nur die medizinische Seite eines Ohrgeräusches, sondern auch die psychologischen Aspekte (siehe Seite 102 diskutieren. Konsequenz daraus kann sein, dass Ihnen der Arzt für eine bestimmte Zeit eine Arbeitsunfähigkeit bescheinigt oder unter Umständen auch eine kurzzeitige Anwendung eines Schlafmittels empfiehlt. In bestimmten Situationen kann sogar die Anwendung von Psychopharmaka nützlich sein – dies aber nur unter Hinzuziehung eines Facharztes für Neurologie bzw. Psychiatrie.

4. Neben der Diagnostik des Hörsystems gehört die Diagnostik und gegebenenfalls die Therapie von funktionellen Störungen der Halswirbelsäule (siehe Seite 118) zu den Maßnahmen der ersten Stunde. Ein richtig indizierter und schonend durchgeführter Handgriff an der Halswirbelsäule (Chiropraktik) und/oder eine gezielte Neuraltherapie (Injektion eines Betäubungsmittels in bestimmte Strukturen der oberen Halswirbelsäule) kann einen Halswirbelsäulen-bedingten Tinnitus im Akutstadium zum Verschwinden bringen.

In manchen Fällen kann ein Ohrgeräusch auch ein Hilferuf des Körpers sein, wenn z. B. Arbeit, Sorgen oder Stress zu viel geworden sind. Oft tritt eine Überforderung unbewusst und schleichend ein. Befragen Sie sich selbst, ob das Ohrgeräusch ein solcher Hilferuf sein kann, und befassen Sie sich deshalb einmal mit folgenden Punkten:

- Überdenken Sie Ihre momentane Lebenssituation. Spielen Stressfaktoren bei Ihnen eine Rolle? Welche genau sind es?
- Versuchen Sie, diese Stressfaktoren so weit wie möglich abzubauen.
- Besprechen Sie die Möglichkeit einer vorübergehenden Krankschreibung mit Ihrem Arzt.
- Achten Sie auf die Schlafhygiene (siehe Seite 173 ff.).
- Reduzieren Sie Ihren Termindruck.
- Schlagen Sie weder mit Alkohol noch mit der Ernährung über die Stränge!
- Vom Gefäßgift Nikotin sollten Sie Abschied nehmen.
- Suchen Sie sportliche Betätigung, dreimal in der Woche mindestens eine halbe Stunde.
- Meiden Sie die Stille: Wenn Sie absolute Stille aufsuchen, wird Ihr Ohrgeräusch immer vorhanden sein und Ihnen noch lauter erscheinen.

Die Behandlung des akuten Tinnitus

Vor allem der letzte Punkt sollte von Beginn an beachtet werden, um eine Chronifizierung des Ohrgeräusches zu verhindern. Als Maßnahmen hierzu können dienlich sein: leise Hintergrundmusik während des Tages und beim Einschlafen, Aufstellen eines tickenden Weckers am Nachttisch, Ablenken des akustischen Systems und Konzentration auf die immer vorhandenen Umweltgeräusche (Vogelzwitschern, andere Naturgeräusche), evtl. Aufstellen eines Springbrunnens im Schlafzimmer o. Ä.

Dies sind Maßnahmen, die Sie von sich aus durchführen können. Parallel hierzu ist es die Aufgabe der Medizin, die tinnitusauslösende Ursache baldmöglichst zu behandeln.

Alle Fachleute sind sich darüber einig, dass ein Ohrgeräusch möglichst rasch nach seinem Auftreten neben der Aufklärung und Beratung auch medizinisch behandelt werden muss (Tab. 1). Als Ursache für die Entstehung eines Ohrgeräusches und gleichermaßen der akuten Hörstörung (Hörsturz) wird die Durchblutungsstörung im Innenohr angenommen. Diese Durchblutungsstörung kann aufgrund empfindlicher Prozesse der Innenhaut der Blutgefäße entstehen, beispielsweise durch einen Virusinfekt, der von vielen Forschern als Möglichkeit in Betracht gezogen wird. Aber auch Prozesse, bei denen Abwehr(Immun-)vorgänge gegen körpereigene Zellen ablaufen, die so genannten Autoimmunprozesse, können möglicherweise derartige Gefäßveränderungen auslösen. Diese Vorstellung führt zu der Konsequenz, dass Cortison gegeben wird, weil es Entzündungsfolgen und Autoimmunprozesse im Körper wirksam unterdrückt.

● Tab. 1: Tinnitus: Akute Phase

Medikamentöse Möglichkeiten	Physikalische Therapie	Begleitende Maßnahmen
Cortison Gefäßerweiternde Mittel Mittel zur Verbesserung der Fließeigenschaften des Blutes Calcium-Antagonisten Lidocain	Hyperbare Sauerstofftherapie (s. Seite 76 ff.)	Beratung Stressabbau Entspannung Schlafhygiene Untersuchung/ggf. Behandlung der Halswirbelsäule und des Kiefergelenkes Akustische Ablenkung durch Tinnitus-Masker

Die Durchblutungsstörung kann jedoch auch aufgrund einer Gefäßverengung funktioneller oder anatomischer Art auftreten. Eine funktionelle Verengung der Gefäße kann möglicherweise gefördert werden durch Stress oder reflektorische Funktionsstörungen der Innenohrgefäße, über die wir noch nicht Bescheid wissen. Anatomische Engstellungen der Gefäße sind bei arteriosklerotisch veränderten (»verkalkten«) Blutgefäßen zu erwarten. Der Sauerstofftransport wird ebenfalls behindert durch Veränderungen der Fließeigenschaft des Blutes (Eindickung des Blutes), z. B. bei zu hohem Fettgehalt. Als Konsequenz führen alle diese Mechanismen zu einem Sauerstoffmangel der Nervenzellen.

Ziel sämtlicher Behandlungsmaßnahmen im akuten Zustand ist deshalb die Beseitigung dieses Sauerstoffmangels. Erreicht wird dies derzeit durch vier Behandlungsansätze:

- die Verbesserung der Fließeigenschaften des Blutes
- gefäßerweiternde Mittel
- Erhöhung der Sauerstoffkonzentration auf physikalischem Weg
- Beseitigung von Schwellungen

Betrachtet man die aktuelle wissenschaftliche Literatur über bestimmte Behandlungsformen bei Tinnitus, so sticht kein Verfahren eindeutig heraus. Noch immer wird die Therapie des akuten Tinnitus (wie auch die des Hörsturzes) uneinheitlich durchgeführt; eine Ordnung ist nicht in Sicht. Das liegt zum Teil daran, dass ein akutes Ohrgeräusch in vielen Fällen auch ohne medikamentöse Therapie verschwindet. Weil diese so genannte Spontanheilung jedoch beim einzelnen Patienten nicht vorhergesagt werden kann, wird immer eine Therapie eingeleitet. Rückblickend lässt sich dann nicht sagen, ob die Therapie dem Patienten geholfen hat oder ob auch ohne Medikamente eine Spontanheilung eingetreten wäre.

Beim chronischen Ohrgeräusch gibt es derzeit außer dem nur kurz wirkenden Lidocain keine verlässlichen Medikamente. Durch Retraining-Therapie kann ein chronisches Ohrgeräusch jedoch durch zentrale Verarbeitungsprozesse im Gehirn so weit unterdrückt und verdrängt werden, dass der Betroffene es nicht mehr wahrnimmt.

Verbesserung der Fließeigenschaften des Blutes

Verschiedene Substanzen verbessern die Fließfähigkeit des Blutes und damit den Transport der roten Blutkörperchen, die den Sauerstoff tragen. Hierzu kommen derzeit die Medikamente Hydroxyethylstärke (HES) und Polysaccharide (Dextrane) zum Einsatz; sie werden als Infusion in die Vene gegeben.

Ein großer Nachteil der Hydroxyethylstärke ist die Einlagerung ins Gewebe, die zu starkem Juckreiz noch lange nach den Infusionen führen kann. Der Nachteil der Dextrane ist die Gefahr der Allergie, auch wenn vor der Anwendung bestimmte antiallergisierende Substanzen gespritzt wurden. Aufgrund dieser Nebenwirkungen wird über die Anwendung dieser Medikamente derzeit kontrovers diskutiert; manche Wissenschaftler und Ärzte lehnen sie ab.

Gefäßerweiternde Mittel

Um Durchblutungsstörungen zu bekämpfen, wurden etliche Mittel entwickelt, die die Blutgefäße erweitern sollen. Ob diese gefäßerweiternden Mittel am Innenohr ausreichend wirken, ist bislang nicht erwiesen. Hierfür muss gewährleistet sein, dass sich die Gefäße überhaupt noch erweitern können und das Mittel am Zielort ansprechen kann.

Bei heute gängiger Infusionsbehandlung wird meist eine Kombination von gefäßerweiternden Mitteln und den Mitteln gewählt, die die Fließeigenschaft des Blutes verbessern. Beide Substanzgruppen können in einer Infusionslösung gegeben werden. Die Wirkung ist mehr und mehr in Frage gestellt.

Hyperbare Sauerstofftherapie

Unter erhöhtem Druck kann Sauerstoff auf physikalischem Weg im Blut angereichert werden. Diese Behandlungsform wird hyperbare Sauerstofftherapie genannt. Ihr Wirkungsprinzip wird klar, wenn Sie sich mit dem Sauerstofftransport im Blut vertraut machen. Sauerstoff wird im Blut hauptsächlich über die roten Blutkörperchen transportiert, an die der Sauerstoff in der Lunge mithilfe des roten Blutfarbstoffes, des Hämoglobins, angekoppelt wird. Die Blutkörperchen gelangen mit dem Blutstrom ins Gewebe; dort wird der Sauerstoff je nach Bedarf vom

Hämoglobin wieder abgekoppelt. Beim Gesunden werden durch die normale Lungenatmung alle Blutkörperchen mit Sauerstoff gesättigt, so dass unter normalen Bedingungen kein Sauerstoff zusätzlich aufgenommen werden kann. Die Sauerstoffaufnahme kann lediglich dadurch reguliert werden, dass der Körper mehr roten Blutfarbstoff und rote Blutkörperchen bildet, die dann insgesamt mehr Sauerstoff aufnehmen können. Dies tritt beispielsweise ein, wenn sich der Mensch in großen Höhen aufhält.

Physikalische Sauerstoffanreicherung

Das zweite Prinzip des Sauerstofftransportes ist die physikalische Lösung des Sauerstoffes im Blut. Ähnlich wie die Lösung der gasförmigen Kohlensäure im Mineralwasser löst sich ein kleiner Teil des Sauerstoffes auch physikalisch im Blut. Der Anteil des physikalisch gelösten Sauerstoffes ist abhängig vom Außendruck und kann unter höherem Umgebungsdruck gesteigert werden. Diesen Effekt macht man sich mithilfe einer Druckkammer zunutze. In der Kammer wird der Patient unter erhöhten Umgebungsdruck gebracht und atmet dort reinen Sauerstoff unter exakt vorgeschriebenen Bedingungen. Dadurch reichert sich Sauerstoff im Innenohr an. Tierexperimentelle Untersuchungen von Frau Lamm an der Technischen Universität München ergaben einen um 400 % erhöhten Sauerstoffanteil im Innenohr. Somit stellt die hyperbare Sauerstofftherapie (HBO, O für Oxygen [engl.] = Sauerstoff) das einzige Verfahren dar, das aufgrund physikalischer Vorgänge mit Sicherheit den Sauerstoffgehalt im Gewebe erhöht.

Die derzeitige Einstellung der Fachleute zur Behandlung akuter Innenohrstörungen wie Tinnitus und Hörsturz geht dahin, dass zunächst eine Infusionsbehandlung mit den bereits genannten Medikamenten für durchschnittlich 10 Tage durchgeführt wird. Ist damit keine oder nur eine unzureichende Verbesserung der Symptomatik zu erreichen, wird die hyperbare Sauerstofftherapie empfohlen. Der abwartende Einsatz der hyperbaren Sauerstofftherapie wird mit den hohen Kosten dieser Maßnahme begründet. Wenn wir annehmen, dass Tinnitus durch einen akuten Sauerstoffmangel des Innenohres verursacht wird, wäre allerdings der sofortige Einsatz der hyperbaren Sauerstofftherapie wünschenswert.

Die Diskussion der verschiedenen Therapiemöglichkeiten wird durch den Umstand erschwert, dass es dem Körper, wie bei anderen Krankheiten auch, gelingen kann, Funktionsstörungen des Innenohres selbst zu heilen. Dies nennt man die so genannte Spontanheilung von Hörsturz und Tinnitus, die aktuellen Studien zufolge in etwa 60 % der Fälle eintritt. Da sich im Einzelfall nicht erkennen lässt, ob das Symptom Ohrgeräusch oder auch der Hörsturz von selbst abheilen wird, muss der Arzt immer eine Soforttherapie durchführen. Er kann nicht 10 Tage ohne Therapie zuwarten, weil aufgrund der Vorstellung vom akuten Sauerstoffmangel als Krankheitsursache eine Soforttherapie notwendig ist. Die Diskussion hierüber ist derzeit noch voll im Gange. Sie läuft auf die Frage hinaus, wie viel uns die Akuttherapie der Innenohrstörungen wert ist, um sie sofort und möglichst effizient zu behandeln und um damit chronische Schwerhörigkeit und Ohrgeräusch zu verhindern. Wenn die Grundlagenforschung in der Zukunft bestätigt, dass unsere bisherigen Vorstellungen über einen Sauerstoffmangel als Ursache dieser akuten Innenohrstörungen richtig sind, wird die hyperbare Sauerstofftherapie als erste Behandlungsmaßnahme gefordert werden.

Die hyperbare Sauerstofftherapie in Deutschland

Während in anderen Ländern (z. B. USA, Japan, Russland, Italien und Frankreich) an jeder größeren Klinik eine Überdruckkammer für die hyperbare Sauerstofftherapie zur Verfügung steht, reicht die Versorgung in Deutschland, Österreich und der Schweiz noch nicht aus. Allerdings vergrößert sich in Deutschland die Zahl solcher Behandlungszentren rapide. Da die Therapie technisch und personell aufwendig ist, wurden genaue Qualitätsstandards erarbeitet. Nur die Druckkammerzentren, die diesen Qualitätsrichtlinien entsprechen, sind im Verband Deutscher Druckkammerzentren (VDD) zusammengefasst (Adressen Seite 208).

Die Mitglieder unterwerfen sich einer freiwilligen Reglementierung und Überwachung der Qualitätsstandards hinsichtlich Sicherheit, Ausbildungsstandards und Therapieanwendung. Für die Güte der Therapie spricht eine HNO-ärztliche Betreuung, zumindest eine entsprechende Schulung des für die Druckkammer verantwortlichen Arztes.

»Kleinere« Komplikationen, z. B. durch mangelhaften Druckausgleich des Mittelohres über die Ohrtrompete, bedeuten für das sensibilisierte Ohr eines Tinnitus-Patienten einen sehr ernsten Zwischenfall.

In vielen Fällen, in denen sich der Tinnitus während der Druckkammerbehandlung verschlechtert, sind Probleme im Hals-, Nasen- und Ohrenbereich während der Therapie nachzuweisen. Darum ist gerade bei der

Behandlung von Innenohrerkrankungen eine HNO-ärztliche Mitbetreuung zu fordern. Die heutigen technischen Voraussetzungen und Sicherheitsmaßnahmen sind so gut, dass nach entsprechender Beachtung der Risikofaktoren eines Patienten ernste Zwischenfälle praktisch ausgeschlossen sind.

Auch der Sauerstoffgehalt im Gewebe sollte während der Behandlung kontrolliert werden. Diese Messung ermöglicht die Kontrolle der Sauerstoffkonzentration im Blut, also die eigentliche Therapie. Bei unzureichender Dichtigkeit der Atemmaske ist die Möglichkeit einer ungenügenden Sauerstoffatmung gegeben. Wird ein solcher Sachverhalt nicht erkannt, weil auf die Messung der Sauerstoffkonzentration verzichtet wurde, war die therapeutische Sitzung umsonst. Darüber hinaus kann

Das erwartet Sie in der Druckkammer

Vor der Behandlung in einer Druckkammer werden Herz, Kreislauf und Lungen gründlich untersucht. Nur ansonsten Gesunde dürfen in der Druckkammer behandelt werden.

Die Druckkammer besteht aus einer großen Stahlkabine, in dem die Patienten wie im Flugzeug nebeneinander sitzen können. In dieser Kabine wird langsam der Luftdruck erhöht; die Patienten atmen in regelmäßigen Abständen über eine Maske reinen Sauerstoff, ansonsten »normale« Atemluft. Druckerhöhung und Sauerstoffatmung führen gemeinsam zum therapeutischen Effekt, der Erhöhung des Sauerstoffgehaltes im Gewebe. Dies kann bei anderen Sauerstofftherapien (Atmen mit reinem Sauerstoff unter Normalbedingungen, »Blutwäsche« mit Sauerstoff, Sauerstoff-Mehrschritt-Therapie nach v. Ardenne) nicht erreicht werden.

Während der Therapie kann der Patient bequem sitzen und hat außer den Sauerstoffanwendungen über das Atmen mittels einer Sauerstoffmaske nichts weiter zu tun. Sprech- und Sichtverbindung nach außen sorgen dafür, dass jederzeit mit dem Arzt kommuniziert werden kann. Blutdruck und Herztätigkeit werden laufend überwacht.

Über eine so genannte Schleuse, über die jede Druckkammer verfügen muss, kann der Patient jederzeit und ohne Störung der mitbehandelten Patienten die Kammer innerhalb einer Minute wieder verlassen.

Die Behandlungseinheit dauert 90–120 Minuten. In der Regel werden 10 solche Sitzungen hintereinander durchgeführt.

Die Behandlung des akuten Tinnitus

durch die Sauerstoffmessung eine Übersättigung und damit die Gefahr einer Sauerstoffvergiftung vermieden werden. Leider scheuen manche Zentren die hohen finanziellen Ausgaben für diese im Prinzip notwendige Sauerstoffmessung.

Ernährung während der Druckkammerbehandlung

Das vermehrte Angebot von Sauerstoff im Gewebe muss vom Körper verarbeitet werden. Hierzu benötigt der Körper vermehrt die Vitamine A, C und E, die mit vitaminreicher Nahrung zugeführt werden können:

Vitamin E: Butter, Eigelb, Milch und Milchprodukte
Vitamin A: Milch, Butter, Käse, Karotten, Tomaten, Grüngemüse
Vitamin C: Kartoffeln, Paprika, Zitrusfrüchte, Grüngemüse.

Auch Spurenelemente, v. a. Selen, werden vermehrt benötigt. Vitamine und Spurenelemente können während der Behandlungsphase auch durch Kombinationspräparate ergänzt werden. Selen darf allerdings nicht zusammen mit Vitamin C eingenommen werden, da beide Stoffe nicht gleichzeitig vom Körper aufgenommen werden können.

Die Kosten

Da die hyperbare Sauerstofftherapie in Deutschland eine noch nicht anerkannte kassenärztliche Behandlungsmethode ist, sind die Krankenkassen nicht verpflichtet, die Behandlungskosten zu übernehmen. Von den privaten Krankenkassen werden die Kosten auf Antrag des Hals-Nasen-Ohren-Arztes übernommen.

Akuter Tinnitus bei Wolfgang

Wolfgang Z. wachte frühmorgens mit einem Rauschen im rechten Ohr auf. Kurz fühlte er sich auch schwindlig. Das Rauschen war mit verzerrtem Hören verbunden, so als kämen alle Geräusche von viel weiter weg. Sein Telefon diente ihm für einen kleinen Hörtest: Er achtete auf den Rufton und stellte fest, dass er am rauschenden Ohr deutlich weniger hörte. Da er über den Hörsturz schon einiges wusste, wandte er sich sofort an einen HNO-Arzt, der ihn noch am gleichen Tag und an den darauf folgenden 10 Tagen mit Infusionen behandelte. Darunter verbesserte sich das Hörvermögen, aber das Geräusch, inzwischen zum Piepston verändert, blieb in unverminderter Lautstärke bestehen.

Hyperbare Sauerstofftherapie

Nun wurde ihm eine Therapie in der Sauerstoffdruckkammer empfohlen. Die zuständige Krankenkasse gab grünes Licht für die Kostenübernahme. Daraufhin wurde die Therapie an einem Druckkammerzentrum begonnen. Am Anfang spürte Herr Z. bei der Druckerhöhung leichte Schmerzen im Ohr. Vorübergehend wurde sogar das Ohrgeräusch mit den Schmerzen etwas lauter. Da diese Probleme mit dem Druckausgleich auch beim zweiten Mal auftraten, nahm der zuständige HNO-Arzt einen kleinen Trommelfellschnitt (Parazentese) vor, danach vertrug Herr Z. Druckerhöhung und -ausgleich gut.

Nach weiteren vier Behandlungen war das Ohrgeräusch nach der Druckkammerbehandlung und in der Nacht völlig verschwunden, auch das Hörvermögen hatte sich weiterhin verbessert. Am Ende der 10 Behandlungen war das Ohrgeräusch ganz leise und verschwand schließlich in der Woche nach Abschluss der Therapie völlig. Auch das Loch im Trommelfell war zu diesem Zeitpunkt abgeheilt.

Kommentar: Wenn bei einem akuten Hörsturz oder Tinnitus eine vollständige Besserung durch die Infusionsbehandlung ausbleibt, bietet die hyperbare Sauerstofftherapie noch eine große Chance, das Krankheitsbild zu heilen. Die bisherigen Ergebnisse zeigen, dass mit einer Wahrscheinlichkeit von weiteren 60 % der Erfolg eintreten wird.

Die Behandlung des chronischen Tinnitus

Wenn ein Ohrgeräusch durch die Akutbehandlung nicht beseitigt werden konnte, stellt sich bei Arzt und Patient die Frage: »Was nun?« Müssen Sie damit leben?

Brinkmann (HNO-Arzt und Tinnitusspezialist in Oelde) prägte für diese Zeit zwischen Abschluss der Akutbehandlung und dem Erkennen, dass es sich um ein chronisches Ohrgeräusch handelt, den Begriff des subakuten Tinnitus. Die Einstellung und das Verhalten von Arzt und Patient zueinander und zum Krankheitsbild ändern sich nun: Der Arzt verlässt die Rolle des autoritären Führungsstils (so er sie innehatte) zugunsten einer partnerschaftlichen Handlungsweise mit dem Patienten. Der Patient verlässt die Rolle des Passiven und öffnet sich dem Arzt zu einer Besprechung der durch das Ohrgeräusch ausgelösten psychologischen und sozialen Probleme. Idealerweise mündet diese Phase also nicht in Konfrontation zwischen Arzt und Patient, weil die Heilung nicht eintritt, sondern in ein partnerschaftliches Team.

Das erste halbe Jahr

Zeitlich gesehen erstreckt sich diese Phase bis etwa ein halbes Jahr nach Auftreten des Ohrgeräusches. Sie bedeutet keineswegs Nichtstun; die bisherigen therapeutischen und diagnostischen Schritte müssen überdacht werden. Weniger nahe liegende Ursachen eines Tinnitus müssen nun genauer in Betracht gezogen und geklärt werden; dazu gehören Veränderungen an den Kiefergelenken oder der Halswirbelsäule, die orthopädisch bzw. manualtherapeutisch untersucht werden sollten. In dieser Phase sind also auch Fachleute anderer medizinischer Disziplinen zu Rate zu ziehen (siehe die folgende Grafik). Stoffwechselkrankheiten wie Diabetes mellitus und Fettstoffwechselstörungen werden häufig aufgedeckt. In diesen Fällen sind die Analyse der Lebensführung und die Beratung hinsichtlich Ernährung und sportlicher Tätigkeit diejenigen Maßnahmen, die der Patient aktiv in den Mittelpunkt stellen kann.

Der »Tinnitusbaum«

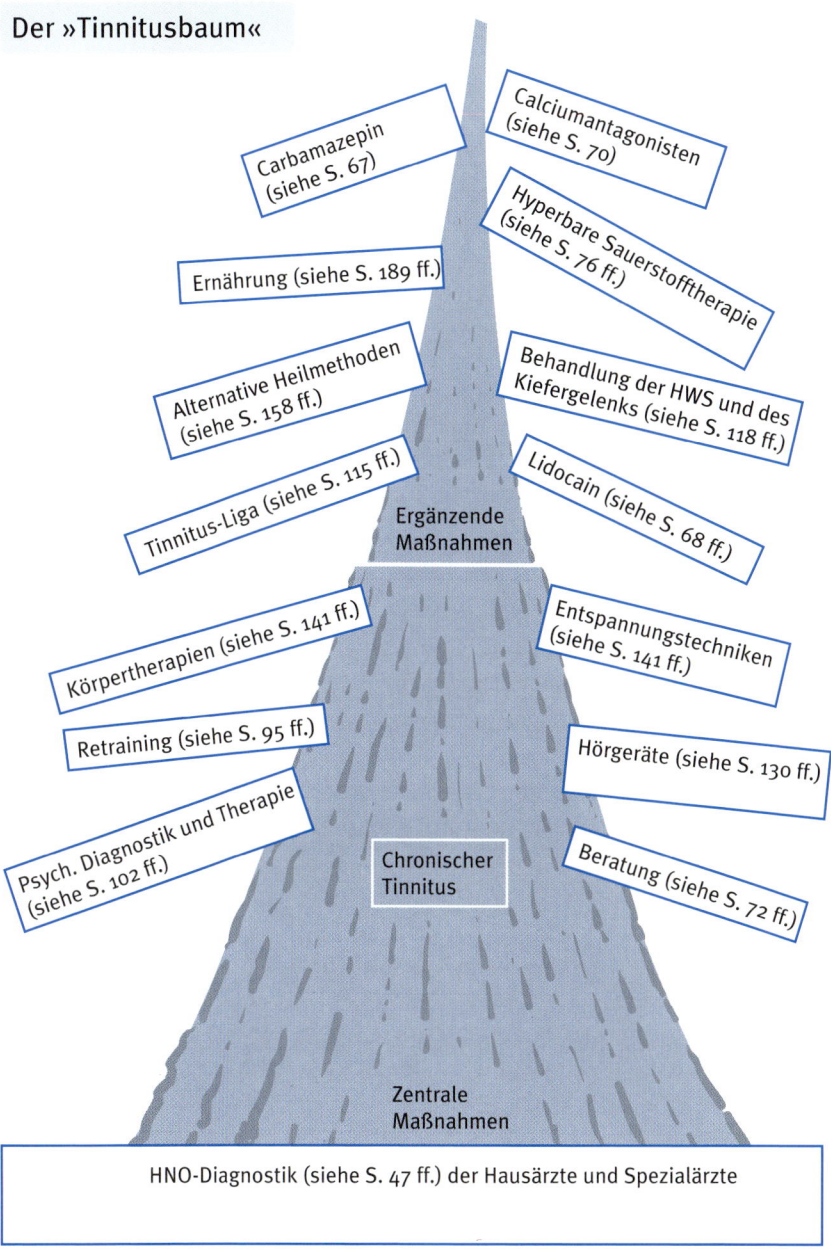

»Der Tinnitusbaum«. Basistherapien können individuell durch verschiedene Verfahren ergänzt werden.

■ Die Behandlung des chronischen Tinnitus

An Medikamenten sind in dieser Phase noch möglich:

- Lidocain (siehe Seite 68 f.)
- Calciumantagonisten (siehe Seite 70)
- Glutamat (siehe Seite 68)

Sofern während der Akutphase noch nicht versucht, wird durch hyperbare Sauerstofftherapie gerade in dieser Phase häufig eine Heilung erzielt. Wenn ein Arzt über Kenntnisse und gute Erfahrungen mit bestimmten Naturheilverfahren und »alternativen Heilmethoden« verfügt, können diese jetzt in die Therapie mit eingebracht werden (siehe Seite 158 ff.).

Ziel solcher Behandlungen kann nicht sein, den Tinnitus zu beseitigen; dies wird nicht gelingen. Vielmehr zielen sie darauf ab, die »Selbstheilungskräfte« des Körpers zu stärken. Dies trägt wesentlich zur Gewöhnung an ein Ohrgeräusch bei.

Das zweite halbe Jahr

Nach einem halben Jahr treten die medikamentösen Therapieversuche in den Hintergrund. Die Wahrscheinlichkeit, dass mit den heute zur Verfügung stehenden Medikamenten jetzt noch eine Heilung erreicht wird, ist äußerst gering. Das Risiko von Nebenwirkungen sollte deshalb nur eingegangen werden, wenn der Patient ausdrücklich noch weitere Therapieversuche wagen möchte. Der Arzt sollte deshalb folgende konkrete Fragen stellen:

- Wie sehr stört Sie der Tinnitus?
- Wie können Sie damit leben?

Ungeachtet dessen, dass der Patient natürlich das Ohrgeräusch loswerden möchte, muss er sich fragen, welche Bedeutung das Ohrgeräusch in seinem Leben erlangt hat, und vor allem, ob und in welcher Weise das Ohrgeräusch sein soziales Leben, sein Lebensglück und seine Lebensaufgaben beeinträchtigt. In sehr vielen Fällen wird diese Frage im Sinne des Erträglichen beantwortet werden. Viele verdrängen ihren Tinnitus so weit, dass er sie nicht mehr stört. Dann sollte von weiteren medikamentösen Therapieversuchen abgesehen werden. Der Patient kann dann im Vertrauen darauf entlassen werden, dass der Arzt als Partner sich über die wissenschaftlichen Neuentwicklungen auf dem Laufenden hält und der Patient sich zu einem späteren Zeitpunkt zur Beratung erneut einfindet.

Leidet der Patient jedoch so sehr unter dem Tinnitus, dass die Lebensqualität negativ beeinflusst wird, so muss die Partnerschaft zwischen Arzt und Patient weitergeführt werden, um diese negativen Einflüsse aufzudecken und zu bewältigen. Im Prinzip erstreckt sich das Handeln beider auf folgende Bereiche: Psychologie, Lebensführung, Sport, Ernährung, Schlafhygiene, Entspannungstherapien (besonders zur Stressbewältigung). Je nach Erfahrung des Arztes und den örtlichen Gegebenheiten müssen zu diesen Punkten unter Umständen Spezialisten beratend hinzugezogen werden. Kompetenz und nach Möglichkeit wirtschaftliche Tragfähigkeit durch das Kassenarztsystem sollten die Auswahlkriterien bezüglich der Auswahl dieser Spezialisten sein. Der Patient wird jedoch nicht »weitergereicht«, sondern der betreuende Arzt bleibt Coach des Patienten, er bespricht mit ihm die Fortschritte in der Tinnitusbewältigung und die Rückeroberung eines positiven Lebensgefühls trotz Tinnitus.

Wie hoch ist die Beeinträchtigung?

Diese Überlegungen haben zu einer Einteilung geführt, die den Grad der Belastung eines Patienten durch das Ohrgeräusch kennzeichnen sollen. Eine solche Einteilung ist sinnvoll, weil sich daraus die Art und die Intensität der therapeutischen Bemühungen ableiten lassen.

Grad 1: Das Ohrgeräusch ist sehr leise. Es wird nur bei Konzentration darauf und in sehr stiller Umgebung wahrgenommen und stört nicht.

Grad 2: Das Ohrgeräusch stört in Ruhe (z. B. vor dem Einschlafen). Es fällt auf bei Stress, Sorgen und vermehrten privaten und beruflichen Problemen. Im Allgemeinen kommt der Betroffene gut damit zurecht, eine Besserung wäre jedoch erwünscht.

Grad 3: Das Ohrgeräusch stört ständig und wird als beeinträchtigender Faktor im beruflichen und privaten Lebensbereich empfunden. Es ist kein unbeschwertes Leben mehr möglich.

Grad 4: Der Patient fühlt sich dem Ohrgeräusch völlig ausgeliefert. Er ist arbeitsunfähig. An ein unbeschwertes Privatleben ist nicht zu denken. Es treten Panikattacken und massive Depressionen auf. Die bisherige Lebensführung beizubehalten ist unmöglich.

Auch wenn es dem Patienten gelingt, mit seinem Ohrgeräusch zu leben, auch positiv zu leben, so wird der Wunsch nach Stille niemals aufhören. Koller, der derzeitige Leiter der Tinnitus-Selbsthilfeorganisation in Graz, hat dies sinngemäß wie folgt ausgedrückt: »Trotz der vielen schönen und gut gemeinten Worte um die Tinnitusbewältigung ist es das brennende Ziel eines jeden Patienten, das lästige und oft quälende Ohrgeräusch loszuwerden.« Dieses Verlangen der Patienten wird alle Wissenschaftler und Tinnitusexperten weiter anspornen, dieses Problem eines Tages zu lösen.

Die psychologische Beratung

Eine Umfrage bei englischen Tinnitus-Patienten ergab in 70 % der Fälle ein psychisches Trauma am Beginn des Ohrgeräusches. Sollte doch psychischer Stress ein Faktor zur Entstehung eines Tinnitus sein? Diese auffallende Häufigkeit muss jedenfalls dazu führen, dass Arzt und Patient die momentane Situation bei der Tinnitusentstehung und auch im chronischen Fall hinterfragen und möglichst rasch einen Weg zum Abbau psychischer Belastungen finden.

> **Ein Tinnitus bei Überforderung**
>
> Frau H. hatte in den letzten Jahren unter Aufopferung ihrer eigenen Interessen die kranke Schwiegermutter gepflegt. Das belastete die Beziehung zu ihrem Mann; die beiden entfremdeten sich. Während die Frau ihren Mann wegen seiner beruflichen Belastung weitgehend von den familiären Schwierigkeiten freihielt, ging der Mann wie gewohnt seinen Hobbys und Interessen nach. Diese konfliktträchtige Lage hielt sich dennoch in einem relativen Gleichgewicht.
>
> Nach dem Tod der Schwiegermutter trat jedoch eine völlig neue Situation ein. Sichtlich entkräftet und emotional vereinsamt fiel die Patientin in eine depressive Verstimmung, ein Tinnitus trat auf. Sie nahm durchblutungsfördernde Medikamente, deren Wirkung jedoch zu wünschen übrig ließ.
>
> Erst nachdem die belastende private Situation aufgedeckt und besprochen worden war, besserte sich das Symptom und verschwand schließlich ganz. Der Therapeut hatte die Situation analysiert und daraus neue und positive Perspektiven für ein Aufleben der Partnerschaft entwickelt, die von beiden Partnern tatsächlich auch umgesetzt werden konnten, da sie sich beide einen neuen Anfang wünschten. Obwohl der Tod eines nahen und lieben Angehörigen zur Trauer geführt hatte, sahen und ergriffen sie die sich bietende Chance zum Wiederaufleben der Partnerschaft.

Solche Beispiele zeigen, dass mit dem Ohrgeräusch nicht nur organische, ausschließlich das Ohr betreffende Mechanismen im Spiel sind. Eine

Die psychologische Beratung

Fehlsteuerung des zentralen Hörsystems kann durchaus auch durch eine außerordentliche psychische Belastung hervorgerufen werden.

Ohrgeräusche sind unabhängig von ihrer Entstehungsursache prinzipiell von Beginn an auch ein psychologisches Problem. Die Tatsache, dass etwas eingetreten ist, das möglicherweise das Leben verändern wird, muss erst einmal akzeptiert werden. Treffend spricht man in der Fachsprache auch von einem komplexen Tinnitus, wenn nicht nur ein Summen im Ohr besteht, sondern mit dem Ohrgeräusch auch Veränderungen im Gefühlsleben, Denken und Handeln eintreten.

Während am Anfang des Leidens die medizinische Therapie den größten Stellenwert hat, tritt diese Behandlung mit der Zeit zugunsten der psychologischen Betreuung und Beratung in den Hintergrund (siehe unten stehende Zeichnung, in Anlehnung an Greimel, Landeskrankenhaus Salzburg, eine bedeutende Tinnitusexpertin auf dem Gebiet der psychologischen Behandlung). Diese Zusammenhänge bestehen jedoch nicht nur beim Tinnitus, sondern im Prinzip bei jeder Krankheit: Neben der orga-

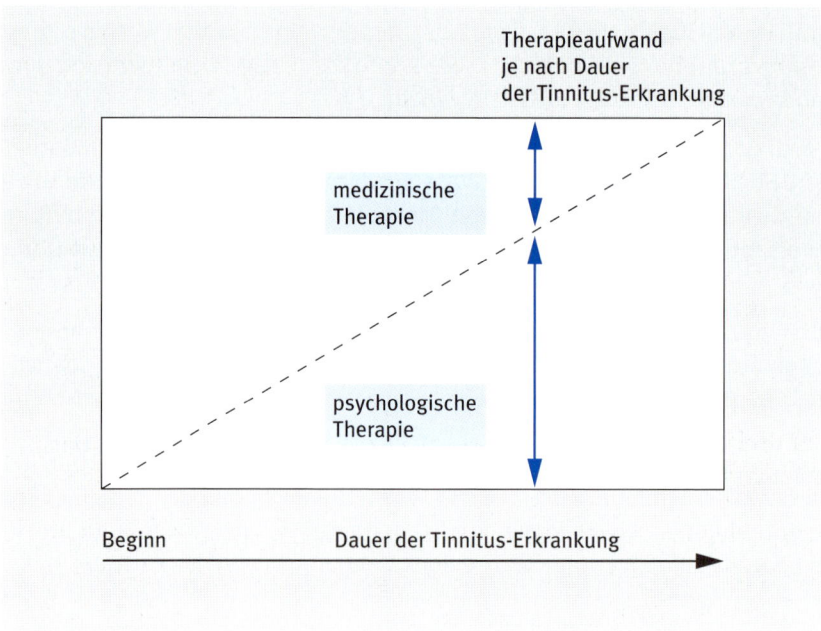

Verhältnis zwischen medizinischer und psychologischer Therapie im Behandlungsverlauf des Tinnitus.

nischen Ebene, das heißt dem eigentlichen Krankheitsbild, ist immer die psychische Ebene mitbetroffen, auf der das Krankheitsbild mit seinen Konsequenzen verarbeitet wird. Da jede Krankheit Folgen für das gewohnte Leben, möglicherweise auch Einschnitte und Verzicht mit sich bringt, muss der Patient diese Veränderungen erst einmal akzeptieren. So kommt dem behandelnden Arzt schon von der ersten Minute an die Verantwortung zu, nicht nur das Ohrgeräusch medizinisch zu behandeln, sondern den Patienten auch psychologisch zu beraten.

Die zentralen Fragen für den Patienten lauten:

- Hat das Ohrgeräusch gesundheitliche Folgen?
- Was bedeutet es für mich?
- Was ist dagegen zu unternehmen?

Hat das Ohrgeräusch gesundheitliche Folgen?

Diese Frage muss durch den Hals-Nasen-Ohren-Arzt bzw. durch den Hausarzt mit Sicherheit geklärt worden sein, bevor ein psychologisches Gespräch beginnt. Der Patient muss sich gewiss sein, dass alle organischen Ursachen eines Ohrgeräusches ausgeschlossen sind. Erst dann kann er sich zielgerichtet mit seelischen Problemen auseinander setzen.

Was bedeutet das Ohrgeräusch für mich?

Die Antwort auf die Frage »Was bedeutet das für mich?« hängt sehr vom zeitlichen Verlauf des Ohrgeräusches ab. In der *Akutphase* muss der Patient darüber aufgeklärt werden, dass nicht nur aussichtsreiche Behandlungsmöglichkeiten bestehen, sondern dass auch behandelt werden muss, und das mit aller Konsequenz, um ein *chronisches* Ohrgeräusch zu verhindern. Ist der schulmedizinisch betonte Teil der Akutphase (die ersten drei bis vier Monate) vorbei, rückt die Frage »Was bedeutet das für mich?« in den Mittelpunkt. In dieser subakuten Phase (nach Brinkmann) ist der Patient (und auch der Arzt) sehr verunsichert. Die medizinischen Maßnahmen sind ausgeschöpft, die Frage der Bedeutung des Tinnitus für den Menschen und seine individuelle Lebensweise wird bedeutungsvoller. Konkret wird der eine das Ohrgeräusch wegstecken und sein Leben in gewohnter Weise weiterführen können, ohne dass er den Tinnitus beachtet. Der andere aber wird eine starke Einschränkung seiner Lebensqualität spüren: er wird zum Patienten, zum Leidenden. Wichtig wird

■ Die psychologische Beratung ■

jetzt die Frage nach Störungen, die durch das Ohrgeräusch ausgelöst werden: Schlafstörungen, Stress durch Tinnitus, Konzentrationsprobleme, Angst, Partnerschaftsprobleme. Daher wird in der subakuten Phase die psychologische Beratung, evtl. auch Therapie, notwendig.

Was kann die Medizin tun? – Was kann ich tun?

Diese dritte Frage zeigt das Spannungsfeld, in dem sich der Patient befindet: Bleibt nach der medizinisch orientierten Akutphase das Ohrgeräusch immer noch bestehen, begreift der Patient, dass er möglicherweise allein mit dem Ohrgeräusch zurechtkommen muss. In der positiven Unterstützung und der Antwort auf die Frage »Was kann ich tun?« liegt die eigentliche Aufgabe des betreuenden Arztes; er wird vom Therapeuten zum Berater und Informanten. Selbstverantwortung und Eigeninitiative des Patienten müssen jetzt gestützt werden, denn mit dem stärker werdenden Verlangen nach Heilung durch andere schwindet die Motivation zum jetzt so wichtigen Bewältigen des Tinnituskomplexes. Falls den Patienten die folgenden Ängste und Probleme bewegen, sollte er sich nicht scheuen, sie mit dem Arzt zu besprechen:

Kann es sein, dass

- der Tinnitus schlimmer wird?
- der Tinnitus für immer so bleiben wird?
- es sich beim Tinnitus um eine körperliche Krankheit handelt?
- es für den Tinnitus keine Behandlung gibt?
- der Tinnitus zu Schlafstörungen führen wird?
- der Tinnitus zu einer Schwerhörigkeit führen wird?
- ein Leben mit dem Tinnitus nicht mehr möglich ist?
- der Tinnitus durch einen Tumor verursacht wird?
- der Tinnitus Vorläufer von Schlaganfällen ist?
- die Fähigkeit zum normalen Leben beeinträchtigt ist?
- das Familienleben und das soziale Leben unter dem Ohrgeräusch leiden werden?

Diese Fragen sollen auf unbewusste Ängste und Sorgen aufmerksam machen. Sprechen Sie sie dem Arzt gegenüber auch tatsächlich aus, so ist ein Weg zur gemeinsamen Bewältigung des Ohrensausens offen. Führt der Tinnitus zu komplexen psychosomatischen Beschwerden, so ist es äußerst ratsam und hilfreich, die psychologische Fachdisziplin hinzuzu-

Was kann die Medizin tun? – Was kann ich tun?

ziehen. Die Psychologie verfügt über eine Reihe von Diagnosemöglichkeiten, um den inneren Zustand und die seelische Belastung durch das Ohrgeräusch zu messen. In diese wissenschaftliche Diagnostik sollen jedoch auch Ihre eigenen Vorstellungen über Entstehung und Therapie des Ohrgeräusches mit einfließen. Ihre eigene Meinung über die Entstehung, den Verlauf und die Behandlung des Leidens muss hinsichtlich des besseren Verständnisses für die psychologische Behandlung berücksichtigt werden. Aus diesen Informationen und Gedanken des Patienten lassen sich häufig direkt Ansatzpunkte für eine gezielte Behandlung und Unterstützung finden. Die vom Patienten selbst erarbeiteten und erkannten Gesichtspunkte (Fachsprache: »Krankheitsmodelle«) sind von hohem Motivationswert für die Therapie. Sie führen zu einem individuellen psychotherapeutischen Behandlungsplan.

Ferner ist auch Ihre eigene Einschätzung des Krankheitsbildes, eine Einordnung wichtig. Erkennen Sie, dass es z. B. Krebspatienten weit schlimmer geht, dann gelangen Sie zu einer viel positiveren Einstellung.

Nicht mehr als ein Tinnitus ...

Bei Detlef G. trat im Alter von 26 Jahren ein Tinnitus als Folge einer Hirnhautentzündung (Meningitis) auf. Aus völliger Gesundheit heraus bekam er zunächst einen Infekt der oberen Luftwege. Plötzlich kamen rasende Kopfschmerzen hinzu, er wurde bewusstlos und musste per Notarzt auf die Intensivstation eingewiesen werden. Es folgten bange Tage, bis Detlef schließlich aus dem Koma erwachte. Rasch zeigte sich, dass er aufgrund der Meningitis auf dem rechten Ohr ertaubt war und an einem außerordentlich lauten Ohrgeräusch von 70 dB litt. Trotz dieses Handicaps beklagte Detlef sich nicht. Froh, nach dieser lebensgefährlichen Krankheit wieder seiner Familie und seinem Beruf zur Verfügung zu stehen und in Erinnerung des Leidens, das er auf der Intensivstation erlebt und gesehen hatte, war er zufrieden und akzeptierte seine Situation.

Die psychologische Diagnostik wird grundsätzlich unterscheiden, ob es sich, wie in den meisten Fällen, nur um ein Problem der Tinnitus-Bewältigung handelt oder ob tatsächlich eine psychische Störung vorliegt.

Vom Ursprung her handelt es sich beim chronischen Ohrgeräusch nicht um eine psychische Störung!

Die psychologische Beratung

Während die Behandlung echter psychischer Störungen den Beginn einer komplexen Psychotherapie bedeutet, beinhaltet die Aufgabe der Tinnitus-Bewältigung hauptsächlich beratende Funktionen. Aus der mit dem Patienten erarbeiteten Diagnose über den seelischen Zustand ergeben sich individuelle Ratschläge, damit der Patient trotz des Ohrgeräusches sein Leben möglichst ohne Einschränkungen fortsetzen kann. Scheuen Sie sich nicht, eine solche Beratung in Anspruch zu nehmen! In Abhängigkeit von der Persönlichkeit des Patienten kann der Psychologe aus der Vielfalt der angebotenen und auf Seite 141 ff. vorgestellten Entspannungstherapien die individuell geeigneten herausfiltern, wobei Rücksicht auf das Angebot am Wohnort des Patienten genommen werden muss. Der Psychologe muss erarbeiten, ob und wie Verarbeitung, Lernverhalten, Kommunikation oder emotionale Empfindungen gefördert werden können. Mit dem Psychologen gemeinsam kann der Patient herausfinden, auf welche positiven Quellen er zurückgreifen kann (Hobbys, positive Neigungen), die die Tinnitusbewältigung unterstützen können.

Schließlich verfügt die Psychologie über verschiedene therapeutische Verfahren, die bei Tinnitus-Patienten das gemeinsame Ziel haben: die Krankheitsbewältigung, das Leben mit dem Tinnitus.

Ein konstruktiver Umgang mit dem Tinnitus kann über die emotional-gedankliche Welt erreicht werden. Sprechen Sie die mit dem Tinnitus verknüpften Probleme an und arbeiten Sie diese Fragen durch, versuchen Sie eine neue und positive Bewertung (z. B.: »Mein Tinnitus warnt mich vor Stress, wenn er lauter wird«). Ein anderer wichtiger Therapieansatz beinhaltet verhaltenstherapeutische Methoden, durch die der Umgang mit störenden und tinnitusverstärkenden Faktoren und Begleitumständen erlernt wird und positive Gedanken gestärkt werden.

Daraus ergeben sich zahlreiche Möglichkeiten, das Ohrgeräusch aus der gedanklichen und der Gefühlswelt herauszudrängen. Die Auswahl der einzelnen Verfahren ist abhängig von der Erfahrung des Therapeuten mit Tinnitus-Patienten, der psychologischen Struktur des Patienten (ob eher gefühlsbetont oder kognitiv-sachlich), aber vor allem auch von der persönlichen Zuneigung der beiden Partner Therapeut und Patient und vom gegenseitigen Vertrauen.

Die wissenschaftlichen Grundlagen und Forschungen auf dem Gebiet der psychologischen Behandlung von Tinnitus-Patienten sind noch relativ jung. Die Fachliteratur hierüber ist noch spärlich.

Wo Sie einen geeigneten Therapeuten finden

Meistens kennt der in der Tinnitustherapie erfahrene Arzt geeignete Partner für eine psychologische Beratung und Behandlung. Im Konzept der Retraining-Therapie besteht oft eine HNO-ärztlich-/psychologische Kooperation. Patient und Therapeut passen nicht immer ideal zusammen. In diesem Fall ist die Suche nach einem anderen Therapeuten sinnvoll und empfehlenswert. Bei der Suche nach einem in der psychologischen Tinnitus-Behandlung erfahrenen Therapeuten kann auch die jeweilige Tinnitus-Selbsthilfeorganisation behilflich sein (s. u.).

> **Wenn Enttäuschungen überhand nehmen ...**

Thomas K. hielt seine Ehe für glücklich. Leider war bei ihm und seiner Frau der Wunsch nach einem Kind nicht in Erfüllung gegangen, und so waren sie beide berufstätig. Unter großem Aufwand verwirklichten sie sich den Traum eines Eigenheimes, aber bereits während der Bauphase traten partnerschaftliche Spannungen auf. Innerhalb kurzer Zeit kam es zu einer Lebenskrise, und die Partnerschaft scheiterte, als die Ehefrau einen anderen Mann kennen lernte.

Da die Ehe kinderlos geblieben war, schien die Trennung zunächst einfach. Jedoch stellte sich bald heraus, dass die wirtschaftlichen Ansprüche und die Schulden eine »friedliche« Auseinandersetzung nicht ermöglichten. In dieser Krise kamen bei Thomas K. berufliche Probleme hinzu. Er war kaum noch belastbar, bekam Ärger mit seinen Kollegen und fühlte sich nicht mehr fähig, seine Lebensaufgaben zu lösen.

In dieser Problematik festgefahren, bekam er einen Tinnitus, zunächst mit einer Tieftonstörung. Eine sofortige Infusionsbehandlung und medikamentöse Therapien ergaben zwar eine Verbesserung des Hörens, jedoch nicht des Ohrgeräusches. Da wurde ihm zur Inanspruchnahme eines Mediators geraten, der die Ehescheidung auf sachlichem Niveau und unter Schonung der finanziellen Mittel objektiv und wirtschaftlich sauber durchzog. Nachdem dieses Problem vom Tisch war, ging es Thomas K. deutlich besser. Zwar belastete ihn die Trennung noch sehr; er konnte jedoch losgelöst von den Scheidungsauseinandersetzungen wieder beruflich Fuß fassen, und seine Lebenskräfte kamen zurück. In dieser Phase spürte er auch ganz deutlich, wie sein Tinnitus leiser wurde und bald nur noch bei genauem Hinhören wahrnehmbar war.

Die psychologische Beratung

Die zweite große Hilfe für Thomas war eine psychologische Beratung. Er lernte dabei, die gekränkte Gefühlswelt zu beherrschen und sich wieder in einer geordneten Gedankenwelt zurechtzufinden.

Kommentar: Entscheidend für Thomas war die Beratung durch einen so genannten Mediator. In der Regel handelt es sich dabei um in Scheidungsfällen erfahrene Juristen, z. B. Familienrichter, die aufgrund ihrer beruflichen Erfahrung den Eheleuten die finanziellen, aber auch die persönlichen Probleme einer Scheidung sachlich darlegen können und somit Streit und das Bemühen weiterer Anwälte und die damit erheblichen Kosten verhindern können. Leider gibt es in Deutschland bislang erst wenige Mediatoren. Auskunft erteilt:

Ernst Gailer
Schmidhamerstr. 3
83365 Nußdorf

Extra: Retraining-Therapie

Tinnitus-Retraining-Therapie

In den letzten Jahren hat sich in der Therapie des chronischen Tinnitus ein entscheidender Wandel vollzogen. Statt der bisherigen vergeblichen Suche nach einer medizinischen Hilfe durch Tabletten oder Infusionen wurde erkannt, dass die bei der Hörwahrnehmung und im Gehirn ablaufenden Prozesse für eine Gewöhnung (Habituation) an das störende Ohrensausen ausgenutzt werden können. Dadurch kann das Ohrgeräusch aus der Wahrnehmung verschwinden. Es ist das Verdienst der Tinnitus-Forscher Pavel Jastreboff (USA) und Jonathan Hazell (England), diesen Behandlungsansatz wissenschaftlich untermauert und Anfang der neunziger Jahre ein schlüssiges Konzept erarbeitet zu haben.

Besonderheiten in Deutschland

Für den deutschsprachigen Raum waren damit die wissenschaftlichen Grundlagen bekannt. Wegen der internationalen Unterschiede in den Gesundheitssystemen war jedoch eine Anpassung des Konzepts notwendig; sie ist bis heute noch nicht abgeschlossen. Im Wesentlichen bezieht sie sich auf die unterschiedlichen Berufsgruppen, die in die Therapie einbezogen sind. In England und den USA tragen die so genannten Audiologen einen großen Anteil an der Retraining-Therapie. Diese Berufsgruppe fehlt im deutschsprachigen Raum fast völlig. Eine Besonderheit im deutschsprachigen Raum ist der Hörgeräte-Akustiker, der die erforderlichen Geräte (Hörgeräte und Tinnitus-Masker) verkauft und auch von den Krankenkassen für seine weiterführende Betreuung und technische Beratung bezahlt wird.

Nach langen Diskussionen verschiedenster Fachleute wurde von Seiten der ADANO (Arbeitsgemeinschaft deutschsprachiger Audiologen und Neurootologen) und von der deutschen Gesellschaft für HNO-Heilkunde, Kopf- und Halschirurgie eine Definition der Retraining-Therapie erarbeitet, die auf unser Gesundheitssystem abgestimmt ist.

Recht schnell wurde klar, dass die Behandlung des chronischen Tinnitus auch eine psychologische Diagnostik umfassen muss. Somit war der Gedanke geboren, dem Patienten HNO-Ärzte und Psychologen als Team zur Seite zu stellen; für die Geräteversorgung steht der Hörgeräte-Akustiker zur Verfügung.

Ergänzt werden diese Berufsgruppen durch sinnvolle Co-Therapien wie z. B. die Musiktherapie (siehe Seite 170) und die Hörtherapeuten, ferner u. U. Therapeuten, die Entspannungsverfahren durchführen.

> **Extra: Retraining-Therapie**

Leider ist unter dem Namen »Retraining-Therapie« schon mancher Wildwuchs entstanden, der unter dem Aspekt des Geldverdienens die Notlage des Tinnitus-Patienten ausnützt. So ist anzuprangern, dass mancherorts die Geräte zur Retraining-Therapie viel zu teuer und ohne die notwendige medizinische und psychologische Diagnostik und Beratung verkauft werden. Auch eine Trennung und Abspaltung der Teams auf einzelne Berufsgruppen darf nicht akzeptiert werden.

Jede dieser Berufsgruppen hat eine Eigenständigkeit, die gewahrt werden muss. So ist zum Beispiel die Schweigepflicht der Psychologen sehr hoch zu bewerten; die Betreuung kann deshalb keineswegs von nichtpsychologischen Berufsgruppen kritiklos übernommen werden.

Organisation und Versorgungsangebot in Deutschland

Leider ist es in Deutschland nicht gelungen, eine einheitliche Ausbildung der Ärzte, Psychologen und Hörgeräteakustiker zustande zu bringen. Zwar werden regelmäßig Weiterbildungsveranstaltungen für diese Therapeutengruppe veranstaltet (Auskünfte im Adressenteil), aber viele Patienten beklagen sich auch heute noch, dass sie in ihrer Nähe keine kompetenten Ansprechpartner finden können.

Unter diesen Aspekten haben sich in Deutschland einige Zentren gebildet, die für ca. 1 Woche die »Grundausbildung« der Betroffenen übernehmen. Dies kommt auch den Patienten entgegen, die gerne eine fundierte Tinnitusdiagnostik und Beratung kompakt für eine Woche durchziehen möchten. Eine Liste dieser Zentren kann bei der Tinnitus-Liga angefordert werden.

Ein Nachteil dieser Organisationsform kann sein, dass die dort erarbeiteten Gedanken und therapeutischen Modelle zu Hause nicht von den jeweiligen Ärzten mitgetragen werden können, da sie nicht in diesen therapeutischen Weg eingebunden sind. Der so behandelte Patient ist damit auch zukünftig an diese Zentren gebunden, wenn aktuelle Fragen auftauchen.

»Tinnitus Care«: Struktur und definierte Behandlungsansätze bei chronischem Tinnitus

Aufgrund der uneinheitlichen Ausbildung von Therapeuten und der unterschiedlichen Behandlungsverfahren bei chronischem Tinnitus im deutschsprachigen Raum hat sich Professor Zenner aus Tübingen die Mühe gemacht, die auch in diesem Buch beschriebenen Therapieansätze zu strukturieren, zu definieren und zu einem feststehenden Katalog von Behandlungsstrategien aufzubereiten.

> **Extra: Retraining-Therapie**

Damit ist es gelungen, eine wissenschaftliche Grundlage zu schaffen, die es ermöglicht, den Patienten entsprechend seinem Tinnitus zu behandeln, auf seine individuellen Probleme mit dem Tinnitus einzugehen und schlussendlich auch eine allgemein gültige Grundlage für die Ausbildung von Therapeuten zu manifestieren.

Im Zentrum der Therapie steht zunächst eine ausführliche Tinnitusdiagnostik des Hörsystems. Anschließend werden im gemeinsamen Gespräch der Therapeuten mit dem Patienten die richtigen Therapiebausteine ausgesucht und zu einem individuellen Tinnitus-Therapieplan zusammengestellt. Am Schluss steht eine erfolgreiche Tinnitusbewältigung, die weit über die Retraining-Therapie hinausgeht.

Im Zentrum der Ausbildung von Therapeuten steht ein strukturiertes Manual an diagnostischen und therapeutischen Prozeduren, auf die jeder Therapeut zurückgreifen kann und die natürlich die Grundlage einer erfolgreichen Ausbildung und Lehre sind.

Es bleibt zu hoffen und zu wünschen, dass es unter Mithilfe von Prof. Zenner gelingen wird, die Vereinheitlichung von Therapie und Ausbildung im deutschsprachigen Raum durchzusetzen und somit auch eine Grundlage für Gespräche mit den Krankenkasse zu haben.

Das Tinnitus-Care Zentrum Tübingen erreicht man unter folgender Adresse:

Caretion
Hintere Grabenstr. 30
72070 Tübingen

> **Was heißt Retraining-Therapie?**
>
> Die Bedeutung von Retraining lässt sich am besten mit »Verlernen« übersetzen. Es soll gelernt werden, das Ohrgeräusch nicht mehr als störend wahrzunehmen, oder anders ausgedrückt: die Wahrnehmung des Geräusches soll verlernt werden. Hierzu ist eine neue Organisation der Hörverarbeitung im Gehirn notwendig. Man weiß heute, dass Tinnitus an irgendeiner Stelle der Hörbahn entstehen kann und dass das Gehirn in der Lage ist, eine solche »innere Schallquelle« zu unterdrücken. Folgendes Beispiel soll das Prinzip des Retrainings veranschaulichen: Ein deutscher Auswanderer wird in den USA seine Muttersprache nach einer gewissen Zeit verlernen, wenn er sie überhaupt

> **Extra: Retraining-Therapie**
>
> nicht mehr benutzt. Spricht er weiterhin deutsch oder interessiert er sich beispielsweise für deutsche Literatur, wird er weiterhin die Sprache beherrschen. Ebenso ist Retraining kein mehr oder weniger aktives Umtrainieren, sondern ein sich »von selbst« ergebendes Vergessen, die Geräusche wahrzunehmen.

»Tinnitus« bei Gesunden

Bereits 1953 machten die Ohrforscher (Otologen) Heller und Bergmann ein interessantes und für uns heute bedeutungsvolles Experiment:

Sie setzten gesunde Probanden in eine Camera silenta, also in einen absolut schalldichten Raum. Die Probanden sollten aufschreiben, welche Hörempfindungen sie in dieser stillen Kammer haben. Es zeigte sich, dass alle Probanden solche Hörempfindungen hatten, von denen Tinnitus-Patienten berichten, also Tinnitus. Man bezeichnet diesen »Grundtinnitus«, den jeder Mensch hat, als Tinnitusbereitschaft unseres Hörsystems, also als einen ganz normalen Vorgang.

Wo und wie läuft es schief?

Tinnitus wird dann zur Krankheit und wahrnehmbar, wenn diese hemmenden Systeme im Gehirn geschädigt sind und nicht mehr effektiv funktionieren. Während normalerweise durch diese akustischen »Filter« die körpereigenen Geräusche (Schluckgeräusche, Strömungsgeräusche des Blutes etc.) für uns nicht wahrnehmbar sind, kann es im pathologischen Fall durch eine Störung dieser Filter zur Wahrnehmung der unterschiedlichsten Geräusche kommen. Es ist normal, dass solche »falschen« Geräusche als störend empfunden werden. Unsere dadurch gestörte Gefühlswelt und Stress verstärken den negativen Charakter des Höreindruckes, und die Krankheit »Tinnitus« bricht aus.

Tinnitus ist somit eine zentrale Verarbeitungsstörung von Höreindrücken, die in unterschiedlichster Weise mit negativen Gedanken und Impulsen aus dem limbischen System, unserem seelischen Zentrum im Gehirn, verknüpft sein können. Der therapeutische Ansatz, der aus diesen Vorstellungen resultiert, ist die Desensibilisierung (Retraining) dieser zentralen Vorgänge: Es wird versucht, die gestörte Filterfunktion unseres Hörsystems wiederherzustellen und unsere akustische Wahrnehmung

> **Extra: Retraining-Therapie**

von den Störgeräuschen abzukoppeln. Dieses Training führt dazu, dass der Tinnitus als nicht mehr störend empfunden wird, und in vielen Fällen ist es möglich, dass er überhaupt nicht mehr wahrgenommen wird.

Bisher ging man davon aus, dass eine bestimmte Schädigung, z. B. ein Lärmtrauma im Innenohr, den Tinnitus auslöst und am Leben hält. Die Veränderungen an der Schnecke im Innenohr sind im Modell von Hazell und Jastreboff von untergeordnetem Interesse. Sie sind lediglich Auslöser des Ohrgeräusches, das aber in jedem Fall durch eine zentrale Fehlregulation im Gehirn negativ besetzt und verarbeitet wird. Unterstützt werden diese Vorstellungen durch folgende Beobachtung: Bei einigen Tinnitus-Patienten wurde der Hörnerv, also die Verbindung zwischen Innenohr und Gehirn, durchtrennt, um die Weiterleitung der vermeintlich im Ohr entstehenden Geräusche an das Gehirn zu unterbinden und so den Tinnitus zu beenden. Aber auch mit durchschnittenem Hörnerv behielten diese Patienten das Ohrensausen. Seitdem weiß man, dass Tinnitus nicht nur ein Problem des Ohres, sondern auch des Hörsystems im Gehirn sein muss. Entsprechend ihren Vorstellungen ist für Jastreboff und Hazell eine Therapie des Innenohres durch Medikamente oder hyperbare Sauerstofftherapie beim chronischen Tinnitus nicht mehr sinnvoll, da sie diese zentralen Verarbeitungsprozesse nicht erreicht. Die Therapie des Tinnitus wird ausschließlich durch die Elemente des Retrainings bestimmt.

> In der Akutphase des Tinnitus gelten unverändert die medizinischen Behandlungskriterien. Für die Phase eines längerdauernden Ohrgeräusches wird die Retraining-Therapie aber zur Behandlungsbasis. Die Behandlung führt nicht nur zur Gewöhnung an den Tinnitus, sondern beeinflusst auch die Wahrnehmung und die Präsenz des Ohrgeräusches.

Mithilfe einer Retraining-Therapie kann der Patient sein Ohrgeräusch aus dem Bewusstsein verlieren, so weit, dass er es auch nicht mehr hört, wenn er sich gezielt darauf konzentriert. Diese Desensibilisierung des Bewusstseins für das Ohrgeräusch wird im Prinzip durch vier grundlegende Therapieelemente erreicht:

- Beratung und Aufklärung
- Abschwächung tinnitusbedingter Stressreaktionen
- Behandlung seelischer Störungen
- Geräteversorgung

> **Extra: Retraining-Therapie**

> **Ablauf der Retraining-Therapie**
>
> 1. Medizinische Diagnostik zunächst durch HNO-Arzt und audiologisch; wenn notwendig, weitere Klärung durch andere Disziplinen (Orthopädie, Neurologie, Innere Medizin). Erstes Gespräch über die medizinische Situation.
> 2. Abgestimmt auf den individuellen Fall, Information über medizinische Möglichkeiten, Gewöhnung, psychologische Diagnostik und weitere Therapiemaßnahmen. Besprechen des Aspektes Geräteversorgung.
> 3. Wenn notwendig, psychologische Diagnostik.
> 4. Besprechung der Ergebnisse aus der medizinischen und psychologischen Diagnostik mit dem Patienten. Erarbeitung gemeinsam getragener Behandlungsmaßnahmen.
> 5. Im Einzelfall Anpassen eines Tinnitus-Maskers.
> 6. Durchführung weiterer therapiebegleitender Maßnahmen, wie z. B. Entspannungstechniken, Musiktherapie, Hörtraining, Informationsveranstaltungen über Tinnitus und Hörprobleme. Selbsthilfegruppen.
> 7. Über ein Jahr etwa monatliche Besprechung des Erfolges (hinsichtlich der Belästigung durch das Ohrgeräusch) und des weiteren Verlaufes.
> 8. Evtl. Gruppentherapie (Habituations-Training).

Beratung und Aufklärung

Zu Beginn des Retrainings steht die Information, dass Tinnitus keine Krankheit des Ohres ist, sondern eine Fehlverarbeitung von Hörimpulsen im Gehirn. Der Patient erfährt, dass Tinnitus ein natürliches und bei jedem Individuum vorhandenes Phänomen ist, das lediglich bei ihm durch zentrale Verarbeitungsprozesse übermäßig verstärkt wird. Der Patient wird wieder lernen, die prinzipiell vorhandenen akustischen Filter im Gehirn einzusetzen, die es ihm ermöglichen, das Ohrensausen nicht mehr bewusst zu hören.

Am Beispiel Schlaf lässt sich das Vorhandensein dieses Filtersystems erläutern. Das Ohr funktioniert während des Schlafes vollständig und empfängt auch die verschiedensten Höreinflüsse. Jedoch sorgt das Filtersystem des Gehirns dafür, dass diese Impulse während des Schlafes nicht an das Bewusstsein weitergeleitet werden. Durch das Filtern kann der Höreindruck »Tinnitus« von der Gefühlswelt und dem Bewusstsein abge-

> **Extra: Retraining-Therapie**

koppelt werden. Als Gesunder nutzt man diese Filter unbewusst, wenn man sich auf bestimmte Dinge konzentriert und dabei die Umwelt akustisch völlig ausschaltet. Das natürliche Vorhandensein dieser Filter zeigt sich bei allen Tinnitus-Patienten, die darüber berichten, dass sie Momente, Stunden oder Tage haben, an denen das Ohrgeräusch für sie sehr erträglich und auch kaum wahrnehmbar ist.

> **Filter: Nicht nur bei Tinnitus**
>
> Ein gutes Beispiel für die Bewertung und Verarbeitung akustischer Quellen im Gehirn ist die Mutter, die trotz tiefen Schlafes das Weinen ihres Kindes im Nachbarraum sofort wahrnimmt, als hätte sie spezielle Antennen hierfür. Bei ihr hat sich der Geräuschkomplex »Schreien des Kindes« tief im Unterbewusstsein verankert. Das Auftreten dieses Signals wird vom Unterbewusstsein sofort weitergeleitet, es kann alle Filter passieren und wird deshalb wahrgenommen und erkannt.
>
> Hat sich bei einem Tinnitus-Patienten das Ohrgeräusch ähnlich tief in das Unterbewusstsein eingegraben und ist es mit der entsprechenden Wahrnehmung verknüpft, so wird daraus eine ständige Aufmerksamkeit resultieren wie bei dieser Mutter.

Die Abkoppelung des Unterbewusstseins und der Wahrnehmung von Geräuschen ist das Ziel der Retraining-Therapie. Das zentrale akustische System muss also wieder auf die normale und nicht auf die ohrgeräuschfixierte Wahrnehmung zurücktrainiert werden. Retraining bedeutet also nichts anderes als die Wiederherstellung einer normalen Verarbeitung aller Geräusche.

> Um das Hörsystem in diese Richtung zu stimulieren, muss es zunehmend an äußere Höreindrücke gewöhnt werden, und die gedankliche Fixierung des Patienten auf das Ohrgeräusch muss durchbrochen werden. Hierzu dient eine Behandlung mit Geräuschgeräten, aber auch der strikt einzuhaltende Ratschlag, Stille zu meiden. Weiterhin muss der Patient die Beobachtung seines Tinnitus, das »In-sich-hinein-Hören«, ob der Tinnitus noch da ist, vollständig verlassen. Das Tinnitus-Tagebuch, das kurzzeitig durchaus seine Bedeutung haben kann, klappt er zu und vergisst es.

> **Extra: Retraining-Therapie**

Wie die Mutter im Laufe der Jahre mit Größerwerden des Kindes immer weniger auf die charakteristischen Frequenzen ihres Kleinen reagiert, wird auch der Tinnitus-Patient im Laufe der Zeit eine ähnliche Entwicklung durchmachen. Zunächst wird er allmählich feststellen, dass die Fixierung auf das Ohrgeräusch nachlässt. Die Phasen »ohne« Ohrgeräusch werden immer länger. Die Dauer des Retrainings wird derzeit auf etwa 1–2 Jahre veranschlagt. Auf diesen Zeitraum sollten sich der Patient und der behandelnde Arzt einstellen. Sobald der Patient die Funktion des Hörsystems und die Verarbeitung der akustischen Reize erläutert bekommen und verstanden hat, beginnt die Anwendung der Geräuschgeräte und der Begleitbehandlungen.

Abschwächung der Stressreaktionen

Die mit dem Ohrensausen verbundene Stressreaktion, Nervosität und Übererregbarkeit können durch Entspannungstechniken (siehe Seite 141ff.) stark gedämpft werden. Die Entspannungstechniken tragen wesentlich dazu bei, dass es dem Patienten gelingt, seine Wahrnehmung auf andere, positive Dinge zu lenken. Hat der Patient die Anwendung von Körpertherapien und Entspannungstechniken erlernt, bekommt er in der Regel auch Schlaf- und Konzentrationsstörungen in den Griff.

Behandlung psychischer Störungen

Das dritte Element der Retraining-Therapie betrifft das Aufdecken und die Behandlung begleitender körperlich-seelischer (psychosomatischer) Störungen, die durch den Tinnitus ausgelöst wurden. Ängste und Depressionen, Probleme des sozialen Umfeldes und auch Schwierigkeiten bei der Arbeit müssen erkannt und behandelt werden. Deshalb steht vor einer Behandlung die exakte psychologische Diagnostik, die nur durch Psychotherapeuten durchgeführt werden kann, da diese Berufsgruppe die Ausbildung dafür hat. Je nach Ausmaß dieser Störungen ist ein psychologisches Gespräch und evtl. die Behandlung notwendig, unter Umständen auch die stationäre Therapie in einer psychosomatisch orientierten Tinnitus-Klinik.

Für die Retraining-Therapie ist eine enge Kooperation zwischen HNO-Arzt und Psychologen (oder ärztlichen Psychotherapeuten) erforderlich, denn das Ergebnis der psychologischen Diagnostik muss mit den medizi-

> **Extra: Retraining-Therapie**

nischen Befunden und den bislang durchgeführten Therapien abgesprochen werden.

Dieses Team, das die medizinische und die psychologische Fachrichtung und auch den Patienten in die Ausarbeitung eines gemeinsamen Behandlungsplanes eng einschließt, ist sozusagen die deutsche Version der Retraining-Therapie. Diese neue Definition der Zusammenarbeit ist ein Modell für die effiziente Betreuung vielleicht bei allen chronischen Krankheiten. Die folgende Zeichnung erläutert diese drei »Denkstrukturen« (Patientenebene, Ebene des Mediziners und Ebene des Psychologen).

Denkmodell für die gemeinsame Entwicklung eines Behandlungsplanes
(Modell nach Greimel)

Patientenebene	Eigene Krankheitstheorien →	Eigene Bewältigungsversuche
Medizinerebene	Medizinische Krankheitstheorien	Einigung auf ein gemeinsames Erklärungsmodell → Behandlungsplan
Psychologische Ebene	Psychologische Krankheitstheorien →	Theoretisches Wissen zur Behandlung bzw. Krankheitsbewältigung

Es ist ganz natürlich, dass der Patient seine eigenen Theorien entwickelt, weshalb er einen Tinnitus bekommen hat und wie er das Ohrgeräusch wieder loswerden könnte. Einflüsse hierauf haben seine Gefühls- und Gedankenwelt, die eigenen Erfahrungen im Umgang mit Krankheit, die persönliche Belastungssituation und auch die Beratung mit anderen Patienten und Mitmenschen.

Auf der Ebene der Mediziner werden Überlegungen angestellt, welche Krankheiten hinter dem Ohrgeräusch stecken könnten und welche medizinischen und medikamentösen Behandlungsversuche sinnvoll sind.

Der Psychologe schließlich hinterfragt, ob es psychologische Ursachen für das Symptom gibt und welche individuellen Möglichkeiten zur Krankheitsbewältigung bestehen.

Extra: Retraining-Therapie

Im Retraining ist es zunächst einmal Aufgabe der Mediziner (HNO-Ärzte) und Psychologen, aus ihrer jeweiligen Sicht den Fall des einzelnen Patienten zu diskutieren. In einem zweiten Schritt werden die Vorstellungen des Patienten über Entstehung und Beseitigung bzw. Bewältigung des Symptoms gemeinsam betrachtet, analysiert und mit dem psychologischen und medizinischen Wissen abgeglichen.

Daraus resultiert eine Einigung der drei Partner auf ein Erklärungsmodell. Dieses Erklärungsmodell berücksichtigt somit die Gedanken des Patienten, die medizinischen und die psychologischen Ergebnisse für den individuellen Fall. Daraus resultiert der Behandlungsplan, den nunmehr alle drei Beteiligten nachvollziehen, begründen und für die nahe Zukunft umsetzen können. Im weiteren Verlauf werden eventuell notwendige weitere Therapieschritte auf die gleiche Art immer wieder abgestimmt. Das Ziel besteht darin, dass der Patient ohne Beeinträchtigung durch sein Ohrgeräusch ein unbeschwertes Leben führen kann.

Karriere oder Tinnitus?

Jakob war in der Firma seines Vaters auf der Karriereleiter emporgestiegen und schließlich Chef geworden. Einen leisen Tinnitus hatte er schon länger bemerkt; mit steigender Belastung im Beruf hatte das Ohrgeräusch an Stärke und Belästigung zugenommen. Die Rolle des Chefs fiel Jakob schwer, weil er nun seinen bisher gleichrangigen Arbeitskollegen übergeordnet war und Verantwortung für sie übernehmen musste.

Die psychologische Diagnostik brachte eindeutig zutage, dass das Ohrgeräusch am Wochenende leiser war und zu Wochenbeginn lauter wurde. Jakob ließ anklingen, dass er sich in seiner Position als Chef überfordert fühlte.

Psychologin und HNO-Arzt gemeinsam kamen zum Schluss, dass eine medizinische Therapie hier nicht sinnvoll war. Jakob entlastete sich durch die Einstellung eines Geschäftsführers, der weite berufliche Bereiche verantwortungsvoll übernahm. Das Thema Tinnitus löste sich für ihn damit völlig auf.

Kommentar: Entscheidend war die gemeinsame Absprache. Wäre Jakob ausschließlich medizinisch betreut worden, hätten die verschiedensten therapeutischen Maßnahmen wie durchblutungsverbessernde Tabletten, »alternative« Heilmethoden und jede andere körperorientierte Heilme-

Extra: Retraining-Therapie

thode keinen Erfolg gehabt. Im Gegenteil: Die Fixierung auf das Ohrgeräusch wäre immer stärker geworden, denn die eigentliche Ursache der Belästigung, die berufliche Überforderung, hätte weiterbestanden.

> **Auch hier: Stress im Beruf**
>
> Als Journalistin war Barbara beruflich recht hohem Stress ausgesetzt, glaubte jedoch, der Situation gewachsen zu sein. Schon seit etlichen Monaten litt sie an wiederkehrenden Hörstürzen, die sich als Brummen im linken Ohr und Schwerhörigkeit bemerkbar machten.
>
> Die medizinische Diagnostik ergab einen Hydrops (siehe Seite 61). Der medizinische Behandlungsansatz, verbunden mit systematischen Entspannungsmaßnahmen, führte zum Erfolg, zur Beseitigung der Hörstürze und des Ohrdrucks.

Kommentar: In diesem Fall reichten also konventionelle medizinische Maßnahmen aus. Die psychologische Diagnostik ergab nicht mehr als die Notwendigkeit von Entspannungsmaßnahmen, um dem beruflichen Stress gegenzusteuern.

Die Geräteversorgung

In der Retraining-Therapie verwendete Geräte dienen der akustischen Ablenkung vom Ohrgeräusch (akustische Defokussierung). Sie geben ein leises Rauschen an ein Ohr oder beide Ohren ab. Als »Tinnitus-Masker« sind diese Geräte schon lange auf dem Markt. Früher wurden sie zur Maskierung, also zur akustischen Verdeckung eines Ohrgeräusches verwandt. Dabei wurde die Lautstärke des abgegebenen Rauschens gleichlaut oder lauter eingestellt als der Tinnitus (Maskierung). Die hierzu erforderliche Lautstärke war jedoch meistens so hoch, dass die Patienten dieses »zweite Ohrgeräusch« nicht akzeptierten.

Die Anwendung dieser Geräte als Masker war deshalb nicht ganz so erfolgreich wie die Anwendung in der Retraining-Therapie, bei der die Geräte deutlich leiser eingestellt werden als das eigentliche Ohrgeräusch. Dennoch ist das Prinzip der Geräte gleich geblieben, und sie werden auch heute noch als Tinnitus-Masker bezeichnet, weil sie als solche im Heil- und Hilfsmittelkatalog der Krankenkassen geführt werden.

> **Extra: Retraining-Therapie**

Wie ein Rauschen im Walde ...

In der Retraining-Therapie werden Rauschgeräte verwendet, die das Hörsystem stimulieren und vom inneren Ohrgeräusch ablenken sollen. Hierzu werden Geräte mit einem breitbandigen Rauschen ausgewählt. Das Gerät sendet ein Geräusch aus, das alle für das menschliche Ohr wahrnehmbaren Frequenzen umfasst, um das Hörsystem mit dem ganzen Spektrum menschlicher Hörempfindungen zu stimulieren.

Die Rauschgeräte gleichen herkömmlichen Hörgeräten und werden genauso getragen, also im oder hinter dem Ohr (siehe Photos rechts). Anders als eigentliche Hörgeräte verstärken sie aber nicht den von außen kommenden Schall, sondern senden nur ein leises Rauschen in das hörende Ohr. Die Geräte haben sonst keine weitere Funktion.

Um das normale Hören des Ohres nicht zu beeinträchtigen, darf der Gehörgang nicht durch das Gerät verschlossen sein. Aus diesem Grunde bevorzugen viele ein Gerät hinter dem Ohr und verwenden ein möglichst unauffälliges und kleines Ohrpassstück, das den Gehörgang fast vollständig offen lässt. Noch weniger sichtbar ist ein Gerät im Ohr, das in der Ohrmuschel platziert wird. Der Tragekomfort ist mit einem Hinter-dem-Ohr-Gerät allerdings oft besser.

Leidet der Patient neben dem Ohrgeräusch gleichzeitig an Schwerhörigkeit, muss diese mithilfe des bestmöglichen Hörgerätes behandelt werden; es lässt sich mit einem Rauschgerät kombinieren. Bei einer leichteren Schwerhörigkeit kann auch abwechselnd das Hörgerät und das Rauschgerät getragen werden.

Für das Training mit den Rauschgeräten sind verschiedene Regeln zu beachten, die im Folgenden detailliert angesprochen werden sollen.

Therapiestart mit dem Rauschgerät

Abhängig vom Tinnitus-Grad (Seite 85) entscheidet der HNO-Arzt, (ob und) wann Sie mit dem Gerätetraining beginnen; möglicherweise vorübergehend schon in der akuten Phase eines Ohrgeräusches!

Anpassung und Auswahl

Zur Retraining-Therapie stehen HdO-Geräte zur Verfügung. Ihre Elektronik ist in einem Gehäuse verankert, das hinter dem Ohr getragen wird. Das therapeutische Rauschen wird durch ein Kunststoffröhrchen an das

Extra: Retraining-Therapie

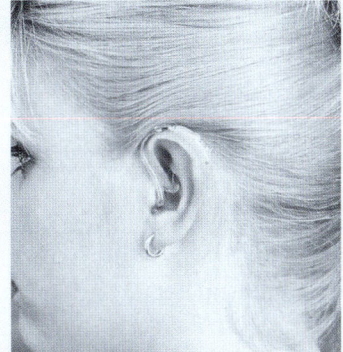

a

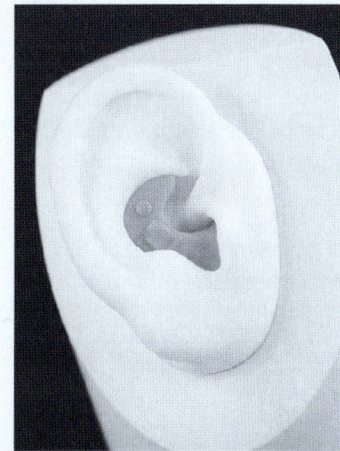

b

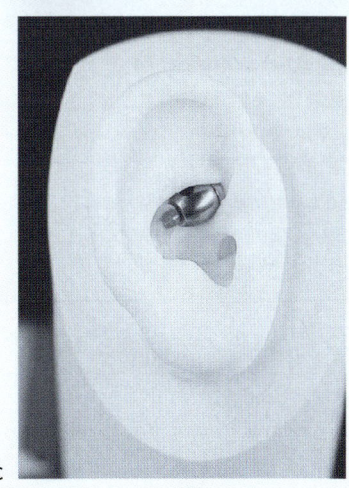

c

Abb. a: Hinter-dem-Ohr-Gerät (HdO-Gerät). Eine Ohrplastik aus Silikon leitet das Rauschen des Gerätes an den unverschlossenen Gehörgang (Fa. Viennatone).
Abb. b und c: Mögliche Versorgung mit Geräten in der Ohrmuschel (Fa. Auric).

> **Extra: Retraining-Therapie**

Ohrpassstück und schließlich in den Gehörgang übertragen. Die Versorgung ist »offen«, das heißt, der Gehörgang ist nicht abgeschlossen, damit eine Schallübertragung aus der Umwelt und die Belüftung möglich bleiben.

Die Alternative, die eine unauffälligere Einpassung ermöglicht, ist ein in der Ohrmuschel zu tragendes Gerät. Der Hörgeräte-Akustiker passt das Gerät in Zusammenarbeit mit dem HNO-Arzt an. Selbstverständlich muss er in vollem Umfang mit der Retraining-Therapie vertraut sein. Der Therapieerfolg kann nur eintreten, wenn alle Beteiligten, auch der Hausarzt, den Patienten mit demselben Inhalt informieren und beraten!

Die Entscheidung, ob nur ein Ohr (in der Regel das betroffene Tinnitus-Ohr) oder beide Ohren mit einem Gerät ausgestattet werden sollen, muss der HNO-Arzt in Absprache mit dem Patienten treffen. Sie richtet sich danach, wo der Tinnitus wahrgenommen wird. Wird er nur einseitig gehört, so sollte die betroffene Seite versorgt werden. Bei einem Tinnitus »im Kopf« ist die beidseitige Versorgung vorzuziehen.

Bei speziellen Tinnitusformen muss das vom Gerät produzierte Rauschen verändert werden können. In solchen Fällen müssen Geräte ausgesucht werden, die technisch eine Variation des Frequenzganges zulassen (zweikanalige Tinnitus-Masker).

Um den größtmöglichen Nutzen zu erzielen, sollten Sie das Gerät tragen, wenn die Umgebung ruhig ist.

Kosten
Seit 1995 sind die Tinnitus-Masker – und hierzu zählt man auch die Rauschgeräte – in die Liste der verordnungsfähigen Heil- und Hilfsmittel aufgenommen. Die Kosten für die Geräte und die Anpassung durch den Hörgeräte-Akustiker werden also bis zu einer bestimmten Höhe von den Krankenkassen übernommen. Voraussetzung hierfür ist die Verordnung durch einen HNO-Arzt. Die Preise der Rauschgeräte und der Aufwand für den Akustiker überschreiten in der Regel nicht den verordnungsfähigen Satz der Krankenkassen.

Tragedauer
Das Gerät soll täglich 2–6 Stunden (anfangs 2–3 Stunden) getragen werden, vorzugsweise, wenn mit wenig Umgebungslärm zu rechnen ist. Die Tragedauer kann über den Tag verteilt werden, also z. B. auf morgens und

> **Extra: Retraining-Therapie**

abends je 3 Stunden. Viele Patienten tragen das Gerät aber schon bald länger, weil sie eine positive Wirkung spüren.

Stellen Sie in einem ruhigen Raum das Rauschen etwa so laut ein, dass das Ohrgeräusch und das Rauschen des Gerätes ungefähr gleichlaut sind (»mixing point«). Vermindern Sie nun die Lautstärke. Die Lautstärke des mixing point und des leisesten Geräterauschens, die Sie gerade noch wahrnehmen, entspricht der therapeutischen Einstellung.

Manche Patienten empfinden ihr Ohrgeräusch nach dem Herausnehmen des Gerätes zunächst als lauter. Das passiert besonders dann, wenn das Rauschen zu laut eingestellt oder die Tragedauer zu lang war. Stellen Sie in einem solchen Fall das Rauschen leiser ein und verkürzen Sie zunächst die Tragedauer.

> Nur in Ausnahmen sollte das Geräterauschen lauter eingestellt werden als der Tinnitus, denn bei Überdecken des Ohrgeräusches ist das Abtrainieren der Tinnitus-Wahrnehmung weniger effektiv.

Belassen Sie die in der Stille eingestellte Lautstärke unverändert über den ganzen Tag. Die Tragezeit können Sie bis zum Einschlafen ausdehnen. Einige Patienten benutzen das Gerät vorzugsweise am Abend, schlafen mit dem Gerät ein und tragen es damit auch während der Nacht. Das ist oftmals sehr hilfreich für Patienten, die aufgrund ihres Ohrgeräusches an Einschlaf- oder Durchschlafproblemen leiden, weil das Rauschen vom inneren Ohrgeräusch ablenkt. Das Training erleichtert bei nächtlichem Erwachen das Wiedereinschlafen, denn das Hörsystem wird darauf geschult, mit dem Rauschen einen Entspannungseffekt zu verbinden (Konditionierung).

Bei einer allgemeinen Geräuschüberempfindlichkeit und Geräuschflucht wird das Gerät anders benutzt (Seite 113 f.).

Wichtig: Das Geräuschgerät darf weder das Sprachverständnis beeinträchtigen noch das Ohrgeräusch verstärken. Sie werden schon sehr bald selbst spüren, welche Lautstärke für Sie richtig und angenehm ist.

Reaktion des Tinnitus

Während des Tragens des Rauschgerätes gehen die Präsenz und die Wahrnehmung des eigentlichen Tinnitus zurück. Mit der Zeit erscheint der

> **Extra: Retraining-Therapie**

Tinnitus als nicht mehr so laut und im Vordergrund stehend, auch in den Zeiten, in denen das Gerät nicht getragen wird. Sie spüren diesen Trainingseffekt frühestens nach 2 Monaten; es kann jedoch bis zu einem Jahr dauern, bevor ein eindeutiger Effekt auftritt. Bis dahin sollten Sie das Rauschen des Gerätes und das Gerät selbst weder als störend noch als zusätzlich belästigend empfinden. Ist dies der Fall, sollten Sie den beratenden Arzt aufsuchen. Die bisherigen Ergebnisse der Therapie haben gezeigt, dass der bestmögliche Effekt der Behandlung nach 1–2 Jahren erreicht ist.

> **Das sollten Sie über den Tinnitus-Masker wissen**
>
> Anpassung
>
> - offene Versorgung (der Gehörgang darf nicht verschlossen sein)
> - kein Im-Ohr-Gerät
> - bequemer, aber sicherer Sitz
> - bei Brillenträgern Ohrmuschelgerät besser geeignet als HdO-Gerät
>
> Anwendung
>
> - Das Rauschen soll »angenehm« sein
>   (variieren Sie evtl. den Frequenzgang des Rauschens)
> - Intensität: Stellen Sie ein leises Geräusch unterhalb des mixing points ein (Seite 109)
> - Tragen Sie das Gerät vorzugsweise abends, evtl. auch beim Einschlafen
> - Überfordern Sie sich nicht, was die Tragedauer angeht; beginnen Sie mit 2–3 Stunden
> - Stimmen Sie die Tragedauer mit Ihrer beruflichen und privaten Situation ab
> - Leiden Sie an Schwerhörigkeit, ist die Hörgeräteversorgung vorrangig

Der Umgang mit dem Gerät
Nach Möglichkeit sollten Sie beim Tragen des Gerätes gar nicht mehr an den Tinnitus denken, sondern bewusst auf das Geräusch des Maskers achten.

Auch wenn der Tinnitus mit der Zeit nicht mehr wahrnehmbar ist, sollten Sie die Therapie trotzdem noch einige Zeit weiterführen, besonders in stiller Umgebung.

Extra: Retraining-Therapie

Manchmal wird der Tinnitus zum Ende des Tages hin lauter. In diesem Fall muss morgens die Lautstärke leiser eingestellt werden. Sind die Umgebungsgeräusche lauter als das Geräusch des Maskers, sollten Sie das Gerät aus dem Ohr nehmen und abschalten.

Ende der Therapie

Die Therapie kann beendet werden, wenn das Ohrgeräusch für den Patienten als unbedeutend empfunden wird, oder – im Idealfall – verschwunden ist. Wenn ein Ohrgeräusch wieder als präsent und störend empfunden wird, kann die Behandlung jederzeit wieder aufgenommen werden.

Managerkrankheit Tinnitus

Dem Bankmanager Herrn B. war es im Nachhinein klar, dass er einen Tinnitus bekommen musste: 4 Telefone, Genuss von 40 Zigaretten täglich, unruhiger Schlaf, Überforderung durch Termine und das Hetzen von einem Hotel zum anderen waren Stressfaktoren genug. Das Ohrgeräusch kam langsam, aber stetig; zunächst war es ein leises Rauschen, dessen Ursache Herr B. in einem Heizungsdefekt vermutete. Als er jedoch dieses Geräusch auch in anderer Umgebung wahrnahm, kam er darauf, dass es nicht von der Heizung, sondern aus seinem Inneren kam. Der Termindruck gestattete ihm nicht, einen Arztbesuch wahrzunehmen.

Dies gelang ihm erst, als das Rauschen in seinen Ohren lauter wurde. Es gesellte sich ein Ohrdruck dazu. Beide Symptome wurden deutlich stärker, wenn ihm die beruflichen Belastungen über den Kopf wuchsen. Die jetzt überhandnehmenden Schlafstörungen und das Ohrgeräusch entnervten Herrn B. so, dass er Angst hatte, im Beruf Fehlentscheidungen zu treffen, die für ihn existenzbedrohende Folgen haben könnten.

Um keine Fehler bei der Auswahl der Ärzte zu machen, wandte er sich an die Tinnitus-Liga, die ihm eine Liste der in Frage kommenden Ärzte zusandte. Nachdem er eingesehen hatte, dass zunächst eine gründliche Diagnostik notwendig war, konnte er seine Termine so weit organisieren, dass man der Ursache des Ohrgeräusches auf den Grund gehen konnte. Hierbei half ihm auch sein verständnisvoller Hausarzt, der ihn gemeinsam mit dem HNO-Arzt dazu brachte, seine Überforderung durch den Beruf zu erkennen.

> **Extra: Retraining-Therapie**
>
> Erfreulicherweise hatte Herr B. ein stabiles Familienleben, und der jetzt gefasste Entschluss, nach Jahren einmal wieder einen Urlaub zu planen, rief in der Familie helle Begeisterung hervor. Der HNO-Arzt leitete die Retraining-Therapie ein. Herr B. begriff, dass er sein Ohrgeräusch auch als Stressindikator benutzen kann, das ihn warnt, wenn seine geistigen Kräfte zum Erliegen kommen. Er setzte sich im Urlaub mit dem autogenen Training auseinander und unternahm wieder Waldläufe.
>
> Obwohl er befürchtet hatte, wegen dieser Maßnahmen zeitliche Abstriche von seinem beruflichen Engagement machen zu müssen, erkannte Herr B., dass er körperlich und geistig dynamischer wurde und so nicht nur effizienter, sondern auch stressfreier arbeiten konnte.
>
> Ein sichtbares Geräuschgerät zu tragen, scheute er sich anfangs. Er wollte sich schlichtweg keine Blöße geben. So trug er das Gerät, wenn er im Büro allein war, in den Abendstunden und auch morgens. Das leise Rauschen verknüpfte er mit dem angenehmen Gedanken, am Meer zu leben. Die Zeiten häuften sich, an denen Herr B. das Ohrgeräusch einfach vergaß. Nach einem halben Jahr störte ihn das Rauschen kaum noch; nur in belastenden Situationen wurde es wieder wahrnehmbar. Das Geräuschgerät benutzte er immer seltener.
>
> Heute ist Herr B. ein weiterhin sehr erfolgreicher Manager, der aufgrund seines Ohrgeräusches weiß, wann seine Belastungen zu viel werden, und der durch den Tinnitus gelernt hat, seine geistigen und körperlichen Kräfte einzuteilen. Das regelmäßige körperliche Training und Entspannungsübungen sind feste Bestandteile seines Berufslebens geworden.

Die drei Hauptelemente der Retraining-Therapie (Tab. 2) beseitigen im Laufe der Zeit die negativen körperlichen und seelischen Reaktionen auf das Ohrgeräusch wie auch die Empfindung des Ohrgeräusches. Diese Desensibilisierung schwächt die emotionalen Reaktionen ab, löst Ängste und vermindert das Gestörtsein durch den Tinnitus. Die verminderte Belastung durch das Ohrgeräusch zeigt sich in einer zunehmend längeren Periode, in der das Ohrgeräusch nicht mehr wahrgenommen wird, in einem Leiserwerden des Tinnitus und schließlich auch in einem besseren Hörverständnis. Veranlasst wird diese Therapie durch einen HNO-Arzt, der darin über die notwendige Erfahrung verfügt; ein ebenfalls hierin speziell geschulter Hörgeräte-Akustiker passt den Tinnitus-Masker individuell an.

Extra: Retraining-Therapie

● **Tab. 2: Die Säulen der Retraining-Therapie**

Allgemeine Beratung	Rauschgerät	Psychologische Maßnahmen
HNO-Arzt/Ärztin Audiologin Arzthelferin	Breitbandrauschen (»weißes« Rauschen) HdO-Gerät IO-Gerät Kombination aus Hör- und Rauschgerät	Diagnostik von Begleitstörungen Antistresstraining Therapie der Begleitstörungen Entspannungstechniken

Die Therapie der Hyperakusis mit dem Rauschgerät

Eine Hyperakusis (stark erhöhte Lärmempfindlichkeit) kann allein bestehen, aber auch von einem Ohrgeräusch begleitet sein. Ziel der Therapie ist es, das Hörsystem gegenüber dem normalen Umgebungslärm unempfindlicher zu machen, wobei in den meisten Fällen auch ein gleichzeitig vorhandenes Ohrgeräusch leiser wird oder ganz verschwindet. Auch hier gelten die allgemeinen Therapiegrundlagen der Retraining-Therapie, also die Aufklärung über akustische Prozesse und die psychologische Diagnostik.

So verwenden Sie die Geräte bei Hyperakusis

- Bei einer Hyperakusis werden immer beide Ohren mit einem Gerät versorgt.
- Das Rauschgerät sollte möglichst im Gehörgang mit offener Versorgung angepasst werden. Es darf den Gehörgang nicht verschließen. Kein Im-Ohr-Gerät!
- Ein bequemer Sitz ist wichtig. Bei Brillenträgern ist ein Ohrmuschelgerät besser als ein HdO-Gerät.
- Benutzen Sie alle Frequenzen.
- Tragen Sie das Gerät mindestens 2–6 Stunden am Tag, wenn möglich länger. Die Tragedauer hängt von den persönlichen Umständen ab und sollte individuell festgelegt werden. Um das akustische System zu trainieren, sollte die Tragedauer mit der Zeit immer länger werden.
- Stellen Sie zu Therapiebeginn die Lautstärke des Rauschens am Gerät so ein, dass Sie es gerade noch hören. Nehmen Sie diese Einstellung morgens vor und behalten Sie sie unverändert über den Tag bei.

Extra: Retraining-Therapie

- Nach etwa zwei Wochen soll nach dem morgendlichen Einstellen das Geräusch noch einmal so weit lauter gestellt werden, dass Sie es gerade noch als Differenz zur vorherigen Einstellung wahrnehmen können.
- In monatlichen Abständen wird die Lautstärke weiter erhöht. Dabei darf allerdings die maximale Lautstärke das Sprachverständnis und das soziale Hören nicht beeinträchtigen.
- Eine Herabsetzung der Lärmempfindlichkeit setzt frühestens nach zwei Monaten ein. Wenn die Hyperakusis bereits länger besteht und sehr ausgeprägt ist, kann der therapeutische Effekt jedoch bis zu 12 Monaten auf sich warten lassen. Sind Alltagsgeräusche wieder erträglich geworden, besteht kein Grund mehr, die Therapie fortzusetzen.
- Wenn zusätzlich ein sehr lästiges Ohrensausen besteht, möchte der Patient das Rauschen des Gerätes zuweilen gern lauter hören, weil es sein Ohrgeräusch u. U. »beruhigt«. Eine Teilmaskierung des Ohrgeräusches ist in diesen Fällen erlaubt.
- Viele Patienten mit Hyperakusis verwenden zum akustischen »Schutz« der Ohren ständig einen Gehörschutz wie Oropax®, Gehörschutzkapseln, -watte und ähnliches. Dieser Gehörschutz sollte mit Beginn der Therapie abgebaut und beiseite gelegt werden, weil er das Gegenteil der Retraining-Therapie bewirkt und den Prozess der Desensibilisierung verzögert. Gehörschutzmaßnahmen sind dann erlaubt, wenn eine besondere Lärmbelastung überstanden werden muss, z. B. am Arbeitsplatz oder im Straßenverkehr.
- Ein Hörgerät ist bei Hyperakusis zweitrangig. Das Verstärken der Umweltgeräusche ist kaum zu ertragen. Hier muss ein Hörtraining mit den Geräten vorausgehen.

Die Deutsche Tinnitus-Liga

Die Deutsche Tinnitus-Liga hat eine in Europa einmalige Form der Organisation einer Selbsthilfe. Unter der derzeitigen Leitung des Ehepaars Knör und vielen Mithelfern ist in den letzten Jahren eine Institution mit derzeit 20 000 Mitgliedern aufgebaut worden. Eine ähnlich schlagkräftige Einrichtung findet man sonst nur in den Vereinigten Staaten in Form der American Tinnitus Association (ATA).

Eine der wichtigsten Aufgaben der Tinnitus-Liga ist die Weitergabe von Informationen an Betroffene wie auch an Ärzte. Sie fördert die Ärzteausbildung, die Aufklärung über Tinnitusverhütung, Forschung und Lehre, und sie betreut einzelne Selbsthilfegruppen. Die Tinnitus-Liga gibt viermal im Jahr das »Tinnitus-Forum« heraus, eine themenorientierte Zeitschrift, die der Information von Ärzten und Patienten dient. Es gibt sogar einen Telefonservice für Patienten.

Darüber hinaus kristallisiert sich ein wachsender Stamm von wissenschaftlichen Beratern um die Organisation heraus, wodurch sich die wissenschaftlichen Bemühungen um den Tinnitus in Deutschland intensivieren. Vermutlich hat bislang keine wissenschaftlich untermauerte Maßnahme soviel Positives für Patienten mit Ohrgeräuschen erreicht wie die Arbeit des Ehepaars Knör und ihrer Mitarbeiter.

Lobby für Tinnitus-Patienten

Durch unermüdliche Öffentlichkeitsarbeit ist es der Organisation gelungen, das Krankheitsbild Tinnitus und die damit verbundene Problematik in der Ärzteschaft, Krankenkassen und Behörden stärker bewusst zu machen. Diese Öffentlichkeitsarbeit hat in den letzten Jahren zu einer sehr viel besseren medizinischen und sozialen Versorgung von Tinnitus-Patienten geführt. Eine wirkungsvolle Interessenvertretung aller Betroffenen im sozialpolitischen Bereich kann also tatsächlich gelingen. Der nächste Schritt wird sein, eine bessere Vorbeugung im beruflichen und privaten Bereich zu erreichen. Dies ist notwendig, um die weitere Ausbreitung von Schwerhörigkeit und Tinnitus zu verhindern. Dank des Einsatzes der Tinnitus-Liga ist es gelungen, die Tinnitus-Masker verordnungsfähig zu machen. Heute ist dieser Erfolg eine der entscheidenden

Die Deutsche Tinnitus-Liga

Grundlagen zur Einführung der so erfolgversprechenden Retraining-Therapie mithilfe der Rauschgeräte, die als Tinnitus-Masker verordnungsfähig sind.

Die Tinnitus-Liga leitet Selbsthilfegruppen und gibt Ratschläge zu deren Gründung. Die Selbsthilfegruppen sind für viele Patienten der erste Kontakt und Anknüpfungspunkt, nachdem sie sich über den chronischen Verlauf des Krankheitsbildes bewusst geworden sind. Für manchen Patienten ist der Besuch einer Selbsthilfegruppe ein Wiederanfang des Lebens in sozialen Strukturen, nachdem er zuvor einen aussichtslosen Rückzug aus dem gesellschaftlichen Leben vollzogen hatte. Schon der Ausdruck »Geteiltes Leid ist halbes Leid« lässt die Möglichkeiten erahnen, die die Patienten in ihrer gemeinsamen Auseinandersetzung mit dem Leiden bekommen.

Rückhalt durch die Selbsthilfegruppen

Herr K. erlitt nach einer missglückten Ohroperation neben einer Schwerhörigkeit auf dem operierten Ohr einen ausgeprägten Tinnitus, der ihn an den Rand der Verzweiflung brachte. Sehr rasch spürte er, dass er in der Klinik, in der er operiert worden war, für seine aus dem Eingriff entstandenen Nöte kein Verständnis erwarten konnte. Bei seinem niedergelassenen HNO-Arzt fühlte er sich zwar gut verstanden, konnte mit ihm jedoch wegen Zeitmangels nie ein so ausführliches Gespräch führen, wie er sich das gewünscht hätte. Rat suchend wandte sich Herr K. auch an einen Heilpraktiker, der über ein halbes Jahr lang versuchte, das Ohrgeräusch zu behandeln. Leider brachte dies ebenfalls keinen Erfolg, war jedoch eine sehr teure Angelegenheit.

Schließlich griff Herr K. den Vorschlag seines HNO-Arztes auf und wandte sich an die Tinnitus-Liga. Dort erfuhr er von einer Selbsthilfegruppe unweit seines Wohnortes. Herr K. fand in dieser Gruppe sofort Anschluss. Es freute ihn sehr, dass es Leute gab, die sich für seine Nöte interessierten und die Verständnis hatten für ein Krankheitsbild, das man den Patienten äußerlich nicht ansehen kann. Der Informationsaustausch mit anderen Tinnitus-Patienten war für Herrn K. eine große Unterstützung. Er konnte mit den anderen Therapieangebote diskutieren und deren Sinn hinterfragen, ohne selbst vergeblich Geld, Zeit und Hoffnung zu investieren. Dies war ihm eine wesentliche Hilfe und ermöglichte ihm ein erfülltes neues Leben »nach dem Tinnitus«.

Das altersbedingte Ausscheiden aus seinem Beruf ermöglichte Herrn K. schließlich ein größeres Engagement für die Selbsthilfegruppe. Heute sieht Herr K. die Gruppe als ein dynamisches Element in der Betreuung und Therapie von Tinnitus-Patienten. Wie in vielen anderen Selbsthilfegruppen auch machte die Gruppe eine bewegte Entwicklung durch, mit vielen Wechseln der Teilnehmer.

Kommentar: Dieses Fallbeispiel zeigt, wie aus einem Leiden nicht zwangsläufig Hoffnungslosigkeit, sondern neue und erfüllende Aufgaben erwachsen können. Der Anschluss an eine Tinnitus-Selbsthilfeorganisation empfiehlt sich für jeden Betroffenen. Der Kontakt zu Personen mit meist denselben Sorgen und das gegenseitige Verständnis ist nur *ein* positiver Faktor. Die Tatsache, dass mit steigender Mitgliederzahl eine große Lobby entsteht, wird starken Einfluss auf die wissenschaftliche Weiterentwicklung haben und allen Beteiligten ein Ansporn sein.

Vielen Patienten genügt es, wenn sie in der Gruppe einige Ansprechpartner finden. Das Nicht-Besuchen und Verlassen von Gruppenabenden ist nicht unbedingt ein Zeichen der Unzufriedenheit, sondern in den meisten Fällen ein Indiz, dass die Patienten mit ihrem Ohrgeräusch zurechtkommen. Die Funktion der Selbsthilfegruppe, oft in Verbindung mit dem Mitgliederservice der Deutschen Tinnitus-Liga, hat in diesen Fällen ausgereicht, eine Phase des Niedergeschlagenseins und der Verzweiflung zu überbrücken und durch Gemeinsamkeit und gut gemeinte Ratschläge die Patienten durch diese Zeit zu tragen.

Adressen der Deutschen Tinnitus-Liga sowie Österreichischer und Schweizer Selbsthilfeorganisationen sind im Anhang aufgeführt (Seite 207 f.).

Tinnitus durch Störungen an Halswirbelsäule oder Kiefergelenk

Die engen Beziehungen zwischen Kiefergelenk, Halswirbelsäule und den Strukturen des Ohres haben Sie schon in früheren Kapiteln kennen gelernt. Welche Anzeichen darauf hindeuten, dass Gelenk- oder Muskelstörungen in der unmittelbaren Nachbarschaft des Ohres zum Tinnitus beitragen und wie eine eventuelle Behandlung aussieht, erfahren Sie in den folgenden Abschnitten.

Die Halswirbelsäule

Dass die Funktion der Halswirbelsäule (HWS) bei Tinnitus wichtig sein kann, zeigt sich einerseits an den erfolgreich über die HWS behandelten Tinnitus-Patienten, andererseits aber auch an der Tatsache, dass immer wieder berichtet wird, ein Ohrgeräusch könne durch eine Therapie (z. B. Massage, Chirotherapie) an der Halswirbelsäule ausgelöst werden.

Tinnitus nach Manualtherapie

Die 32-jährige Hermine M. hatte schon immer Probleme mit ihrem Nacken. Durch eine intensive Ballettschulung seit der Kindheit waren ihre Gelenke überbeweglich. Da sie seit der Geburt ihres ersten Kindes mit Sport und auch mit dem Ballett aufgehört hatte, war sie nicht mehr im Training, und zunehmend stellten sich Verspannungen in den Schultern und im Nacken ein, gelegentlich auch mit Kopfschmerzen verbunden. Frau M. suchte einen erfahrenen Manualtherapeuten auf, der eine Blockierung an der oberen Halswirbelsäule feststellte und behandelte. Da sie nach jeder Behandlung eine Erleichterung verspürte, ging sie regelmäßig zu diesem Arzt.

Eines Tages war die Behandlung jedoch nicht sofort erfolgreich, so dass die HWS kurz nacheinander ein zweites und drittes Mal manipuliert wurde. Rückblickend stellte sich heraus, dass die Kopfschmerzen diesmal im Zusammenhang mit einem Infekt gestanden hatten. Beim dritten Manipulieren traten unmittelbar nach dem chiropraktischen Eingriff ein Ohrgeräusch, ein Druckgefühl und eine Hörstörung des betroffenen Ohres auf.

Der Arzt reagierte sofort, beendete die manualtherapeutischen Manipulationen und leitete eine wohldosierte krankengymnastische Übungsbehandlung ohne Massage der HWS ein, um die Muskulatur zu entkrampfen und das ganze System zu beruhigen. Nach einer Woche hatte Frau M. ihr Druckgefühl im Ohr verloren, und sie hörte wieder normal. Es blieb jedoch ein leises Summen in diesem Ohr, das Frau M. allerdings nur wahrnimmt, wenn es in der Umgebung ganz ruhig ist. Sie fühlt sich durch dieses Summen nicht weiter belästigt.

Kommentar: Besonders junge Patientinnen mit einer vermehrten Beweglichkeit der Wirbelsäule und der Gelenke (Hypermobilität) sind bei chiropraktischen Manipulationen gefährdet. Durch einen unsachgemäßen oder in zu schneller Folge durchgeführten chiropraktischen Eingriff können sehr rasch die empfindlichen Strukturen an der oberen HWS überdehnt werden. Dies war wohl auch im Falle von Frau M. die Ursache für eine Irritation des Hörsystems. Eine Therapie an der oberen Halswirbelsäule ist in diesen Fällen dem sehr erfahrenen Arzt vorbehalten. Bei ungenauer Anwendung der Therapie werden die ohnehin hypermobilen Gelenke überdehnt, es kommt zur pathologischen Reaktion.

Der Arzt hatte in diesem Fall richtig reagiert: Bei Auftreten solcher Störungen muss eine weitere chiropraktische Behandlung unbedingt unterlassen werden! Die empfindlichen Strukturen der HWS können nur durch eine vorsichtige krankengymnastische Übungsbehandlung, möglichst unter kurzzeitiger Eisanwendung während der muskulären Anspannungsphasen wieder beruhigt werden. Keinesfalls darf dabei die Halswirbelsäule massiert werden!

Ein Schleudertrauma

Monika L. stand an einer Ampel und hatte sich gerade zu ihrem rechts neben ihr angeschnallten Kind gedreht, als ein Fahrzeug von hinten auffuhr. Durch einen Aufprall am Lenkrad erlitt Frau L. einen Schlüsselbeinbruch, weshalb sie ins Krankenhaus eingewiesen wurde. Aus Sorge um

Tinnitus durch Störungen an Halswirbelsäule oder Kiefergelenk

ihr Kind beachtete Frau L. zunächst nicht, dass sie auch leichte Schmerzen in der Halswirbelsäule verspürte. Sie nahmen in den nächsten drei Tagen stetig zu, bis sich am vierten Tag ein Geräusch am linken Ohr dazugesellte.

Die Halswirbelsäule wurde mit einem Stützverband ruhig gestellt. Nach etwa 6 Wochen schlossen sich Massagebehandlungen der HWS an, die zwar vorübergehend eine Linderung der Beschwerden bewirkten, jedoch auf das Ohrgeräusch keinen Einfluss hatten. Frau L. stellte sich einem in der manuellen Therapie erfahrenen Orthopäden vor, nachdem der HNO-Arzt eine Hörstörung und ein unfallunabhängiges Krankheitsbild ausgeschlossen hatte. Der Orthopäde stellte eine Funktionsstörung mit Blockierung des 2. und 3. Wirbelsäulengelenkes fest und führte eine schonende und schmerzfreie Manipulation dieses Gelenkes durch. Bereits am gleichen Tag bemerkte die Patientin einen Rückgang des Ohrgeräusches. Weitere Sitzungen mit einer gezielten Manualtherapie und eine fundierte krankengymnastische Übungsbehandlung folgten. Das Ohrgeräusch wurde leiser und war nach vier Wochen verschwunden.

Kommentar: Das Auftreten von Ohrgeräuschen nach einem Auffahrunfall ist relativ häufig. Ebenso wie Beschwerden von Seiten der Halswirbelsäule (z. B. Schmerzen im Nacken, Kopfschmerzen, Gleichgewichtsstörungen) können auch Ohrgeräusche nach einem symptomfreien Intervall von bis zu 2–3 Wochen nach einem Unfall auftreten. Dies erschwert häufig eine gutachterliche Untersuchung und Beurteilung solcher Ohrgeräusche, da wegen des langen Zeitraums zwischen Unfall und Auftreten des Ohrgeräusches vielen Gutachtern ein Zusammenhang zwischen Unfall und Tinnitus unwahrscheinlich erscheint.

Die gereizten Strukturen der Halswirbelsäule müssen zunächst beruhigt werden, bevor eine krankengymnastische Behandlung eingeleitet werden kann. Eine Massage an der HWS, besonders wenn ein Trauma vorausging, sollte unterbleiben. Neuere wissenschaftliche Untersuchungen haben gezeigt, dass direkte Nervenverbindungen zwischen Rezeptoren in den Nackenmuskeln und den zentralen Kerngebieten des Hörorgans bestehen. Die auf diesen Nervenbahnen geleiteten Nervenimpulse (Afferenzen) werden in den Kerngebieten über Nervenverbindungen gesteuert und überwacht. Unter noch nicht geklärten Umständen könnten diese Afferenzen die Funktion des Hörorgans stören und so ein Ohrgeräusch oder einen Hörsturz auslösen. Diagnostik und Therapie funktioneller

Die Halswirbelsäule

Störungen der Halswirbelsäule sind deshalb heute fester Bestandteil in der Behandlung des Hörsturzes und des Tinnitus.

Wunderwerk der biologischen Architektur

Die Halswirbelsäule ist recht kompliziert aufgebaut. Eine seitliche Röntgenaufnahme lässt erkennen, wie die knöchernen Strukturen zueinander stehen (siehe Zeichnung).

Im Hinblick auf den Tinnitus sind die ersten drei der insgesamt sieben Halswirbel besonders wichtig. Die Verbindung zwischen Kopf und beweglicher Halswirbelsäule stellt der Atlas her, der erste Wirbel (in der griechischen Sagenwelt ist Atlas derjenige, der die Weltkugel auf den Schultern trägt). In der Gelenkverbindung zwischen Atlas und Schädelbasis findet hauptsächlich die Nickbewegung des Kopfes statt. Die Verbindung zwischen dem Atlas und dem zweiten Wirbel, der Axis, ermöglicht die große Drehmöglichkeit des Kopfes. Der dritte Wirbel verbindet die

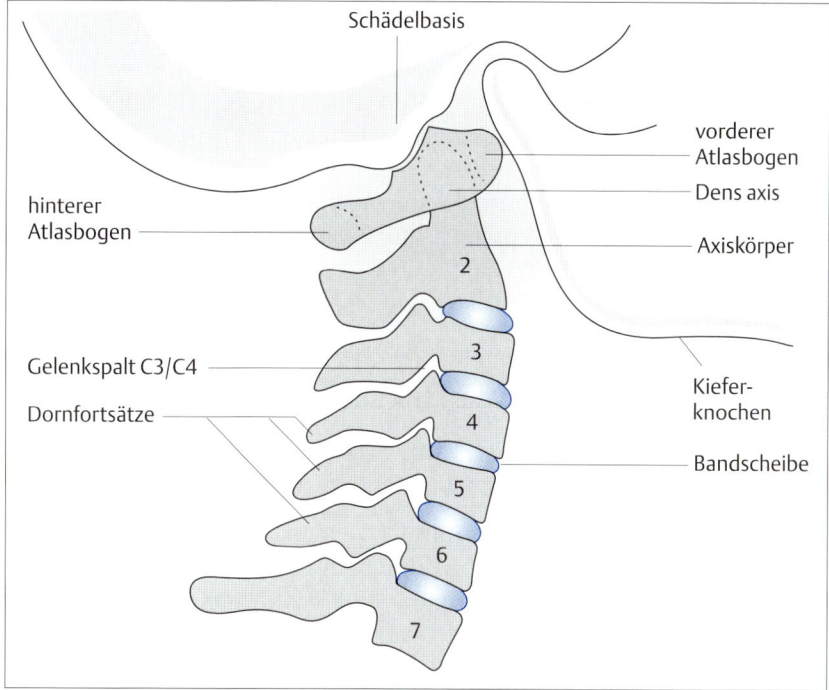

Anatomie der Halswirbelsäule.

■ **Tinnitus durch Störungen an Halswirbelsäule oder Kiefergelenk** ■

kompliziert konstruierten ersten beiden Wirbel mit der unteren Halswirbelsäule. Diese Verbindung zwischen dem zweiten und dritten Wirbel ist am anfälligsten für funktionelle Störungen, da die dynamische Belastung hier am größten ist.

Die Bewegungen der oberen Halswirbelsäule werden über kleinste Muskeln präzise gesteuert. Für diese Steuerung sind viele in den Muskeln gelegene Fühler (Rezeptoren) notwendig. Da diese Rezeptoren u. a. auf mechanischen Zug und Druck reagieren, kann eine zu starke Massage zu Störungen wie Schwindel und Kopfschmerzen führen und vorhandene Symptome wie z. B. Tinnitus verstärken. Es gibt viele Tinnitus-Patienten, die ihr Ohrgeräusch durch solche Manipulationen beeinflussen können. Hier liegt der Zusammenhang zwischen der HWS und dem Tinnitus erst recht nahe.

Kann es die Halswirbelsäule sein?

Im Röntgenbild fallen vor allem Abnutzungserscheinungen der Halswirbelsäule ins Auge. Sie sind allerdings für die Diagnostik weit weniger bedeutsam als die Funktion der Halswirbelsäule. Verschleißerscheinungen wie z. B. knöcherne Auswüchse an den Wirbelkörpern, verschlissene Bandscheiben und arthrotische kleine Wirbelgelenke sind lediglich Ausdruck der »Instandhaltungsmöglichkeiten« unseres Körpers: Er versucht, durch Kalkbildung die überbeanspruchten Strukturen ruhigzustellen. Ist eine solche Ruhigstellung mit zunehmendem Alter erreicht, ist die HWS zwar in der Beweglichkeit eingeschränkt, aber Störungen wie Schmerzen und Reizerscheinungen sind dann verschwunden.

Im Röntgenbild lassen sich die Knochen selbst und die Stellung der Wirbel zueinander beurteilen. Es dient dem Ausschluss entzündlicher, bösartiger oder traumatischer Erkrankungen und der Darstellung angeborener Fehlbildungen. Die Aussage, ob ein Tinnitus durch Veränderungen an der Halswirbelsäule entstanden ist, kann niemals nur anhand des Röntgenbildes der HWS getroffen werden.

Eine solche Aussage gelingt nur mithilfe einer subtilen klinischen Untersuchung der Halswirbelsäule. Die Prüfung der Funktion jedes der einzelnen Wirbelgelenke und das Abtasten der umgebenden Weichteile sind die wichtigsten diagnostischen Maßnahmen. Im deutschsprachigen Raum ist hierzu eine zusätzliche Ausbildung in Manueller Therapie (= Chirotherapie) notwendig. Dabei wird nicht nur gelehrt, wie man funktionsgestörte Gelenke behandelt, sondern auch, wie man die kleinsten Muskeln und Gelenkstrukturen tasten kann.

Bereits durch Ertasten findet der Arzt Hinweise, ob die Halswirbelsäule mit einem Ohrgeräusch in Verbindung steht: Verstärkung oder Abschwächung des Tinnitus bei bestimmten Bewegungen oder bei Tasten bestimmter Strukturen legen einen Zusammenhang nahe. Auch wie das Ohrgeräusch entstanden ist, ist immer wichtig: In manchen Fällen lässt sich rekonstruieren, dass das Ohrensausen in Verbindung mit einer ungeschickten Bewegung oder Körperhaltung aufgetreten ist. Diesbezüglich spielt die Architektur des Körperbaues, die Statik, eine große Rolle. Bei Fehlhaltungen, beispielsweise bei einem Beckenschiefstand, sind Beschwerden an Rücken und Halswirbelsäule vorprogrammiert, da einzelne Wirbelsäulenabschnitte übermäßig belastet werden. Auch Fehlbelastungen des Kiefergelenkes spielen hier eine Rolle.

Sonderfall Schleudertrauma

Ein Tinnitus nach einem »Schleudertrauma« (Distorsionstrauma) der Halswirbelsäule verdient besondere Beachtung. Für viele Patienten beginnt mit dem Schleudertrauma ein mühsamer Weg nicht nur hinsichtlich des Tinnitus, sondern auch, weil Versicherungen, Gutachter, Berufsgenossenschaften, Gerichte, Arbeitgeber und Unfallverursacher dieses Leiden nicht ernst nehmen. Da Tinnitus nicht sicht- und messbar ist, lässt sich den Untersuchern oft nur sehr schwer klarmachen, dass hier eine unfallbedingte Störung mit u. U. schwer wiegenden Folgen besteht. Direkt nach dem Unfall stellen sich den behandelnden Ärzten oft andere, manchmal lebenswichtige Aufgaben, und so wird das Vorhandensein eines Ohrgeräusches oft erst Tage nach dem Unfall oder überhaupt nicht in den Akten festgehalten – ein Umstand, der es den Gutachtern später erschwert, eine Beziehung des Tinnitus zum Unfallereignis herzustellen.

Andererseits wird heute immer häufiger anerkannt, dass ein Tinnitus auch erst mehrere Tage nach einer Verletzung in Erscheinung treten kann und dass das Ausmaß der Halswirbelsäulenverletzung nicht unbedingt mit dem Schweregrad des Tinnitus übereinstimmt. Für Betroffene ist es wichtig, sich einen unabhängigen Gutachter zu suchen, der sich sowohl mit Ohrgeräuschen als auch mit Halswirbelsäulenverletzungen beschäftigt. Gelegentlich empfiehlt es sich, zur Beurteilung auch einen Psychologen hinzuzuziehen.

Welche Behandlungsmöglichkeiten gibt es?

Liegen dem Tinnitus Probleme an der Halswirbelsäule zugrunde, umfasst die Behandlung eine ärztliche Therapie und physiotherapeutische Maßnahmen (Krankengymnastik).

Bei akuten Störungen der Halswirbelsäule können gelegentlich Medikamente angezeigt sein, die den Spannungszustand der Muskeln herabsetzen (Muskelrelaxanzien) oder Entzündungen und Reizzustände dämpfen (Antiphlogistika, Antirheumatika). Auch die vorübergehende Ruhigstellung der Halswirbelsäule mit einer Zervikalstütze ist bei akuten und schmerzhaften Zuständen notwendig. Störende Nervenimpulse aus kranken Wirbelgelenken können durch Injektion von Betäubungsmitteln (Lokalanästhetika) unterbunden werden. Hierzu führt der Arzt eine gezielte Injektion an das kranke Gelenk bzw. die entsprechenden Muskeln durch.

Chirotherapie (Manuelle Therapie)

Funktionsstörungen der Halswirbelsäule werden mit Techniken der Manuellen Therapie behandelt, wobei ausdrücklich nicht nur das sog. »Einrenken« gemeint ist. Vielmehr existiert heute eine Vielzahl von Behandlungstechniken für die Weichteile des Wirbelsäulenapparates, die auch bei der empfindlichen und schmerzhaften Halswirbelsäule angewandt werden können. Die schnellste und oft wirksamste Methode der Behandlung einer Funktionsstörung (sog. »Blockierung«) ist jedoch die Manipulation eines Gelenkes: Dabei werden die Gelenkflächen für Sekundenbruchteile voneinander entfernt, wobei der charakteristische »Knacks« entsteht. Als Folge dieser Manipulation entspannt sich die Muskulatur deutlich. Gleichzeitig damit werden auch störende Nervenimpulse aus dem behandelten Gelenk zum Gehirn gedämpft oder beseitigt.

Der Patient verspürt prompt die Besserung der Beweglichkeit. Steht ein Ohrgeräusch mit der beseitigten Funktionsstörung in Verbindung, kommt es sofort, zumindest aber in den nächsten Stunden zu einer Linderung. Im Idealfall wird das Ohrgeräusch sogar beseitigt. Werden diese positiven Effekte nicht schon bei den ersten beiden Behandlungen erreicht, sind weitere Manipulationen des gleichen Gelenkes sinnlos! Innerhalb kurzer Zeit darf das Gelenk nicht mehrfach manipuliert werden, sonst wird u. U. sogar ein Ohrgeräusch überhaupt erst ausgelöst.

Die heute gelehrten Techniken der Manipulation eines Gelenkes sind schmerzfrei und ungefährlich. Komplikationen sind erfreulicherweise selten geworden. Das gewaltsame so genannte »Einrenken« gehört der Vergangenheit an.

Ärzte und Krankengymnasten erwerben ihre chirotherapeutischen Kenntnisse an bestimmten Schulen. Ärzte schließen die Ausbildung in Manueller Therapie mit der Qualifikation »Chirotherapie« ab. Diese Bezeichnung darf dann im Praxisschild und auf dem Briefkopf geführt werden. Auch bei den Krankengymnasten führt die Ausbildung zu einem Abschluss, der es ihnen gestattet, die angewandte Therapie besonders abzurechnen.

Physiotherapie

Der an der Halswirbelsäule tätige Physiotherapeut (in Deutschland »Krankengymnast«) sollte eine Zusatzausbildung in Manueller Therapie oder eine ähnlich geartete Weiterbildung abgeschlossen haben. Die sehr komplizierten Zusammenhänge zwischen Körperhaltung, Körperbau und Stellung der verschiedenen Körperabschnitte zueinander werden z. B. in den Ausbildungen nach Brügger oder Klein-Vogelbach vermittelt.

In der physiotherapeutischen Behandlung erwartet Sie Folgendes:

- die Befunderhebung (Statik des Bewegungsapparates, Muskelverkürzungen, Funktionsstörungen),
- die Therapie der Funktionsstörungen über die Behandlung der Weichteile (Muskeln, Sehnen, Bänder, Haut und Unterhautgewebe), aktive und kontrollierte Bewegungsübungen. Dabei darf an der Halswirbelsäule keine ausschließliche klassische Massage angewandt werden!
- Korrektur der Statik, um eine erneute Funktionsstörung zu verhindern, und Vermitteln von Übungen für zu Hause und am Arbeitsplatz,
- Beratung über sportliche Betätigungen bis hin zur Überwachung einer Trainingstherapie an sinnvollen Geräten.
- An der Halswirbelsäule hat sich der Einsatz von Eis während der aktiven Behandlung sehr bewährt. Die Eispackung wird nur kurz (10–20 Sekunden) und während der aktiven Übungsbehandlung aufgelegt. Falsch ist es, die Eispackung einfach liegen zu lassen! Die Eisanwendung steigert die Durchblutung der Muskulatur maximal. Dies bewirkt eine ausgezeichnete Entspannung, eine Schmerzaufhebung und eine bessere Dehnfähigkeit der Muskelfasern. Die Eisbehandlung ist deshalb einer Wärmeanwendung (z. B. mit Fango, Heißluft) immer vorzuziehen, sofern keine Gegenanzeigen (Durchblutungsstörungen, Kälteempfindlichkeit der Blutgefäße und Nerven) bestehen.

Inzwischen halten immer mehr »ganzheitliche« Therapieansätze aus der Osteopathie, der Kinesiologie (Seite 166) und anderen besonderen Be-

Tinnitus durch Störungen an Halswirbelsäule oder Kiefergelenk

handlungsmethoden Einzug in die Physiotherapie. Diese therapeutischen Ansätze müssen mit dem Arzt abgesprochen werden. Solange beispielsweise der Verdacht besteht, dass ein Ohrgeräusch von Störungen in der Halswirbelsäule ausgeht, hat die Behandlung der Halswirbelsäule absoluten Vorrang. Deutliche Kriterien hierfür sind:

- Kinder und Jugendliche ohne vorausgegangene Lärmbelastung mit tiefem Ohrgeräusch,
- das Ohrgeräusch kommt und geht, insbesondere bei Kopfbewegungen oder Lagewechsel,
- das Hörvermögen ist normal.

Die Behandlung der Halswirbelsäule mit der Manuellen Therapie (Chirotherapie) wird von den Krankenkassen anerkannt, die Berufsausbildung hierzu ist gut geregelt, überwacht und im deutschsprachigen Raum von hohem Niveau. Chirotherapie soll deshalb demjenigen überlassen bleiben, der die entsprechenden Voraussetzungen erfüllt. Es gibt keinen Grund, die Therapie an der Halswirbelsäule einem Heilpraktiker oder anderen paramedizinischen Heilern zu überlassen.

Meist verfügen Orthopäden über die geeignete Ausbildung. Es ist wünschenswert, dass diese Ärzte sich auch mit dem Problemkreis Tinnitus befassen und so eine Teamarbeit mit dem HNO-Arzt entstehen kann. HNO-Ärzte, die selbst über eine Ausbildung in Manueller Therapie verfügen, sind selten. Das Interesse für diese Ausbildung ist auf Seiten der HNO-Ärzte sehr groß, jedoch stellen sich ihnen oft unsinnige berufspolitische Interessen als unüberwindliche Hindernisse in den Weg. So wurde z. B. von der Ärztekammer Bayerns der Beschluss gefasst, dass HNO-Ärzte keine Manuelle Therapie (Chirotherapie) ausüben dürfen. Dies steht in krassem Gegensatz zu den Belangen der Patienten.

Kontaktadressen, über die Sie entsprechend ausgebildete Ärzte und Krankengymnasten erfragen können, finden Sie im Anhang (Seite 207 f.).

Nachbarschaft Kiefergelenk

Das Kiefergelenk ist sowohl anatomisch als auch über Nervenverbindungen und die Funktion mit der Halswirbelsäule und dem Ohr verbunden. Viele Tinnitus-Patienten können durch Zusammenbeißen oder durch Vorschieben des Unterkiefers das Ohrgeräusch in seiner Lautheit und/oder Tonhöhe beeinflussen. Tinnitus kann aber auch durch Eingriffe

Nachbarschaft Kiefergelenk

am Kiefergelenk (z. B. Entfernen von Weisheitszähnen) zum Verschwinden gebracht oder überhaupt erst hervorgerufen werden. Bereits 1934 beschrieb der Arzt Costen diese Zusammenhänge. Nach ihm wird das so genannte Costen-Syndrom benannt, das ein gemeinsames Auftreten von Gehörstörungen und Schmerzen in Kiefer und Gesicht beschreibt.

Die Beziehung des Kiefergelenkes zur Halswirbelsäule wird über komplizierte Band- und Muskelverbindungen hergestellt. Eine Fehlhaltung der Halswirbelsäule kann zu Störungen im muskulären Gleichgewicht der Kaumuskulatur führen; umgekehrt können z.B. Kiefergelenksfehlstellungen Verspannungen der Halsmuskulatur bewirken.

Den Tinnitus »wegkauen«?

Die von vielen Tinnitus-Patienten beobachtete Beeinflussbarkeit des Ohrgeräusches durch Kieferbewegungen beruht wahrscheinlich auf einer bandförmigen Verbindung zwischen der Kiefergelenk-Kapsel und einem Gehörknöchelchen, dem Hammerkopf. Dieses Band geht manchmal auch von der Sehne eines Kaumuskels, des Musculus pterygoideus lateralis, aus. Bei der Anspannung des Kiefergelenkes, z.B. beim Vorschieben des Unterkiefers, wird über dieses Band Kraft auf das Mittelohrknöchelchen übertragen; die Spannung der gesamten Gehörknöchelchenkette verändert sich dadurch. Dies wirkt sich wiederum auf die Innenohrfunktion aus, das Ohrgeräusch verändert sich. Diese Beeinflussbarkeit des Tinnitus durch Kiefergelenksbewegungen ist also oft rein mechanischer Natur und bedeutet nicht von vornherein, dass das Kiefergelenk am Tinnitus schuld ist!

Der Frage, ob die Ursache des Tinnitus mit der Kiefergelenksfunktion zusammenhängen kann, muss besonders dann nachgegangen werden, wenn

1. eine Zahnbehandlung unmittelbar oder mittelbar mit der Tinnitusentstehung verbunden war,
2. wiederholt vom Kiefergelenk ausgehende Gesichts- und Ohrenschmerzen aufgetreten sind,
3. Sie nachts mit den Zähnen knirschen,
4. starke Verspannungen im Kiefergelenk und in der Kaumuskulatur zu beobachten sind,
5. ein Fehlbiss besteht, wenn also Ober- und Unterkiefer nicht optimal zueinander stehen,
6. eine Fehlfunktion der Kiefergelenke nachgewiesen ist.

■ **Tinnitus durch Störungen an Halswirbelsäule oder Kiefergelenk** ▬▬▬

Das Kiefergelenk können Sie deutlich selbst tasten (siehe Zeichnung). Es liegt direkt vor dem Ohr, und man kann durch Auflegen des Fingers in diesem Bereich und durch Tasten beim Mundöffnen und -schließen den Gelenkspalt und das Unterkieferköpfchen gut unterscheiden. Sollte diese Gegend schmerzhaft sein, ist eine zahnärztliche Untersuchung notwendig. Auch die Symmetrie der Funktion kann der Patient vor dem Spiegel selbst prüfen: Weicht der Unterkiefer beim Mundöffnen zu einer Seite hin ab, ist die Funktion der Kiefergelenke nicht symmetrisch. Dann besteht die Gefahr, dass ein Kiefergelenk mechanisch belastet ist. Auch in diesem Fall ist eine weitere Klärung notwendig.

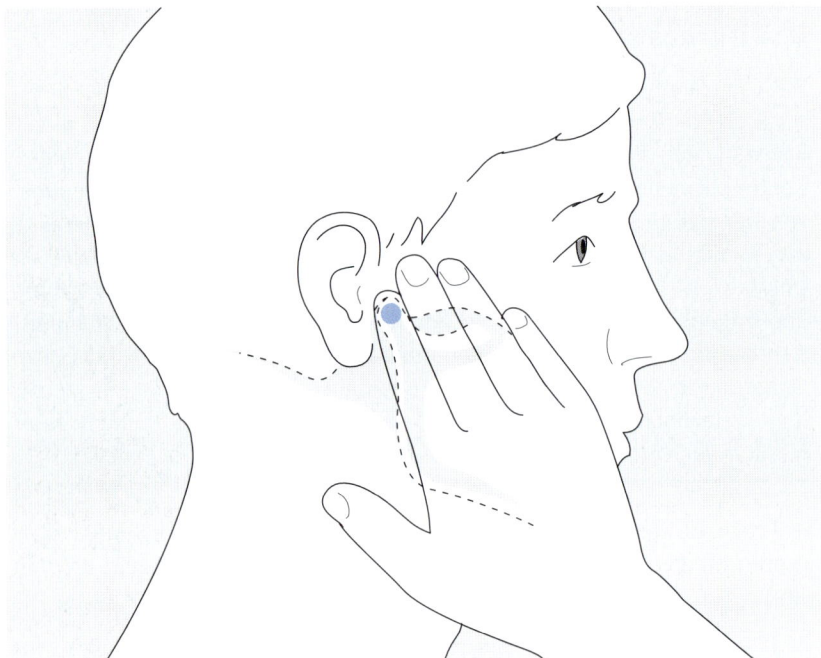

Das Kiefergelenk kann direkt vor dem Ohr getastet werden. Öffnet und schließt man den Mund, kann dabei die Bewegung hinsichtlich Seitengleichheit und Schmerzhaftigkeit untersucht werden.

Die Kiefergelenksfunktion sollte ein speziell fortgebildeter Zahnarzt, Kieferorthopäde oder Kieferchirurg beurteilen. Zur genauen Diagnostik wird er eingehend die Funktion untersuchen. Zum Teil ist es dabei sinnvoll, ein Kiefermodell anzufertigen. Spezielle apparative Funktionsanalysen sind möglich, aber sehr aufwendig; sie werden nur nach vorheriger Absprache mit der Krankenkasse bezahlt. Die dritte Maßnahme ist das Röntgenbild der Kiefergelenke, in speziellen Fällen sogar die Kernspintomografie.

Die Ergebnisse der Diagnostik münden in individuelle Therapievorschläge und können folgende Maßnahmen umfassen:

1. Unter Umständen eine Aufbissschiene, evtl. nach vorausgegangener Korrektur der Bissebenen. Damit kann eine falsche mechanische Kiefergelenksbelastung korrigiert werden.
2. Spezialschienen zur Gelenksentlastung und Bissführung, bis hin zur Einflussnahme auf die Position der Kiefergelenksköpfchen.
3. Entspannungsmaßnahmen. Das Kiefergelenk ist wie das gesamte Gesicht eng mit der seelischen Stimmung verknüpft. Redewendungen wie »Du musst die Zähne zusammenbeißen«, »zähneknirschend etwas zugeben« usw. spiegeln diese unbewussten Zusammenhänge wider. Auch körperliche Verspannungen (v.a. der Halswirbelsäule) äußern sich in einer erhöhten Spannung der Kaumuskulatur und in vermehrtem Druck des Kiefergelenkes. Deshalb sind Entspannungsmethoden (Seite 141 ff.) in manchen Fällen notwendig, um den Teufelskreis Verspannung – Schmerz – stärkere Verspannung zu durchbrechen.
4. Sehr selten eine operative Behandlung des Kiefergelenkes.

Die krankengymnastische Behandlung der Kiefergelenke und der Halswirbelsäule setzt eine spezielle Fortbildung der Krankengymnasten auf diesem Gebiet voraus. Leider gibt es noch sehr wenige Krankengymnasten, die auf diesem Gebiet kundig sind. Wenn Sie Krankengymnastik für die Therapie am Kiefergelenk verordnet bekommen haben, sollten Sie sich an Ihrem Ort erkundigen, wo ein Krankengymnast mit dieser speziellen Ausbildung niedergelassen ist.

Hörgeräteanpassung: Warum – wann – wie?

Bei vielen Tinnitus-Patienten wird das Ohrgeräusch von Schwerhörigkeit begleitet. In diesen Fällen ist die angemessene Hörgeräteversorgung entscheidend, damit der Patient das Ohrgeräusch ertragen kann. Ganz wichtig ist dies auch für eine erfolgreiche Retraining-Therapie. Auch wenn die heutigen Hörgeräte hinsichtlich einer hervorragenden Akustik und der Unterdrückung von Stör- und Nebengeräuschen noch viele Wünsche offen lassen, sollten sie möglichst früh eingesetzt werden. Erfreulicherweise entwickeln sich die elektronischen Möglichkeiten rasant weiter; die Bauteile werden immer winziger (es gibt schon Hörgeräte, die auf einen Babydaumen passen). Demnächst ist mit dem Erscheinen der ersten volldigitalen und mit Sprachprozessoren gesteuerten Hörgeräte zu rechnen. Diese Technik wird vielleicht die Hörgeräte revolutionieren – zum Wohl der Anwender.

Viele Patienten reagieren auf die Empfehlung eines Hörgerätes zunächst verständlicherweise mit Ablehnung, und es tauchen viele Fragen auf, die bei der ersten Konfrontation mit dem Thema Hörgerät oft nicht genügend beantwortet werden. Im Folgenden sollen Sie deshalb (ergänzend zum Arztgespräch) Genaueres darüber erfahren, warum die Hörgeräteverordnung sinnvoll ist.

Warum ein Hörgerät?

Das Miteinander-Sprechen gehört zu den grundlegenden Voraussetzungen unserer zwischenmenschlichen Beziehungen. Es setzt ein intaktes Hörorgan voraus. Ist die Funktion des Hörorgans durch Veränderungen im Innenohr gestört (z. B. bei familiärer Schwerhörigkeit, einer »Altersschwerhörigkeit«), wird das Sprachverständnis mehr oder minder beeinträchtigt. Am frühesten macht sich die Schwerhörigkeit bemerkbar, wenn in Gesellschaft mehrere Leute durcheinander reden. Der Betroffene versteht das Gesprochene dann besonders schlecht.

Die Hörhilfe hat im Wesentlichen das Ziel, dieses Sprachverständnis so gut wie möglich wiederherzustellen, um dem Betroffenen eine gute Kommunikation in Familie und Gesellschaft zu ermöglichen. Auch der Besuch von Vorträgen und Konzerten kann so wieder Freude bereiten.

> **Eine Brille stört doch auch nicht!**
>
> Eigenartigerweise ist das Ansehen von Hörgeräten viel schlechter als das der Brille. Nicht nur »die anderen« sehen das so, sondern auch der Patient selbst. Während es kaum jemanden stört, wenn er eine Brille verordnet bekommt, stößt die Verordnung eines Hörgerätes zunächst auf Befremden und gelegentlich auch Ablehnung.
>
> Diese Einstellung ist zum großen Teil unbegründet, denn das Hörgerät wird dem Patienten eine so große Hilfe werden, dass er es nach einer Eingewöhnungszeit gern trägt. Die heutigen technischen Möglichkeiten bieten für die unterschiedlichsten Hörstörungen geeignete Lösungen. Die technischen Bausteine können dank der Mikrotechnik in sehr kleinen Hörgeräten untergebracht werden. Der kosmetische Aspekt ist von untergeordneter Bedeutung: Ein Hörgerät ist im Gegensatz zur Brille fast unsichtbar.

Hörgeräte – ins Ohr implantiert

Ein konventionelles Hörgerät hat für den Betroffenen zwei oft bemängelte Eigenschaften: Der Gehörgang wird verschlossen, und die Frequenzübertragung, v. a. der wichtigen hohen Töne, lässt zu wünschen übrig.

Schon lange wurde deshalb versucht, Hörhilfen eleganter direkt an die Gehörknöchelchen im Mittelohr anzukoppeln. Dies ist jetzt mit dem teilimplantierbaren Gerät der Firma Symphonix gelungen (Abb. Seite 132). Ein hinter dem Ohr implantierbarer Empfänger leitet elektromagnetische Schwingungen an einen am Gehörknöchelchen befestigten Verstärker und überträgt damit den Schall. Der äußere Teil des Systems hält magnetisch über dem Empfänger und enthält neben einem Computersystem die Batterie und das Mikrofon. Der Gehörgang bleibt offen, und der Schall wird mittels elektromagnetischer Schwingungen übertragen, was eine Verstärkung auch der hohen Frequenzen ermöglicht.

Die praktische Erfahrung der mit diesen Geräten versorgten Patienten zeigt, dass die akustischen Eigenschaften hervorragend sind. Bei richtiger Indikationsstellung, die sich aus der Hörkurve des Patienten ergibt, ist eine deutliche Qualitätsverbesserung im Vergleich zur herkömmli-

■ Hörgeräteanpassung: Warum – wann – wie? ■

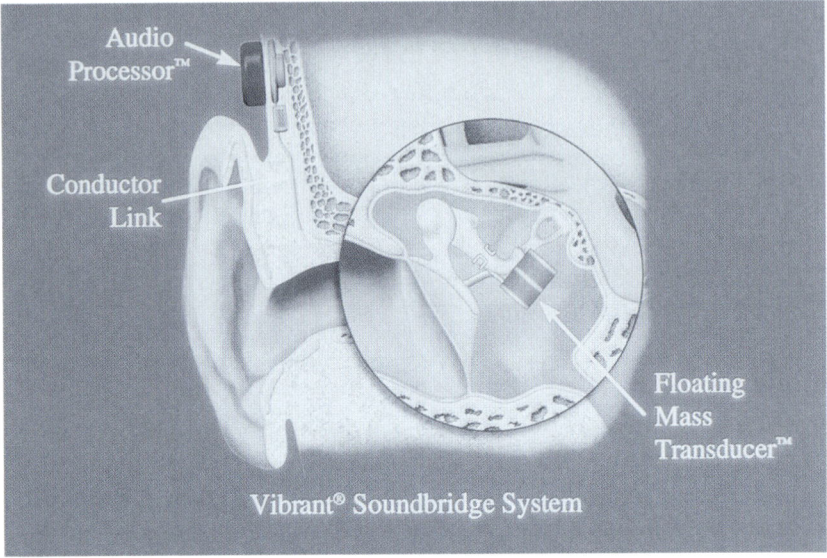

Das implantierbare Hörgerät der Firma Symphonix

chen Versorgung festzustellen. Der Grund hierfür mag sein, dass die implantierbaren Hörgeräte auch die hohen Frequenzen bis 10000 Hertz übertragen, wobei herkömmliche Hörgeräte maximal bis ca. 5000 Hertz übertragen können. Aus der Erfahrung von mittlerweile über 600 Patienten mit den Geräten der Fa. Symphonix darf man durchaus feststellen, dass hier ein Meilenstein in der Versorgung Schwerhöriger gelungen ist. Leider beteiligen sich die Krankenkassen nur unzureichend an diesem medizinischen Fortschritt. Es ist bislang nicht gelungen, die Krankenkassen davon zu überzeugen, dass besseres Hören nicht nur eine Verbesserung der Lebensqualität, sondern auch ganz entscheidend die Verbesserung der Arbeits- und Schaffenskraft bedeutet.

Digital, volldigital – was heißt das?

Der Einzug der Mikroelektronik hat auch vor den Hörgeräten nicht Halt gemacht. Mittlerweile gibt es kleine Sprachcomputer, die den Höreindruck noch besser verstärken. Die Industrie will diese Sprachprozessoren so weit entwickeln, dass sie genau zwischen Sprache und Nebengeräuschen unterscheiden können. Damit könnten die Hörgeräte gezielter nur die Sprache verstärken, die Umgebungsgeräusche dagegen abfiltern. Ein

> Hörgeräteanpassung: Warum – wann – wie? ■

Gerät mit einer solchen Sprachcomputer-Elektronik nennt man ein volldigitales Hörgerät. Es ist derzeit noch sehr teuer.

Neben diesen volldigitalen Geräten werden so genannte digital programmierbare Hörgeräte angeboten. Hierbei wird lediglich die Einstellung der Hörgeräte (Verstärkung, Regelung der Filter etc.) durch einen Computer vorgenommen. Einstellrädchen finden sich bei diesen Hörgeräten nicht mehr.

Wann ein Hörgerät?

Prinzipiell gilt: Je eher, desto besser!

Leider verhält es sich mit dem Hörgerät nicht so wie mit der Brille, die man nur aufsetzen muss, um besser zu sehen. Beim Hörgerät ist immer ein Gewöhnungs- und Übungsprozess notwendig, um dem Gehirn zu ermöglichen, sich auf die Hörhilfe einzustellen. Wartet man zu lange mit der Anpassung eines Hörgerätes, so hat das Gehirn die Sinneseindrücke für das richtige Hören vergessen. Die Hörgeräteanpassung wird dann für den Patienten schwieriger, der Hörgewinn schlechter. Aus diesem Grund gibt es heute klare Richtlinien, ab welchem Grad der Schwerhörigkeit der Hals-Nasen-Ohren-Arzt ein Hörgerät verordnen darf und soll.

Zwei Hörgeräte oder nur eines?

Bei beiderseitiger Schwerhörigkeit sollten auch beide Ohren mit einem Hörgerät versorgt werden! Das zentrale Hörsystem im Gehirn ist von Geburt an auf das Hören mit zwei Ohren angewiesen. Hinzu kommt, dass nur mit zwei hörenden Ohren ein Richtungshören möglich ist. Zum richtigen Hören ist aus diesen Gründen bei beiderseitiger Schwerhörigkeit immer die Hörhilfe auch für beide Ohren sinnvoll.

Hört ein Ohr normal, so ist dennoch eine Hörgeräteversorgung für das kranke, schlechter hörende Ohr sinnvoll, um einen möglichst normalen Höreindruck und die ungestörte Kommunikation in Gesellschaft zu erreichen.

Wie Sie zu einem Hörgerät kommen

Nachdem der Hals-Nasen-Ohren-Arzt durch Hörprüfungen die Schwerhörigkeit festgestellt und dokumentiert hat, stellt er einen Verordnungs-

■ **Hörgeräteanpassung: Warum – wann – wie?**

bogen zur Anpassung eines Hörgerätes aus. Mit diesem Verordnungsbogen gehen Sie zum Hörgeräte-Akustiker, der Sie entsprechend der Art Ihrer Schwerhörigkeit berät, ein Hörgerät aussucht und einstellt. Hierbei werden so weit wie möglich auch Ihre persönlichen und beruflichen Anforderungen berücksichtigt.

Der Anpassungsvorgang durch den Hörgeräte-Akustiker ist recht schwierig. Die vorgegebenen Daten aus den Hörprüfungen geben ihm zwar viele Hinweise, welches Hörgerät er nehmen soll. Am Ende müssen Sie jedoch selbst entscheiden, mit welchem Gerät Sie den besten Höreindruck haben. Nachdem Sie zusammen mit dem Hörgeräte-Akustiker ein Hörgerät ausgesucht haben, bekommen Sie es kostenlos zum »Ausprobieren« mit nach Hause.

Warum Probetragen?

Auch die besten Messgeräte können nicht vollständig nachempfinden, wie Sie mit dem Hörgerät hören werden. Dazu kommt, dass sich das Gehirn durch Training an das Hörgerät gewöhnen muss. Ein probeweises Tragen des Hörgerätes zu Hause muss also sein. Vereinbaren Sie mit Ihrem Hörgeräte-Akustiker einen Zeitraum, in dem Sie das Hörgerät zu Hause, am Arbeitsplatz und auch in der Freizeit testen können. Dieser Zeitraum des Probetragens kann niemals kürzer als zwei Wochen sein, um einen richtigen Eindruck zu gewinnen.

Nutzen Sie diese Zeit, um zu versuchen, in möglichst vielen verschiedenen Situationen mit dem Hörgerät zurechtzukommen. Zum Abschluss der »Probezeit« sollen die Hörgeräte dann den ganzen Tag ohne Unterbrechung getragen werden. In der Probezeit steht dem Patienten der Hörgeräte-Akustiker zur Seite und hilft, mit den verschiedenen Einstellungen zurechtzukommen. Sollten Sie nicht davon überzeugt sein, dass das Hörgerät Ihren Wünschen und Anforderungen entspricht, wird ein anderes Modell versucht. Erst nachdem Sie und der Hörgeräte-Akustiker überzeugt sind, das richtige Modell ausgewählt zu haben, suchen Sie wieder den HNO-Arzt auf, der anhand einer Hörprüfung mit und ohne Hörgerät den Hörgewinn überprüft. Mit der Unterschrift des Hals-Nasen-Ohren-Arztes wird die Hörgeräteanpassung abgeschlossen und von der Krankenkasse akzeptiert.

Wer bezahlt das Hörgerät?

Im Allgemeinen werden die Kosten für das Hörgerät von der Krankenkasse übernommen, die Batterien zur Stromversorgung des Hörgerätes zahlt der Patient selbst. Besondere technische Einrichtungen des Hörgerätes und besondere Modelle werden nicht vollständig von der Krankenkasse bezahlt, so dass der Patient unter Umständen einen eigenen Anteil bezahlen muss. Sprechen Sie sich bei der Auswahl der Hörgeräte mit dem Hörgeräte-Akustiker ab, wie hoch dieser Eigenanteil im Einzelfall sein wird. Fragen Sie immer genau nach den Kosten, die Sie selbst tragen müssen!

Und wenn ich mir ein Hörgerät nicht leisten kann?

Es gibt immer Möglichkeiten, ein Hörgerät ohne Selbstbeteiligung zu bekommen. Scheuen Sie sich nicht, gegenüber dem Arzt und dem Hörgeräte-Akustiker Ihre Sorgen diesbezüglich zu äußern. Beide werden einen Weg finden, auch dann ein passendes Hörgerät zu finden.

Hörgeräte im Ohr oder hinter dem Ohr?

Viele Menschen möchten ein möglichst klein im Gehörgang angepasstes Hörgerät, denn in der Ohrmuschel oder sogar im Gehörgang tragbare Geräte sind ja heute schon auf dem Markt. Die herkömmliche Methode ist das Tragen hinter dem Ohr (HdO-Gerät). Die Elektronik ist in einem Kunststoffgehäuse fast unsichtbar hinter der Ohrmuschel versteckt, der Schall wird auf das so genannte Ohrpassstück in der Ohrmuschel bzw. im Gehörgang übertragen. Diese Geräte können mehr Elektronikteile aufnehmen und sind deshalb bei speziellen Hörproblemen unter Umständen sogar besser geeignet als Hörgeräte in der Ohrmuschel.

Im Einzelfall rät der Hörgeräte-Akustiker, beide Gerätetypen auszuprobieren. Wichtigstes Kriterium sollte das bestmögliche Hören und nicht die Kosmetik sein! Von den Krankenkassen wird allerdings ein Im-Ohr-Gerät nur ganz bezahlt, wenn ein HdO-Gerät nicht den gewünschten Effekt erzielen konnte.

Wie sieht die Nachbetreuung aus?

Für technische Probleme steht der Hörgeräte-Akustiker bereit. Bei Problemen, die beim Tragen des Hörgerätes auftreten, sollten Sie den Hals-

Nasen-Ohren-Arzt befragen. Naturgemäß ist der Gehörgang durch das Tragen eines Hörgerätes stärker belastet. Das Gerät kann durch Ohrenschmalz verstopft werden. Deshalb kann ein regelmäßiges Reinigen des Gehörganges unter dem Mikroskop notwendig werden. Der zeitliche Abstand dieser Ohrreinigungen ist von Patient zu Patient unterschiedlich und liegt bei 3 Monaten bis einem halben Jahr. In Einzelfällen muss der Gehörgang auch in kürzeren Abständen gereinigt werden. Gelegentlich kommt es im Laufe der Zeit dazu, dass das Ohrpassstück, welches den Gehörgang mit dem eigentlichen Hörgerät verbindet, nicht mehr richtig sitzt. Dadurch verschlechtert sich das Gehör. In diesem Fall muss ein neues Ohrpassstück angefertigt werden. Diese Probleme stellen sich allerdings erst bei längerer Anwendungsdauer ein. Mindestens einmal jährlich sollte das Hörvermögen kontrolliert werden, um eine etwaige Verschlechterung feststellen zu können; teilweise müssen dann lediglich die Einstellungen am Hörgerät verändert werden.

Warum ein Hörgerät bei Ohrgeräuschen?

Ist das Ohrgeräusch mit Schwerhörigkeit verbunden, kann das Hörgerät helfen, vom Ohrgeräusch abzulenken. Es überträgt die Geräuschkulisse des Alltags ans Ohr. Der Patient fühlt sich dadurch dem Ohrgeräusch nicht mehr so ausgesetzt und kann es besser ertragen. Soll ein gleichzeitiges Retraining durchgeführt werden, so kann der dazu notwendige Rauschgenerator mit einem Hörgerät kombiniert werden. Diese Kombinationsgeräusche mit Verstärkerteil und Geräuscherzeuger nennt man auch Tinnitus-Instrumente. Eventuell kann auch ein Hörgerät mit einem eigenen Grundrauschen des Verstärkers geeignet sein.

Wann soll das Hörgerät getragen werden?

Es ist ratsam, das Hörgerät möglichst den ganzen Tag über zu tragen. Erst dann gewöhnen sich die Ohren und vor allem das zentrale Hörsystem an die technische Hilfe – eine Voraussetzung für das Gefühl, mit dem Hörgerät deutlich besser hören zu können. Es ist nicht sinnvoll, das Hörgerät nur zu bestimmten Anlässen zu tragen. Etwas anderes ist es natürlich, wenn an der Arbeitsstelle oder auch bei bestimmten Tätigkeiten zu Hause (z. B. Arbeit an der Säge) starker Lärm auftritt. In diesen Situationen ist es ratsam, das Hörgerät auszuschalten.

Wie lange hält ein Hörgerät?

Das Hörgerät ist so gebaut, dass es den täglichen Einsatz etliche Jahre überstehen kann. Die Krankenkasse übernimmt die Kosten für ein neues Hörgerät, wenn das alte etwa 5–6 Jahre getragen wurde.

Tinnitus-Klinik: Für Sie geeignet?

In den letzten Jahren sind immer mehr Tinnitus-Kliniken entstanden. Dort werden Patienten behandelt, die unter einem chronischen Ohrgeräusch leiden. Ein Klinikaufenthalt zur Behandlung eines Tinnitus ist dann sinnvoll, wenn der Patient mit dem Ohrgeräusch nicht mehr leben kann, wenn die normale soziale Entwicklung und das Berufsleben gefährdet sind. Vom therapeutischen Ansatz her unterscheiden sich die verschiedenen Tinnitus-Kliniken: Einige folgen dem psychosomatischen Therapieansatz und verhelfen den Patienten zu einer Tinnitusbewältigung, das heißt zu einem Leben mit Tinnitus; andere bieten vielfältige therapeutische Methoden zur eigentlichen Tinnitusbehandlung an.

Psychosomatische Behandlung

Die psychosomatische Behandlung von Tinnitus-Patienten wurde in Deutschland unter Goebel in der Klinik Roseneck in Prien eingeführt. Mit einem Stab von psychologischen Mitarbeitern und Therapeuten wird der Patient zu dem Ziel geführt, sein Leben mit vorhandenem Tinnitus zu gestalten. Er soll lernen, dass er seinen Tinnitus beherrscht und nicht umgekehrt der Tinnitus ihn.

Bevor der Patient in eine solche Klinik eingewiesen wird, müssen die Diagnostik und die Akuttherapie abgeschlossen sein. Der Patient darf nicht erwarten, dass in einer solchen Klinik Maßnahmen ergriffen werden, die das Ohrgeräusch leiser werden lassen oder gar zum Verschwinden bringen. Vielmehr lernt der Patient, den Problemkreis Tinnitus zu bewältigen. Ein Klinikaufenthalt ist deshalb sinnvoll, weil parallel etliche Therapieansätze angewandt werden können, die gemeinsam eine breitere Wirkung erzielen. Zu den psychologischen Therapien gehören körpertherapeutische Verfahren, die in Einzel- und Gruppentherapie durchgeführt werden. Die Gruppentherapie ermöglicht das Miterleben persönlicher Probleme anderer Tinnitus-Patienten, das Sich-Öffnen und den Austausch individueller Verarbeitungs- und Kompensationsmaßnahmen.

> **Tinnitus-Tagebuch**
>
> Um Schwankungen in der Belästigung durch den Tinnitus feststellen und analysieren zu können, ist besonders während eines Klinikaufenthaltes vorübergehend das Führen eines Tinnitus-Tagebuchs sinnvoll.
>
> Zeichnen Sie darin täglich alles auf, was Sie im Zusammenhang mit dem Tinnitus erleben: Ihre Gefühle und Begleitumstände wie Lautheit, Kontrolle, Stimmung, Ihre Einstellung zum Therapieerfolg usw. Das Tinnitus-Tagebuch ermöglicht besonders gut, die Veränderungen während der Therapie zu beurteilen. Dieses aus der Verhaltenstherapie stammende Verfahren dient zur Selbstbeobachtung des chronischen Symptoms und der damit verbundenen seelischen und körperlichen Aspekte. Darüber hinaus motiviert es nicht nur Sie, sondern auch den Therapeuten.

Pragmatische Behandlung

Die zweite Art von Tinnitus-Klinik hat als Ziel, den Tinnitus zum Verschwinden zu bringen, und setzt hierfür zahlreiche schulmedizinische und alternative Heilmittel ein. Im Gegensatz zu diesem hochgesteckten Ziel darf der an chronischem Tinnitus leidende Patient aber nicht mit der Erwartung in diese Kliniken gehen, sein Ohrgeräusch könne völlig verschwinden. Wie alle Körpertherapien und alternativen Heilmethoden können ihm die Anwendungen in dieser Klinik gut tun und zu einer Linderung führen. Ein Versprechen, den Tinnitus »wegbehandeln« zu können, wäre unehrlich. Die Entscheidung, ob ein Patient eine solche Klinik aufsuchen soll, hängt von zwei Faktoren ab:

1. von der jeweiligen Belastung durch den Tinnitus, der psychischen Kompensation: Sind Störungen auf seelischem oder sozialem Gebiet abzusehen oder bereits vorhanden, sollte unbedingt eine Klinik mit psychosomatischem Therapieansatz gewählt werden. Steht der Wunsch nach einer Erholung im Sinne einer Kur im Vordergrund, kann eine Klinik mit einem auch in anderer Hinsicht breit gefächerten Therapieangebot sinnvoll sein.
2. vom finanziellen Aspekt: Letztlich ist die Entscheidung bei der Auswahl der Klinik vom finanziellen Aufwand abhängig, denn die Kosten für diese Tinnitus-Kliniken sind häufig selbst zu tragen.

Tinnitus-Klinik: Für Sie geeignet?

Angeregt durch eine Initiative der Deutschen Tinnitus-Liga, werden derzeit mit den verschiedenen Kliniken Qualitätsmerkmale erarbeitet, um den wichtigsten Belangen der stationären Tinnitus-Behandlung gerecht zu werden. Die Deutsche Tinnitus-Liga gibt darüber Auskunft, bei welchen Kliniken diese Qualitätsmerkmale erfüllt sind.

Körpertherapien

Unter dem Begriff »Körpertherapien« werden diejenigen Therapieformen eingeschlossen, die im Sinne einer ganzheitlichen Behandlung dem Körper insgesamt gut tun sollen. Diese Therapien wirken also nicht spezifisch auf das Hörsystem, sondern unspezifisch positiv auf das gesamte Körperempfinden. Im Vordergrund steht der entspannende Effekt dieser Therapiemaßnahmen.

Körpertherapien sind ein wichtiger Bestandteil der Tinnitus-Behandlung. Bei der stationären Therapie werden sie immer angeboten; ihre Bedeutung ist aber auch bei der ambulanten Betreuung der Patienten unbestritten. Die Körpertherapien zeichnen sich ganz besonders dadurch aus, dass sie eine intensive Entspannung erreichen. Diese Entspannung wirkt sich z. B. auf die Muskulatur der Halswirbelsäule, der Kiefergelenke aus; sie führt jedoch auch dazu, dass Sie sich ganz einfach wohlfühlen, und sind damit eine Quelle positiven Empfindens. Somit sind die Körpertherapien nützlich für den Stressabbau und die emotionale Entkoppelung vom lästigen Ohrensausen. Der Erfolg der Körpertherapien ist von mehreren Faktoren abhängig:

- **1. Die innere Bereitschaft, sich auf die Therapie und die Entspannung einzulassen**

Persönliche Neigungen und Abneigungen spielen bei der Akzeptanz der jeweiligen Körpertherapie eine große Rolle. So empfindet der eine oder andere Patient z. B. eine Körpertherapie als unangenehm, die mit Partnerübungen verbunden ist oder stark suggestive Einflüsse hat, und bringt daher nicht die nötige Motivation auf. Auch die Yogatherapie, mit ihrem je nach Lehrkraft mehr oder weniger ausgeprägten fernöstlichen Anflug, kann für den einen oder anderen ungeeignet sein. Gewinn bringt die Körpertherapie immer dann, wenn der Patient aktiv mitarbeitet und lernt, die Methode unabhängig von einem Lehrer zu Hause durchzuführen.

- **2. Die Persönlichkeit des Therapeuten**

Bei jeder Behandlung spielen so genannte Plazebowirkungen eine Rolle (placebo, lat.: »ich gefalle«). Damit ist gemeint, dass die Erscheinung des

Arztes und seine Ausstrahlung den Erfolg einer Therapie mitbestimmen (oder sogar ausschließlich bestimmen).

Zu- oder Abneigungen gegenüber dem Therapeuten müssen deshalb als normale zwischenmenschliche Erscheinungen akzeptiert werden, ohne sie als gut oder schlecht zu werten. Wenn einem Patienten, für den Autogenes Training geeignet ist, die entsprechende Lehrkraft unsympathisch erscheint, dann kann ein Wechsel zu einem sympathischeren Lehrer sinnvoll sein, selbst wenn der eine für den Patienten eigentlich weniger geeignete Körpertherapie unterrichtet.

● 3. Umgebung

Nicht unberücksichtigt bleiben darf die Umgebung der Schulung, die ebenfalls die Motivation des Patienten positiv beeinflusst, und schließlich die Gruppengröße und die Zusammensetzung der Gruppe.

Viele Körper- und Entspannungstherapien werden von den örtlichen Volkshochschulen und auch von Krankenkassen angeboten. Zum Teil werden die Kosten auch von den Krankenkassen übernommen. Deshalb lohnt es sich meistens, bei diesen Institutionen anzufragen. Je nach Neigung des Patienten und je nach Belastung durch das Ohrgeräusch kann aber auch eine Einzeltherapie notwendig werden.

Eine Auswahl der geeigneten Körpertherapien wird im Folgenden besprochen. Vorgestellt werden Verfahren, die möglichst überall angeboten werden und die der Patient selbstständig zu Hause durchführen kann.

Alexander-Methode

Dieses Verfahren wurde von dem Australier M. Alexander entwickelt. Durch diese Therapie werden die richtige Bewegung und Haltung des Körpers erlernt, da beide im direkten Zusammenhang mit Krankheit und Gesundheit gesehen werden. In strengen Lektionen wird der Patient mit den Richtlinien zur korrekten Körperhaltung und Bewegung vertraut gemacht. Er erhält eine intensive Körperschulung und lernt, sehr genau auf die Körperkontrolle zu achten.

Die Alexander-Methode beschäftigt sich aber auch mit der richtigen Ernährung, die auf den allgemein gültigen Empfehlungen beruht: nicht zu fett, wenig Fleisch, Verzicht auf chemisch behandelte Nahrungsmittel u. a. Die Alexander-Prinzipien werden in der Regel von Ärzten für Naturheilkunde vermittelt.

Atemtherapie

Die Schulung der richtigen Atmung ist wichtiger Bestandteil verbreiteter Körpertherapien. Falsche Atemtechnik kann zu vielen Beschwerden führen und beeinflusst auch den Bewegungsapparat negativ. Die richtige Atemtechnik und das Konzentrieren auf die Atmung bewirken eine allgemeine Entspannung. Atemtherapie ist daher besonders bei Schlafstörungen sehr nützlich. Die Atemtherapien werden von Krankengymnasten und Masseuren gelehrt, sie sind aber auch fester Bestandteil des Yoga und des Autogenen Trainings.

Autogenes Training

Der Franzose Emile Coué entwickelte diese auch bei uns sehr verbreitete und beliebte Therapieform. In Deutschland wurde das Verfahren von Heinrich Schultz Anfang des 20. Jahrhunderts eingeführt. Kurse zum Erlernen des Autogenen Trainings werden vielfach von Krankenkassen und Volkshochschulen angeboten.

Bei der Behandlung von Tinnitus-Patienten spielt das Autogene Training eine große Rolle. Durch Beeinflussung der Gedankenwelt (Selbstsuggestion) lernt der Anwender, Gliedmaßen, das Herz-Kreislauf-System und das vegetative Nervensystem zu entspannen und zu beruhigen. Das Autogene Training kann in Wochenkursen erlernt und sollte täglich angewandt werden. Der positive Effekt tritt meistens erst nach monatelangem Üben auf, ist dann jedoch von nachhaltiger Wirkung. Autogenes Training immunisiert gegen Stress, baut negative Gedanken ab, erhöht die Belastbarkeit, verbessert Ein- und Durchschlafen und löst Ängste.

Im Hinblick auf die Ohrgeräusche kann das Autogene Training helfen, von der inneren Fixierung auf die Ohrgeräusche loszukommen und über sie hinwegzuhören. Diese Therapie ist daher auch im Rahmen des Retrainings sehr willkommen.

Biofeedback

Joe Kamiya, ein Amerikaner, war der Entdecker des Biofeedbacks. Er stellte fest, dass der Mensch seine Gehirnaktivität selbst beeinflussen kann, unterstützt durch spezifisches Training an einem Gerät, das die Gehirnströme aufzeichnet und sichtbar macht. Das technische Gerät misst also Körperfunktionen und gibt dem Patienten ein positives Signal, wenn er richtig übt. Dadurch wird das Übungsziel positiv verstärkt. Das Biofeedback wird heute nicht nur zur Messung von Gehirnströmen verwendet, sondern auch zur Kontrolle des Entspannungszustandes bestimmter Muskeln und Muskelgruppen. Da das Biofeedback immer an ein technisches Gerät gebunden ist, ist die Anwendung der Therapie weitgehend Kliniken vorbehalten. Bei Tinnitus-Patienten ist das Muskel-Biofeedback zu empfehlen, wenn die Muskulatur des Nackens und des Kiefergelenkes stark verspannt ist.

Farbtherapie

Der Einfluss von Farben auf das vegetative Nervensystem und auf die Psyche ist bekannt, und so wird die Farbtherapie, meistens zusätzlich zu anderen Therapien, eingesetzt. Sicherlich kann die Farbtherapie nicht das Krankheitsbild Tinnitus beseitigen, aber ihre suggestive Wirkung kann eine wertvolle Hilfe sein. Bei dieser Therapie wird der Patient in einen Raum mit einem bestimmten Licht gebracht, gelegentlich wird die Farbe von Musik begleitet. Die erkrankten Körperstellen werden oft mit einer bestimmten Farbe beschienen oder die Farben aufgelegt. Die Therapie ist völlig ungefährlich und darf mit allen anderen Therapiemethoden kombiniert werden. Meistens wird sie in der Klinik angewandt.

Feldenkrais-Therapie

Die Körpertherapie nach Feldenkrais ist eine im stationären Bereich und in Kurkliniken häufig anzutreffende Methode. Ambulant wird sie seltener durchgeführt. Die Methode wurde von Moshe Feldenkrais, einem israelischen Physiker, entwickelt.

Sie versteht sich als aktiver Lernprozess, der beim »Studenten« ein hohes Maß an Motivation, Interesse und Neugier an seiner persönlichen Entwicklung voraussetzt. Die Methode macht sich das große Lernpotenzial des Menschen zunutze, um gewohnheitsmäßige, die Vitalität einschränkende Bewegungs- und Verhaltensmuster zum Bewusstsein zu bringen und aufzubrechen. Statt starre Lösungen zu Fragen und Problemen anzubieten, lädt sie den Menschen ein, die Vielfältigkeit von Bewegungsmöglichkeiten zu erforschen. (Ein Beispiel: Auf wie viel verschiedene Arten kann ich mich morgens aus dem Bett erheben – auf das Leben übertragen: wie voll und lebendig gestalte ich mein Leben?)

Der Zusammenhang von Denken, Spüren, Wahrnehmen und Bewegen wird in z.T. ungewohnten, sanften und langsamen Bewegungen entweder in Einzelbehandlungen oder im Gruppenunterricht erforscht. Den Teilnehmern wird durch präzise strukturierte Bewegungsabläufe und verbale Erklärung ein intensives Körperbewusstsein vermittelt. Der Kreativität und Spontaneität sind bei der Auswahl und Durchführung der Körperübungen keine Grenzen gesetzt. Die neugefundene Bewegungsfreiheit führt zur Lösung chronischer Muskelverspannungen und zur Verminderung von Schmerzen, zu einer verbesserten Haltung und zu umfassendem körperlichen und psychischen Wohlbefinden.

Gestaltungstherapie

Diese Art der Psychotherapie taucht in verschiedenartiger Form auf, z.B. als Kunsttherapie, Musik-, Tanz-, Modellier- oder Zeichentherapie, meist in der stationären Tinnitus-Behandlung. Im Laufe seines Lebens baut der Mensch in persönlichen Anpassungsprozessen und zwischenmenschlichen Konflikten bestimmte Verhaltensmuster auf, die störend sein können. Mithilfe der genannten Gestaltungsmöglichkeiten versinnbildlicht oder artikuliert der Patient die Personen, Gefühle oder Spannungen, die ihn stören.

Richtig angewandt, kommen Hemmungen und Frustrationen an die Oberfläche; sie werden von Therapeut und Patient erkannt und können dann wirksam behandelt werden. Die Gestaltungstherapie gehört in die Hand erfahrener Fachleute, meistens Psychotherapeuten oder Psychologen. Sie ist nicht ganz ohne Gefahr, da die Persönlichkeit des Patienten aufgedeckt wird, und ist daher meistens Bestandteil einer Behandlung in der Klinik. Hier kann jedoch die Gestaltungstherapie zu einem großen Fortschritt der Bewältigung des Tinnitus und der Entwicklung einer stabilen Persönlichkeit führen.

Hydrotherapie

Die Behandlung mit Wasser (Hydrotherapie) in verschiedensten Anwendungsformen gehört zu den klassischen Naturheilmethoden, wird seit Jahrtausenden eingesetzt und nimmt auch heute noch einen wichtigen Platz in der Heilkunde ein, vor allem in Kuranwendungen und im stationären Bereich. Obwohl sie streng genommen nicht zu den Körpertherapien, sondern zu den physikalischen Maßnahmen zählt, soll die Hydrotherapie wegen ihrer positiven körperlichen Effekte und ihrer unkomplizierten Anwendbarkeit hier ebenfalls erwähnt werden.

◼ Körpertherapien

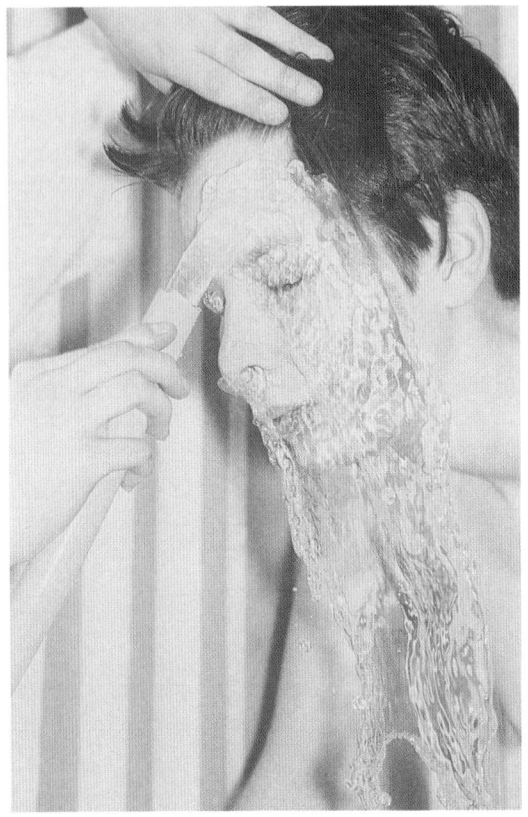

Kneipp-Anwendungen lassen sich auch im Alltag zu Hause gut durchführen und werden als sehr angenehm empfunden.

Bereits die römischen Badehäuser zeugen von einer damals schon weit verbreiteten Erfahrung mit der Hydrotherapie. In unseren Breitengraden waren es Prießnitz und Sebastian Kneipp, die die Hydrotherapie entwickelten und zur Blüte brachten. Kälte, Wärme und Hitze werden in Form von Güssen, Abreibungen, Wickeln, Waschungen, Moor- und Schlammbädern, Fangopackungen bis hin zur Sauna verabreicht. Diese Maßnahmen wirken beruhigend und stabilisieren das vegetative Nervensystem. Damit fördern sie auch den Abbau von Stressfolgen. Es ist nützlich, wenn Tinnitus-Patienten einen Teil der Anwendungen nach einem Kuraufenthalt zu Hause fortsetzen, z. B. in Form kalter Waschungen und Güsse oder einer Sauna. Die positiven Wirkungen bleiben so auch im Alltagsleben erhalten und stabilisieren die körperliche und seelische Gesundheit.

Kunstsinnige Therapie

Musik und Tanz sind die wesentlichen Bestandteile der kunstsinnigen Therapie. Der Patient beschäftigt sich damit, Klänge, Töne, Rhythmen, aber auch Motive in Bewegungen auszudrücken. Es gelingt damit, Ängste, Trauer und Schuldgefühle zu bewältigen; aber auch überschüssige Energien, angestaut durch Frustration und Wut, können abreagiert werden. Diese Therapie wirkt sich positiv auf den ganzen Körper aus, vor allem aber auch auf den Bewegungsapparat. Wer gern tanzt und sich der Musik hingibt, findet in dieser Therapieform sicherlich eine positive Quelle persönlichen Wohlbefindens.

Eine andere Richtung der kunstsinnigen Therapie benutzt das Malen oder Zeichnen, um Gefühle abzuarbeiten. Dabei dienen die gefertigten Formen und Farbmischungen weniger der Analyse von inneren und psychischen Problemen als bei der Gestaltungstherapie. Kunstsinnige Therapeuten trifft man vor allem unter anthroposophisch orientierten Ärzten. In der Anthroposophie ist die kunstsinnige Therapie fester Bestandteil der Heilkunde.

»Genusstraining«

Das, was von Verhaltenstherapeuten auch im professionellen Bereich als Genusstraining bezeichnet wird, ist eine der wichtigsten Maßnahmen, die der von Tinnitus Geplagte selbst durchführen kann und muss.

Viele Tinnitusbetroffene sind von ihrem Leiden erschöpft und niedergeschlagen. Sie ziehen sich zurück und laufen Gefahr, sich dem Tinnitus mehr und mehr auszuliefern. Das Genusstraining besteht zunächst einmal darin, sich diese Tatsache bewusst zu machen. Sich wenigstens zeitweilig wieder aktiv am gesellschaftlichen Leben zu beteiligen und sich auf angenehme Dinge zu konzentrieren sind eine der wichtigsten Maßnahmen zur Ablenkung von dem lästigen Begleiter! Anfänglich vielleicht noch schwierig wird es mehr und mehr dazu kommen, dass das »sich was Gutes tun« zu einer effektiven Ablenkung vom Ohrgeräusch und vielleicht zu seinem Vergessen führt.

Der folgende Katalog soll dazu nur Ideen geben. Die Auswahl einzelner »Genussartikel« muss jeder selbst bestimmen. Auch wenn in der aktuellen Situation das Eine oder Andere nicht mit dem positiven Empfinden wie früher verbunden ist, wird die Durchführung trotzdem empfohlen. Ein Genusstraining ist im wörtlichen Sinne als Training gemeint und jedes Training wird am Anfang Mühe kosten. Mit einem gewissen Trainingserfolg wird sich wieder positives Erleben mit den »Genüssen« verknüpfen lassen.

> **Beispiele eines Genusstrainings:**
> - sich wieder einmal mit Freunden treffen
> - gut essen gehen
> - ins Kino gehen (bei einer bestehenden Lärmempfindlichkeit am Anfang durchaus mit Gehörschutz)
> - tanzen gehen (bei bestehender Lärmempfindlichkeit am Anfang durchaus mit Gehörschutz)
> - eine Reise unternehmen
> - sich um ein Tier kümmern (vielleicht einen Hund zulegen?)
> - ein spannendes Buch lesen
> - eine Wanderung unternehmen
> - sich bewusst einer Tafel Schokolade hingeben

Meditation

Die vor allem in Indien und im Fernen Osten seit Jahrtausenden geübte Kunst der Meditation hat sich mittlerweile auch im Westen ihren festen Platz erobert. Sie ist ein wesentlicher Bestandteil vieler anderer Techniken, wie z. B. des Yoga oder des Autogenen Trainings. Aber auch als selbstständige Körpertherapie wird die Meditation angewandt. Sie führt zur inneren Ruhe und ist nicht prinzipiell mit einer bestimmten Glaubensrichtung zu verbinden. Die Technik der Meditation beruht darauf, bewusst zu entspannen, innerlich auszuruhen und sich selbst kennen zu lernen. Dabei lernen Sie, den Alltag und die Welt um sich herum unberücksichtigt zu lassen. Richtige Meditation ist eine Art Selbsthypnose. Sie kann durch fachmännische Anleitung gelernt werden und ist vor allem bei Ängsten, Schlaflosigkeit, Stress und psychischer Labilität erfolgreich. Sinnvollerweise sollte sie als Bestandteil anderer Therapien, z. B. in Kombination mit dem Autogenen Training, angewandt werden.

Progressive Entspannung nach Jacobson

Diese Methode ist ein Klassiker unter den Entspannungstechniken. Sie baut die Folgen übermäßigen Stresses ab und ist deshalb bei allen körperlichen und psychosomatischen Beschwerden nützlich, aber auch in

Körpertherapien

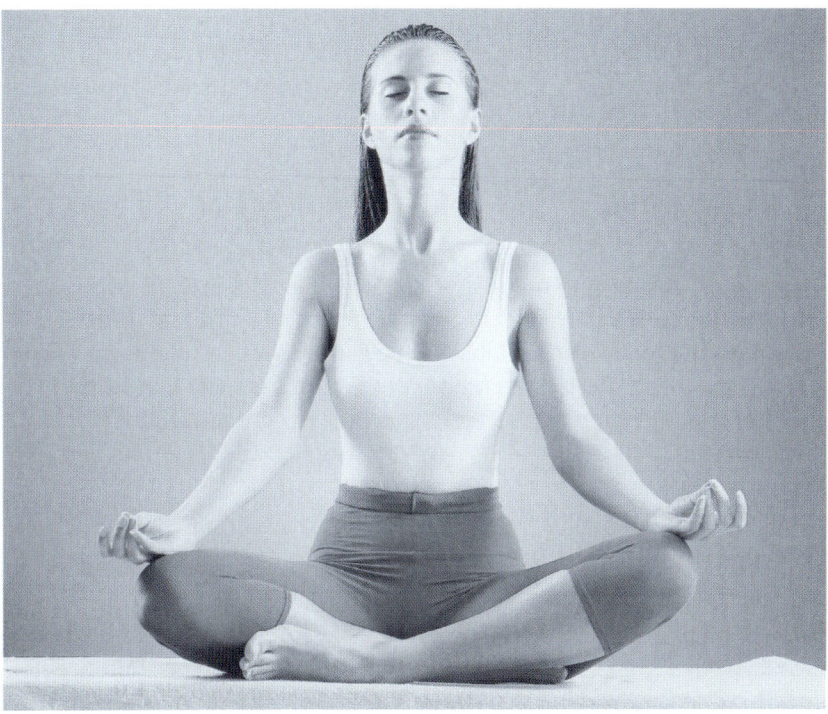

Zur Ruhe kommen und die innere Mitte finden: Lassen Sie sich hierin durch gezielte Anleitung unterstützen!

Phasen der Trauer und bei Schlaflosigkeit. Das Übungsprogramm beginnt mit gezielter Muskelanspannung, um die darauf folgende Entspannung bewusst erlebbar zu machen. Neben der Entspannung wird auch eine verbesserte Atemtechnik gelehrt. Die progressive Entspannung nach Jacobson ist relativ einfach zu erlernen. Der positive Effekt tritt allerdings auch hier erst ein, wenn die Methode zu Hause konsequent angewandt wird. Volkshochschulen und einige Krankenkassen bieten diese Kurse an.

T'ai-chi

Die bei uns auch als »Schattenboxen« bekannten fernöstlichen und in China als »Volkssport« betriebenen Bewegungsübungen vereinigen Atmung und Bewegung in einem strengen Ritual. T'ai-chi wirkt in dieser

Anwendungsweise entspannend und fördert die Körperkondition und -koordination. Damit stabilisiert es unspezifisch bei Nervosität und psychischen Problemen. Einer Umfrage der Deutschen Tinnitus-Liga zufolge profitierten alle Tinnitus-Patienten, die T'ai-chi erlernten, gut von dieser Methode.

Yoga

Neben dem Autogenen Training ist Yoga in unserer Kultur die am weitesten verbreitete Körper- und Bewegungslehre. Sie umfasst körperliche Selbsterziehung, Konzentrationslehre, Sport, Atmung und Entspannung, eine Reihe von Körperübungen und Meditation für Geist und Körper. Yoga stammt aus dem Indischen und ist schon vor Jahrtausenden dort ausgeübt worden. Den Westen eroberte sich diese »Methode« erst in den 50er Jahren.

Es gibt sehr viele Arten von Yoga, die Variationen hängen von der jeweiligen Ausbildung des Yogalehrers ab. Die Ausbildung ist allerdings nicht geregelt, so dass man, wie bei jeder anderen Körpertherapie auch, Yogalehrern mit unterschiedlicher Motivationskraft und Ausstrahlung begegnet. Auch hängt es vom Lehrer ab, inwieweit fernöstliche Philosophien und religiöse Lehren in die Übungen miteinfließen und andere Lebensbereiche wie Ernährung und Partnerschaft berührt werden. Eine verantwortungsvolle Lehrkraft wird die Anpassung dieser fremden fernöstlichen Einflüsse an unsere Kultur ohne Zwänge für die Ausübenden durchführen können. Dann ist Yoga als weitere hervorragende Körpertherapie gerade auch für Tinnitus-Patienten zu empfehlen.

Was tun bei Stress?

Stress ist ein natürlicher Teil unseres Lebens. Stress ist etwas, das wir alle erfahren haben und das wir erfahren müssen, genauso wie wir Traurigkeit und Glück erfahren, manchmal Traurigkeit erfahren müssen, um zu wissen, was Glücklichsein bedeutet! Die meisten Tinnitus-Patienten berichten, dass ihr Tinnitus schlimmer wird, wenn sie müde oder besorgt, also im Stress sind.

Das Leben ist ein Abenteuer mit Höhen und Tiefen – Dinge sind nicht immer nur gut oder immer nur schlecht, sondern eine Mischung aus beidem. Unser Leben ist ein ständiger Anpassungsprozess. In dem Moment, in dem es uns nicht gelingt, uns den Lebensumständen und Situationen anzupassen und ein Gleichgewicht zwischen Ruhe und Anstrengung im geistigen und körperlichen Bereich herzustellen, kann dies zu emotionalem und körperlichem Stress, Unglücklichsein und sogar Krankheit führen. Aus solchen Situationen heraus kann auch Tinnitus entstehen. Stress kann nicht immer vermieden, aber er kann erkannt und kontrolliert werden, bevor der Stress uns kontrolliert. Um dies zu erkennen, ist es notwendig, immer wieder unsere Lebensumstände zu betrachten und zu analysieren. Stress betrifft unmittelbar vier Bereiche unseres Lebens und äußert sich auf verschiedenen Ebenen.

Geistige Ebene

Stresssymptome auf geistiger Ebene sind Konzentrationsverlust, Verlust der Selbstzufriedenheit, Gedächtnisstörungen, Verlust an perspektivischem Denken, Entscheidungsprobleme, Müdigkeit, Schwierigkeiten im rationalen Denken.

Gefühlsebene

Auf der Gefühlsebene weisen Gereiztheit, Aggressivität, Ängste, Panikattacken, Zynismus, Fatalismus, Depression, Unfreundlichkeit, Hoffnungslosigkeit, unsachliche Schuldgefühle, Traurigkeit auf zu hohen Stress hin.

Körperliche Ebene

Verstärkte Muskelspannung, Schwindel, kalte Extremitäten mit Kaltschweißigkeit, trockener Mund, Unruhe, Kloßgefühl im Hals und Tinnitus (»Ich kann das nicht mehr hören«) sind körperliche Symptome.

Lebensstil

Vermehrtes Rauchen und Trinken, gesteigerte oder verminderte Nahrungsaufnahme, verlängerter oder verminderter Schlaf, Nägelkauen, körperliche Vernachlässigung und mangelnde Hygiene, aggressives Autofahren, Überarbeitung und Arbeitssucht verraten den Gestressten.

Der folgende Stress-Test kann Ihnen einen Anhaltspunkt für Ihre eigene Stressbelastung geben.

Wie gestresst sind Sie?

1. Psychische Stressreaktionen

Addieren Sie die für Sie zutreffenden Punktzahlen!

	nie	höchstens 1 x pro Monat	häufiger als 1 x pro Monat	1 x pro Woche	häufiger als 1 x pro Woche	täglich
unbegründete Angst	0	1	2	3	4	5
Angst vor Zeitmangel	0	1	2	3	4	5
Depressionen	0	1	2	3	4	5
Gefühl der Hoffnungslosigkeit	0	1	2	3	4	5
Gefühl der Hilflosigkeit	0	1	2	3	4	5
Verärgerung (mit und ohne Grund)	0	1	2	3	4	5

Fortsetzung

	nie	höchstens 1 x pro Monat	häufiger als 1 x pro Monat	1 x pro Woche	häufiger als 1 x pro Woche	täglich
Wut	0	1	2	3	4	5
leichte Reizbarkeit	0	1	2	3	4	5
Frustration	0	1	2	3	4	5
Langeweile	0	1	2	3	4	5
Ruhelosigkeit	0	1	2	3	4	5
vermindertes Selbstwertgefühl	0	1	2	3	4	5
Zukunftsangst	0	1	2	3	4	5
Gesamtpunktzahl						

Auswertung:
0–25 Punkte: Sie haben keine Probleme, mit Stress umzugehen.
26–35 Punkte: Sie haben immer wieder Schwierigkeiten, mit Stress umzugehen. Deshalb sollten Sie Techniken der Stressbewältigung erlernen oder verbessern.
36–60 Punkte: Es ist höchste Zeit, sich mit Methoden der Stressbewältigung zu beschäftigen. Ihre Gesundheit ist in Gefahr.
Über 60 Punkte: Sie sind nicht in der Lage, mit Stress umzugehen.

■ Was tun bei Stress?

2. Körperliche Stressreaktionen

Addieren Sie die für Sie zutreffenden Punktzahlen!

	nie	höchstens 1 x pro Monat	häufiger als 1 x pro Monat	1 x pro Woche	häufiger als 1 x pro Woche	täglich
Beklemmung (Enge) in der Brust	0	1	2	3	4	5
Herzklopfen	0	1	2	3	4	5
Herzrasen (Tachykardie)	0	1	2	3	4	5
Bluthochdruck (Hypertonie)	0	1	2	3	4	5
Bauchschmerzen	0	1	2	3	4	5
Durchfall	0	1	2	3	4	5
Verstopfung	0	1	2	3	4	5
Völlegefühl und/oder Blähungen	0	1	2	3	4	5
Sodbrennen	0	1	2	3	4	5
hektische, oberflächliche Atmung	0	1	2	3	4	5
Migräne	0	1	2	3	4	5
Spannungskopfschmerzen	0	1	2	3	4	5
Nackenschmerzen	0	1	2	3	4	5
Schulterschmerzen	0	1	2	3	4	5
Rückenschmerzen	0	1	2	3	4	5

Wie gestresst sind Sie?

Fortsetzung

	nie	höchstens 1 x pro Monat	häufiger als 1 x pro Monat	1 x pro Woche	häufiger als 1 x pro Woche	täglich
häufiger Harndrang	0	1	2	3	4	5
Mundtrockenheit	0	1	2	3	4	5
Heiserkeit	0	1	2	3	4	5
Ohrgeräusche (Tinnitus)	0	1	2	3	4	5
Muskelkrämpfe/ -verspannungen	0	1	2	3	4	5
Muskelzucken oder -zittern	0	1	2	3	4	5
Kiefergelenk- schmerzen	0	1	2	3	4	5
Müdigkeit ohne erkennbare Ursache	0	1	2	3	4	5
Schlaflosigkeit oder unruhiger Schlaf	0	1	2	3	4	5
Schwindel	0	1	2	3	4	5
Hautausschläge	0	1	2	3	4	5
allergische Reaktionen	0	1	2	3	4	5
Asthma bronchiale	0	1	2	3	4	5
überhastetes Sprechen	0	1	2	3	4	5

■ Was tun bei Stress?

Fortsetzung

	nie	höchstens 1 x pro Monat	häufiger als 1 x pro Monat	1 x pro Woche	häufiger als 1 x pro Woche	täglich
Stottern	0	1	2	3	4	5
Zähneknirschen	0	1	2	3	4	5
Gesamtpunktzahl						

Auswertung:
0–55 Punkte: Sie haben keine Probleme, mit Stress umzugehen.
56–70 Punkte: Sie haben immer wieder Schwierigkeiten, mit Stress umzugehen. Deshalb sollten Sie Techniken der Stressbewältigung erlernen oder verbessern.
71–105 Punkte: Es ist höchste Zeit, sich mit Methoden der Stressbewältigung zu beschäftigen. Ihre Gesundheit ist in Gefahr.
Über 105 Punkte: Sie sind nicht in der Lage, mit Stress umzugehen.

Entspannungstherapien helfen, Spannungen aus diesen Bereichen abzubauen. Nützlich sind einfache Tipps, die man täglich bewusst umsetzen kann.

Was Sie gegen Stress ausprobieren können

- Gehen, sprechen und essen Sie geruhsamer
- Lassen Sie die Uhr zu Hause
- Fahren Sie bewusst und langsamer Auto
- Hören Sie bewusst Musik
- Rufen Sie alte, positive Erinnerungen wach
- Besuchen Sie einen guten Freund
- Lächeln Sie mehr
- Seien Sie bewusst freundlicher
- Bewahren Sie Kontrolle über ärgerliche Umstände
- Teilen Sie Ihrem Partner und den Kindern mehr Gefühle mit
- Nehmen Sie Gegenstände Ihrer Umwelt bewusst wahr (Bäume, Blumen)
- Ziehen Sie sich in bestimmten Momenten zurück

- Besuchen Sie ein Museum oder eine Galerie
- Identifizieren Sie schlechte Gewohnheiten und beseitigen Sie sie
- Besorgen Sie ein kleines Geschenk für jemanden, den Sie gerne haben

Verschiedene Leute werden verschiedene Wege zur Entspannung finden, die ihrem Lebensstil entsprechen. Entspannung und Meditation sind nicht gleichbedeutend mit Nichtstun. Dies wäre die falsche Einstellung. Es bedeutet vielmehr, durch aktive Arbeit zu lernen, Körper und Geist zu entspannen. Erst mit der notwendigen Geduld und Übung wird es möglich sein, auch in Stresssituationen körperliche und geistige Spannungen wirksam abzubauen. Die Erwartung, man könne eine Entspannungstechnik ohne aktives Lernen erwerben, wird nicht zum Ziel führen.

Die folgende kleine Übung soll ein kleiner Vorgeschmack sein für das Lernen und Ausführen weiterer Entspannungstechniken. Solche Übungen und Gedanken können gerade im Alltag helfen, Spannungen abzubauen. Oft spiegeln die verspannten Muskeln unsere innere Anspannung und Ängste wider. Wir entwickeln dabei Gewohnheiten und Haltungen, die für den Körper anstrengend und ermüdend sind. Im Sitzen äußert sich dies in hochgezogenen Schultern, überkreuzten Beinen und Armen. Eine entspannende Haltung, auch im Sitzen, kann unterstützt werden durch folgende Übung (Dauer etwa 10 Minuten):

Entspannungsübung

Setzen Sie sich auf einen Stuhl mit Lehne, der eine aufrechte, aber entspannte Haltung ermöglicht. Sorgen Sie für angenehme, nicht zu enge Kleidung. Der Bauchraum sollte weich und entspannt sein und sich mit dem Atemrhythmus bewegen.

Lassen Sie die Hände entspannt auf den Oberschenkeln aufliegen und die Schultern ganz locker werden. Spüren Sie den Raum zwischen Ohren und Schultern größer werden, fühlen Sie, wie der Nacken länger wird und der Kopf sich streckt. Er ist ausbalanciert und fühlt sich leicht an. Die Stirnfalten entspannen sich, die Zunge liegt lose am Mundboden. Die Lippen liegen ohne Spannung aufeinander. Die Zähne sind nicht aufeinandergepresst.

Spüren Sie, wie der Atem fließt, und lassen Sie die Gedanken kommen und gehen.

Alternative Medizin bei Tinnitus

Mit dem Begriff »alternative Heilverfahren« werden diejenigen Therapieformen beschrieben, die nicht nach den wissenschaftlich untersuchten Methoden der westlichen Schulmedizin arbeiten. Manche Therapien, wie z. B. die Akupunktur, haben aufgrund ihrer breiten, langjährigen Anwendung und den damit verbundenen Erfahrungen schon ihren festen Platz in unserer Medizin bekommen. Sie wirken »alternativ«, da ihre Wirkung mit anerkannten Theorien teilweise nicht erklärt werden kann. Allgemein wird die Selbstheilung des Körpers angeregt, statt die Heilung durch Medikamente oder Operationen zu »erzwingen«. Als »Außenseitermethoden« werden solche Therapien bezeichnet, bei denen die Anwendung weder in breiter Form stattfindet noch einer wissenschaftlichen Untersuchung unterzogen wird.

Die angebotenen Ergebnisse der verschiedenen Methoden sind kritisch zu sehen und einzuordnen. Die »Besserung« eines Tinnitus darf nicht nur auf das Symptom Tinnitus bezogen werden, sondern muss auch berücksichtigen, ob das Leben mit dem Ohrgeräusch positiv beeinflusst wurde. Bei der Therapie des akuten Tinnitus muss jeder »Erfolg« dahingehend hinterfragt werden, ob es sich nicht um eine Spontanheilung handelte oder ob im Sinne des Retrainings bei der zentralen Verarbeitung bereits ausgleichende Prozesse eingesetzt haben. In der Behandlung des chronischen Tinnitus darf der Erfolg nicht mit einem »besser« oder »schlechter« gemessen werden, sondern ausschließlich mit einem psychosomatischen Messinstrument, am besten mit den Tinnitus-Fragebogen nach Goebel und Hiller.

Ein Teil der alternativen Therapien wird von der Schulmedizin abgelehnt, meist deswegen, weil diese Therapien von falschen Voraussetzungen ausgehen, gesicherte Erkenntnisse über die Funktion gesunder und kranker Organe nicht berücksichtigen oder mit exakter Methodik gewonnene Ergebnisse falsch bzw. einseitig interpretieren. Ein Vorwurf betrifft häufig das fehlende Bemühen um eine Beweisführung. Die Vertreter alternativer Behandlungsmethoden berufen sich auf langjährige Erfahrungen oder Schilderungen von Einzelbeobachtungen. Ergebnisse exakter vergleichender Therapiestudien, die diese Erfahrungen untermauern, werden selten vorgelegt.

Den Beweis für den Wert eines therapeutischen Verfahrens muss immer derjenige liefern, der es empfiehlt. Vertreter von »Außenseitermethoden« werfen oft den Kritikern vor, eine Idee abzulehnen, ohne sie überprüft zu haben. Damit versuchen sie, die ihnen zufallende Beweispflicht ihren Kritikern aufzubürden.

Therapiewahl – Worauf Sie achten sollten

Ein chronisches Ohrgeräusch kann auch mit alternativen und Außenseitermethoden nicht beseitigt werden, deshalb müssen gerade Außenseitermethoden in der Behandlung chronischer Ohrgeräusche kritisch überprüft werden. Leider lässt sich beobachten, dass die Therapieangebote für chronischen Tinnitus, wie bei anderen chronischen Krankheiten auch, ausufern und offensichtlich hauptsächlich auf den wirtschaftlichen Gewinn des Therapeuten ausgerichtet sind. Der Patient greift nach jedem Strohhalm und ist oft nicht kritisch genug.

Die Bewertung der verschiedenen Methoden überzeugt am ehesten durch Befragen der Patienten, bei denen eine Außenseitermethode angewandt wurde. Dies ist einer der sinnvollen Aspekte der Selbsthilfeorganisationen und -gruppen. Jede Therapie, auch die der Schulmedizin, enthält einen so genannten Plazebo-Effekt, der, unabhängig von der Wirksamkeit des Verfahrens selbst, durch das Charisma des Arztes, die Art seiner Zuwendung und seiner positiven Ausstrahlung einen unschätzbaren Wert für die Bewältigung chronischer Krankheiten wie des chronischen Ohrgeräusches haben kann. So kann den alternativen Heilmethoden unter diesem Gesichtspunkt durchaus eine positive Wirkung zugesprochen werden.

Das zweite Element der therapeutischen Wirksamkeit mancher Methoden beruht auf einer ausgesprochen suggestiven Wirkung, die gerade in bezug auf die Bewältigung und Kompensation eines Ohrgeräusches sehr positiv sein kann (hierunter fällt z. B. die Hypnose). Eine andere Wirkungsweise ist die positive Beeinflussung der Körperenergien und der Selbstheilungskräfte. Alle genannten Wirkprinzipien sind erfreuliche und anerkennenswerte Ziele. Solche Therapieformen müssen dann konsequenterweise nicht als alternativ, sondern als komplementär (ergänzend) zu schulmedizinischen und psychologischen Behandlungsmaßnahmen gesehen und angewandt werden.

Alternative Medizin bei Tinnitus

> **Vorsicht**
>
> Eine angebotene Therapieform muss kritisch gesehen werden, wenn sie als »monomane« (in etwa: einzig wahre) Heilmethode angewandt wird, eine starke und dauerhafte Abhängigkeit des Patienten vom Therapeuten schafft, eine völlige Beseitigung des Tinnitus verspricht und/oder ganz offensichtlich dem größtmöglichen Gewinn eines Therapeuten dient.

Im Folgenden werden die Therapieformen vorgestellt und gewertet, die Tinnitus-Patienten am häufigsten angeboten werden. Auch ihre Wirkprinzipien werden, wie von ihren Therapeuten postuliert, beschrieben. Über die Erfahrungen von Patienten mit den einzelnen Therapien kann die Deutsche Tinnitus-Liga Auskunft geben.

Akupunktur

Die Akupunktur gehört zu den anerkannten Naturheilmethoden. Sie entwickelte sich aus fernöstlichen Philosophien bezüglich Krankheit und Gesundheit, die für den westlichen Menschen nicht ohne weiteres verständlich sind.

Die Erfolge einer Akupunkturbehandlung verschiedenster Krankheitsbilder werden immer häufiger wissenschaftlich untersucht. Die Akupunktur bei Tinnitus wurde an der Universitäts-HNO-Klinik Göteborg unter Prof. Axelsson erforscht. Die sehr exakt durchgeführten Studien zeigen, dass ein chronisches Ohrgeräusch durch die Akupunktur zwar nicht beseitigt werden kann, dass die Begleitsymptome wie Schlaflosigkeit, Konzentrationsstörungen und andere jedoch positiv beeinflusst werden und dass das Geräusch auch gelindert werden kann. Die Anwendung hat also beim chronischen Ohrgeräusch ihren Sinn.

Die Göteborger Schule befürwortet anfangs 2–3-mal wöchentlich eine Behandlung, später eine Behandlung wöchentlich. Abgeraten wird von der Elektro-Akupunktur (nicht zu verwechseln mit Laser-Akupunktur!) am Ohr, da sie unter kontrollierten Bedingungen die Ohrgeräusche teilweise verschlechtert hat. Therapeuten, die eine entsprechende Ausbildung haben, sollten auch Erfahrungen in der Tinnitus-Behandlung vorweisen können.

Akupressur

Bei dieser Variante der Akupunktur werden die Akupunkturpunkte nicht mit der Nadel gestochen oder mit dem Laser stimuliert, sondern mit der Fingerkuppe massiert. Die Wirksamkeit dieser Therapie wird vielfach angezweifelt, klinische kontrollierte Studien liegen nicht vor. Vorteilhaft ist bei der Akupressur, dass der Patient diese Therapie an sich selbst durchführen kann.

Aurikulotherapie (Ohr-Akupunktur)

Auch die Aurikulotherapie ist eine Akupunkturvariante, bei der ausschließlich am Ohr lokalisierte Punkte behandelt werden. Es werden nicht nur Nadeln verwendet, sondern auch Massage, Magnetstäbchen, elektrischer Strom und Laserlicht. Die Therapie beruft sich auf die Behandlung von Reflexzonen und Energiezonen am Ohr. Auch Diagnostik ist über die Ohr-Akupunkturpunkte möglich. Bei Tinnitus ist die Wirksamkeit zweifelhaft.

Ayurveda

Die »Gesundheitslehre« des Ayurveda stammt aus Indien und ist unserem Kulturkreis sehr fremd. Bezüglich der Therapie erwartet der Ayurveda-Arzt von seinem Patienten ein großes aktives Engagement und strikten Gehorsam bezüglich der Therapieanwendungen. Diese umfassen neben Fasten unter anderem auch verschiedene Ernährungsvorschriften, Yoga, Farb-, Atem-, Klang- und Musikelemente. Einige Elemente der ayurvedischen Medizin werden an Tinnitus-Kliniken und von Heilpraktikern eingesetzt. Sich dieser Medizinrichtung vollständig zu unterwerfen, ist in unserem Kulturkreis nicht zu empfehlen.

Bachblütentherapie

Die Bachblütentherapie ist in gewisser Hinsicht eine Form der Kräuterheilkunde, die allerdings in der Nähe zur Homöopathie angesiedelt ist. Die Wirkung und das Prinzip sind suggestiv und kaum mit einer spezifischen pflanzlichen Wirkung vergleichbar. Edward Bach (1880–1936) entdeckte die Heilkraft gewisser Blumen. Er bereitete den Tau der Blumen als Heilmittel (Remedium) auf.

Die Wirkung der Heilmittel beruht darauf, eine gestörte Harmonie zwischen der Persönlichkeit und dem Gemütszustand wiederherzustellen.

Deshalb richtet sich die Bachblütentherapie vor allem auf die Heilung emotionaler und psychischer Störungen. Diese Therapie ist völlig unschädlich. Ein positiver Effekt in der Behandlung chronischer Ohrgeräusche beruht auf der Plazebowirkung und der charismatischen Beeinflussung durch den Therapeuten. Unter diesem Gesichtspunkt kann sich die Bachblütentherapie bei Patienten, die in dieser Richtung empfänglich sind, positiv auf die Kompensation von Ohrgeräuschen auswirken.

Elektrotherapie des Ohres

Da die Abläufe im Innenohr mehr oder weniger auf elektrischer Weiterleitung von Impulsen beruhen, liegt die Möglichkeit nahe, diese Vorgänge durch elektrischen Strom therapeutisch zu beeinflussen. Aus dieser Überlegung heraus sind derzeit einige Studien im Gange, die sich mit der Elektrostimulation des Ohres befassen. In Deutschland wurde eine Zeit lang die so genannte Iontophorese propagiert, bei der durch Anwendung von Gleichstrom in Verbindung mit Lidocain im Gehörgang das Ohrgeräusch positiv beeinflusst werden sollte. Leider haben die Behandlungsergebnisse nicht das gezeigt, was erhofft wurde. Da zudem der apparative Aufwand hoch ist, wird diese Art der elektrischen Stimulation heute nicht mehr empfohlen.

Experimentelle Studien beschäftigen sich mit implantierten (eingepflanzten) Elektroden, die möglichst nahe am Innenohr platziert werden. Diese Studien laufen derzeit in Japan und England. Über einen therapeutischen Nutzen und damit über eine breitere Anwendung kann noch nicht entschieden werden.

Homöopathie

Eine anerkannte alternative Heilmethode ist die Homöopathie. In der Homöopathie soll im weitesten Sinne eine Heilung nicht durch ein Medikament »aufgezwungen« werden, sondern das gegebene Arzneimittel soll die Heilkraft des Körpers erhöhen. Das homöopathische Medikament dient als Informationsträger; die enthaltene Substanz ist aufgrund einer hohen Verdünnung chemisch teilweise nicht mehr nachweisbar.

Auch die homöopathische Behandlung wird immer häufiger einer wissenschaftlichen Beurteilung unterzogen. Ihre Anwendung setzt jedoch sehr viel Erfahrung voraus. Im Mittelpunkt des diagnostischen Interesses steht nicht die Krankheit, sondern der Mensch. Im diagnostischen Gespräch versucht der Homöopath, nicht nur die Krankengeschichte zu klären, sondern so genau wie möglich Informationen über die Lebensweise, die sozialen Umstände, die Konstitution und ganz besonders auch über die psychische Verfassung zu sammeln. Leider gibt es nur wenige Ärzte, die über eine fundierte Erfahrung in der Schulmedizin und gleichzeitig in der Homöopathie verfügen. Ein solcher Arzt wäre der beste Ansprechpartner. Wer bestimmte Ausbildungsrichtlinien erfüllt, kann die Bezeichnung »Homöopathie« im Arztschild führen.

Ein Konflikt kann für den Patienten daraus entstehen, dass die Homöopathie die gleichzeitige Anwendung bestimmter schulmedizinischer Maßnahmen und Medikamente verbietet. Dies führt zu einem Entweder-Oder-Gefühl, das unglücklicherweise von einigen Ärzten verstärkt wird. Eine solche Entwicklung ist ungünstig, da die Homöopathie gerade in der Behandlung der Begleitstörungen eines chronischen Tinnitus eine wertvolle Hilfe leistet. Es wäre sehr wünschenswert, wenn Schulmediziner und Homöopathen im Sinne des Patienten miteinander und nicht gegeneinander arbeiten würden. Die homöopathische Behandlung als alleinige Therapie zur Kompensation eines Ohrgeräusches ist abzulehnen. Je nach Komplexität und Begleitsymptomatik dürfen andere Therapiemaßnahmen wie psychologische Beratung und Betreuung, Körpertherapien und das Retraining nicht vernachlässigt werden.

Hypnotherapie

Die Hypnose bei psychischen Beschwerden gehört im Grundprinzip nicht zu den alternativen Heilmethoden. Sie darf nicht als Therapie an sich, sondern als Technik, als Hilfsmittel zu einer Therapie gesehen werden. Die Hypnotherapie hat ihren festen Stand in der Psychotherapie. Zur Tinnitus-Behandlung wurde die Hypnotherapie bereits in einigen Kliniken eingeführt, ihr positiver Effekt ist gut untersucht. Im ambulanten Bereich ist die Zahl der Therapeuten, die die Hypnose auf das Krankheitsbild Tinnitus anwenden, noch gering. Dies liegt zum Teil auch hier am Missverständnis, diese Behandlung solle das Ohrgeräusch völlig wegbringen.

Die Hypnose kann bewirken, dass die Patienten ihr Ohrgeräusch als nicht mehr so störend empfinden. Beispielsweise kann das Ohrgeräusch durch Hypnose mit angenehmen Vorstellungen verknüpft werden. Die eher unspezifische, mit der Hypnose immer verbundene Entspannung löst Ängste. Durch eine verantwortungsvoll durchgeführte Anwendung bekommt der Patient eine Kontrolle über die negativen Attribute des Tinnitus und damit Freiräume für positive Gedanken und Maßnahmen.

Die Fähigkeit zur Hypnose hängt nicht ab von Begabung oder von übersinnlichen Kräften, sondern sie ist eine Technik, die man erlernen kann. Die weit verbreiteten Ängste einer unkontrollierten Manipulierbarkeit sind unbegründet. Der Patient darf grundsätzlich davon ausgehen, dass während der Sitzungen nichts geschieht, mit dem er nicht einverstanden wäre!

> ### Wie funktioniert eine Hypnose?
> Der Therapeut versetzt den Patienten in eine Art Schwebezustand zwischen Wachen und Schlafen. Wissenschaftlich wurde bewiesen, dass ein besonderer Zustand der Gehirnaktivität eintritt: Teilweise schläft das Bewusstsein, aber das Unterbewusstsein ist erwacht. In diesem Zustand stellt der Hypnotiseur dem Patienten Fragen. Aus den Antworten können unter Umständen die Ursachen für vorliegende Beschwerden erkannt werden. Danach spricht der Therapeut zum Patienten und bringt Anregungen und Vorschläge ein. Durch den Zustand des Patienten kann dabei das Bewusstsein übergangen werden, und die Vorschläge dringen im Idealfall tief ins Unterbewusstsein ein. Damit kann der Therapeut dem Patienten eigene Möglichkeiten, Talente, positive Ressourcen und Begabungen bewusst machen. Sehr sinnvoll ist es, ein individuelles Behandlungsprotokoll anzufertigen, zum Beispiel mithilfe von Kassetten, damit der Patient die Hypnose zu Hause als Autosuggestion fortsetzen kann.

Trotz der Ungefährlichkeit der Behandlung kommt dem Therapeuten eine große Verantwortung zu. Zu häufige Sitzungen bergen die Gefahr, dass die Schwelle gegenüber Fremdsuggestion generell herabgesetzt wird und man z. B. Versprechen aus der Werbung unkritischer als sonst beurteilt. Aus diesem Grunde sollte die Hypnosebehandlung ausschließlich Ärzten und Psychotherapeuten überlassen werden, die im Rahmen einer speziellen Ausbildung diese Technik gelernt haben.
Adressen im Anhang (Seite 207 ff.).

Kinesiologie

Die Kinesiologie wird zu den manuellen Heilmethoden gerechnet. Sie ist inzwischen unter Krankengymnasten, auch Masseuren und Heilpraktikern verbreitet. Auch einige Ärzte arbeiten kinesiologisch. Grundlage der Kinesiologie ist die Idee, dass sich Funktionsstörungen in einer Schwäche bestimmter Muskeln oder Muskelgruppen äußern. Diese Muskeln erhalten dadurch zu wenig Energie (»Energieblockade«). Verschiedene Punkte im so genannten lymphatischen, neurovaskulären oder Meridiansystem können nun angeregt werden, um das Fließen der Energie wieder zu ermöglichen. Damit wird der Muskel oder das Organ wieder versorgt. Auch emotionale Blockaden können durch den Therapeuten erfragt werden, um sie anschließend positiv zu verarbeiten. Die Kinesiologie ist damit auch eine diagnostische Methode, bei der der Therapeut den Körper daraufhin untersucht, ob energetisch schwache Muskeln vorhanden sind. Aus der Zuordnung der Muskeln zu Organen, aber auch zu psychischen Veränderungen, leitet die Kinesiologie diagnostische Aussagen ab, die auch für andere Therapien von Bedeutung sein können.

Laser-Ginkgo-Therapie

Ginkgo, eine Heilpflanze, deren Extrakte möglicherweise die Nervenzellaktivität unterstützen, wird bei dieser Methode mit der Anwendung bestimmter Laserstrahlen kombiniert. Diese Therapie wurde als spezifische Tinnitus-Behandlungsmethode propagiert und beworben. Wissenschaftliche Untersuchungen an der Universitäts-HNO-Klinik Köln konnten eine Wirksamkeit jedoch nicht bestätigen.

Neuraltherapie

Der deutsche Arzt Ferdinand Huneke entwickelte um 1920 die Neuraltherapie in ihrer heutigen Form. Grundlage der Methode ist die Annahme, dass verschiedene Störfelder oder Irritationszonen chronische Krankheiten unterhalten können. Ausgenutzt wird die Tatsache, dass innere Organe mit der Haut in funktionellem Zusammenhang stehen.

Mithilfe der Neuraltherapie werden diese Störfelder über die entsprechenden Hautsegmente behandelt und von dort ausgehende, krankmachende elektrische Impulse beseitigt. Hierzu werden lokal wirkende Betäubungsmittel (Anästhetika) injiziert.

Steht ein Symptom tatsächlich mit einem Störfeld in Verbindung, dann verschwindet es charakteristischerweise sofort. Auch lokale, nicht durch ein Störfeld unterhaltene Störungen, z. B. Muskelverspannungen, können neuraltherapeutisch gut behandelt werden. In Bezug auf Ohrgeräusche eignet sich die Neuraltherapie daher besonders bei Störungen an der Halswirbelsäule und am Kiefergelenk. Es ist zweckmäßig, die Neuraltherapie bereits in der Akutphase des Tinnitus anzuwenden.

Osteopathie und Chirotherapie

Osteopathie und Chirotherapie wurden um 1900 in den USA begründet. Beide Schulen lehren die so genannte manuelle Therapie am Körper. Durch Chirotherapie werden vornehmlich Gelenkblockierungen gelöst, in der Osteopathie werden noch mehr auch Bänder, Muskeln und Bindegewebe sowie innere Organe (Viszeraltherapie) und Körperflüssigkeiten in die Behandlung einbezogen. Diagnostik und Therapie werden bei beiden Verfahren rein manuell, also durch sorgfältiges Ertasten und Behandlung im engsten Wortsinne durchgeführt.

In den USA kann man die Ausbildung zum »Doctor of Osteopathy« oder zum »Doctor of Chiropractice« absolvieren. Im deutschsprachigen Raum hat sich heute mehr die Chiropraktik durchgesetzt und in die Schulmedizin integriert, aber in letzter Zeit nimmt auch das Interesse der Ärzte und Physiotherapeuten an der osteopathischen Ausbildung zu. Die Aus-

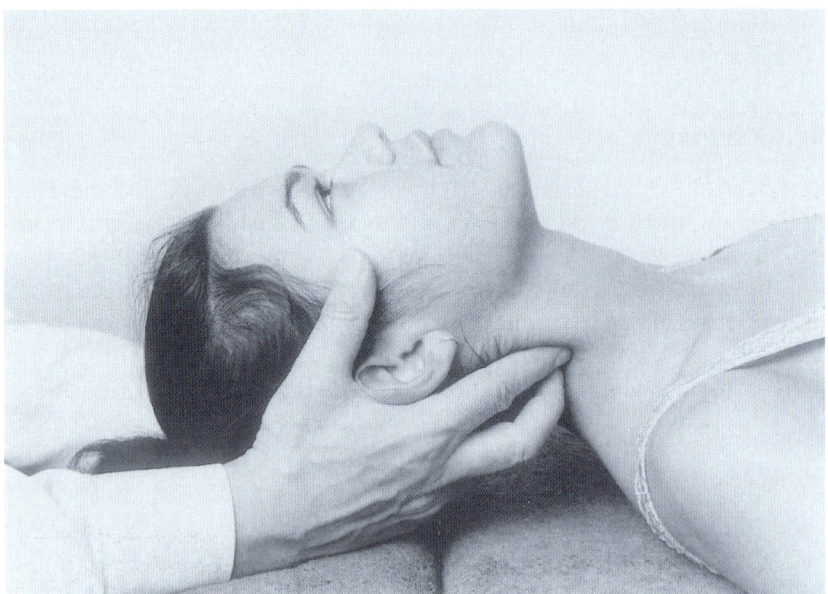

Das Lösen von Gelenkblockaden kann einen Tinnitus schlagartig bessern.

bildung in beiden Verfahren ist sehr intensiv und dauert lange. Ebenso ist die Behandlungsdauer aufgrund der Komplexität wesentlich länger als eine »normale« krankengymnastische oder manualorthopädische Behandlung.

Osteopathie und Chirotherapie können beim akuten Ohrgeräusch in Einzelfällen überraschende Behandlungserfolge erzielen. Auch ein chronisches Ohrgeräusch kann durch Osteopathie, teils auch durch Chirotherapie, in vielen Fällen gelindert werden. Hierzu trägt auch der intensive Kontakt zwischen Therapeut und Patient bei. Die Osteopathie wird von den Krankenkassen nicht anerkannt und ist nur nach Einzelentscheidungen erstattungsfähig. Hier sind die Anhänger der Therapiemethode aufgefordert, Qualitätsstandards aufzustellen und die Therapieerfolge zu dokumentieren. Chirotherapie durch ausgebildete Therapeuten ist erstattungsfähig.

Kraniosakrale Technik

Die Kraniosakral-Therapie ist eine besondere Technik der Osteopathie, die wegen ihrer großen Bedeutung für die HNO-Heilkunde gesondert besprochen werden soll. Die kraniosakrale Technik beschäftigt sich mit dem manuellen Diagnostizieren und Behandeln von Störungen der Beweglichkeit der Achse, die beim Schädelknochen beginnt, über die Wirbelsäule verläuft und am Kreuzbein endet. Sie beruht darauf, dass diese Knochen durch den Strom der Gehirn- und Rückenmarksflüssigkeit (Liquor) stetigen, geringen Bewegungen ausgesetzt sind, den so genannten Pulsationen.

Diese Pulsationen sind tastbar, und die Vorstellungen der Kraniosakraltherapeuten über die zirkulatorischen Zusammenhänge der Liquorsysteme stimmen überraschend gut mit den entsprechenden Erkenntnissen der Schulmedizin überein. Finden diese Pulsationen nicht oder in pathologischem Umfang statt, so ist der Therapeut in der Lage, die Beweglichkeit der Schädelknochen durch sanfte Manipulationen wiederherzustellen. Solche Störungen finden sich nach allen Schädel-Hirn-Traumen, aber auch bei Ménière-Kranken und bei chronischen Entzündungen der Siebbeinregion, einer besonderen Region der Nasennebenhöhlen.

Leider wurden weltweit erst sehr wenige Erfahrungen von HNO-Spezialisten gesammelt, die in der Lage sind, diese Therapie auf ihrem Gebiet mitzubeurteilen. Es ist möglich, dass diese Therapietechnik in ein paar Jahren große Bedeutung erlangen wird. Therapeuten mit abgeschlossener

Ausbildung und auch einer fundierten Erfahrung in der Osteopathie und der kraniosakralen Technik sind noch rar. Sie sind am ehesten unter Orthopäden, Krankengymnasten und gelegentlich Masseuren zu finden.

Paranormale Heilkunde

Ob sich ein Tinnitus-Patient einem Heiler, Gesundbeter, Pendler, Magnetiseur usw. überlassen soll, ist sehr zweifelhaft. Es ist zwar nicht ausgeschlossen, dass solche stark suggestiven und charismatischen Therapien einen positiven Einfluss auf die Akzeptanz eines Ohrgeräusches haben können. Das Einlassen auf solche außernormalen Gedankengänge birgt jedoch die Gefahr in sich, dass labile Menschen in immer größere Ängste bezüglich außernormalen Kräften, okkulten und esoterischen Dingen geraten. Auch aus diesem Grund sind solche »Therapien« abzulehnen.

Fußreflexzonenmassage

Diese Therapie geht davon aus, dass alle Organe Verbindungen zu bestimmten Zonen der Fußsohlen haben. Das sehr alte therapeutische System hat in China und Indien seinen Ursprung und ist vermutlich genauso alt wie die Akupunktur. Auch die moderne Wissenschaft, insbesondere die Neuroanatomie und Neurophysiologie, verlässt heute die Ansicht, dass zwischen den Organen und dem Gehirn starre Nervenverbindungen existieren. Vielmehr müssen wir annehmen, dass unser Nerven- und Organsystem wie ein Telefonsystem funktioniert. Das heißt, dass Querverbindungen aller möglichen Nervenstrukturen und Organe untereinander denkbar sind. Aufgrund dieser weit reichenden nervalen Quervernetzungen ergeben sich die Therapieerfolge, die allerdings häufiger in der Behandlung von Funktionsstörungen der inneren Organe zu finden sind als in Bezug auf Ohrgeräusche.

Bei dieser Therapie werden die Fußsohlen mit dem Daumen massiert, besonders die Stellen, in denen das erkrankte Organ repräsentiert ist. Die Massage kann sich auch bis über das Bein ausdehnen. Die Reflexzonenmassage wird vor allem als begleitende und unterstützende Therapie angewandt. Die Behandlung ist schmerzlos, ungefährlich und angenehm; sie wird hauptsächlich von Masseuren durchgeführt.

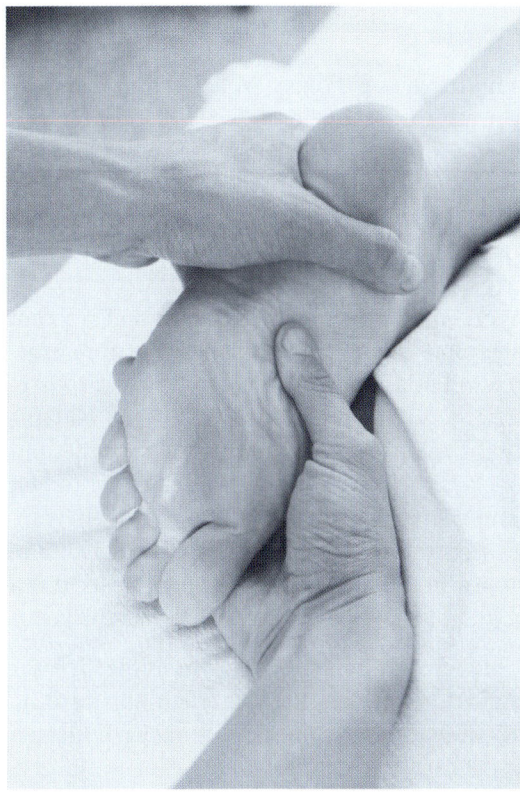

Eine Fußreflexzonenmassage wird als sehr wohltuend empfunden. Über Reflexkreise stabilisiert sie die Körperfunktionen.

Shiatsu

Shiatsu ist eine Massageform, die über fernöstliche Einflüsse zu uns gekommen ist und wahrscheinlich so alt ist wie die Akupunktur. Die Therapie gilt als eine Art Selbsttherapie; sie ist jedoch nur nach einer gründlichen Ausbildung anwendbar. Zur Behandlung führt man eine leichte Massage bestimmter Punkte (Meridian-, Akupunkturpunkte) aus. Damit wird versucht, durch Stimulation die gestörten Energieströme wiederherzustellen. Es wird behauptet, dass eine sachkundig ausgeführte Shiatsu eine tiefe Wirkung habe. Wer sich gründlich ausbildet, kann sich auf verschiedene Art selbst massieren, sowohl zur Behandlung als auch zur Vorbeugung von Beschwerden. Darin liegt ein großer Vorteil dieser Methode. Der Tinnitus-Patient kann damit eine Stressimmunisierung herbeiführen, Schlafstörungen und verschiedene andere Begleitsymptome selbst behandeln und sich damit das Leben erleichtern.

Klangtherapien

Etliche Klangtherapien haben sich einen hohen Stellenwert in der Behandlung des chronischen Ohrensausens erobert. Sie werden unter verschiedenen Gesichtspunkten durchgeführt, die in einzelnen Variationen zum Ausdruck kommen.

Entspannung und Meditation durch Musik und Klang

Musik und wohltuende Klänge können unsere Seele öffnen und sie zum Schwingen bringen. Meditative und beruhigende Musik kann ein ausgeprägtes Entspannungsgefühl, ein Loslassen von Stress und innerer Spannung bewirken. Es gibt hierzu eine Vielfalt von Musikkassetten und CDs, die diesen Effekt unterstützen. Das speziell für Tinnitus-Betroffene entwickelte Programm der Musiktherapeutin Annette Cramer bietet neben ausgewählter Entspannungsmusik eine Anleitung zur Tiefenentspannung und ein ausgeklügeltes Hörtraining. Dabei kann jeder Betroffene das Übungsprogramm auf sein individuelles Hörproblem abstimmen (ISBN 3-8304-3007-8).

Eine Entspannung ist damit jedoch nur zu erreichen, wenn Sie sich ihr hingeben können. Viele Tinnitus-Patienten sind innerlich so unruhig, dass sie das Anhören von Kassetten eher noch nervöser macht. In diesen Fällen genügen solche »Entspannungsprodukte« nicht. Hier kann z. B. Musik als Therapie eingesetzt werden.

Worauf Sie achten sollten

Bei der Musiktherapie werden zwei Formen unterschieden:

1. Bei der aktiven Musiktherapie experimentiert der Patient selbst mit Musik, Rhythmen etc.
2. Bei der rezeptiven Musiktherapie nimmt der Patient die Musik passiv auf.

Beide Verfahren können Emotionen und Konflikte erlebbar machen, und es kann gelingen, sie mithilfe der Musik zu bearbeiten. Musiktherapie, eine Form der Psychotherapie, muss jedoch von qualifiziertem Personal ausgeführt werden. Die ausgebildeten Therapeuten besitzen in Deutschland einen wissenschaftlichen Abschluss zum diplomierten Musiktherapeuten.

Manipulation von Musik mit dem eigenen Ohrgeräusch (»Tinnicur® 3000«)

Indem Musik mithilfe des eigenen Ohrgeräusches manipuliert wird, versucht man, durch Wechselwirkungen zwischen dem Ohrgeräusch und einem normalen Hören die zentrale Höraktivität zu »glätten« und damit das Hörzentrum zu beruhigen. Hierzu verwendet der Patient eine spezielle Apparatur, mit der er sein Ohrgeräusch nachempfinden und einstellen kann. Dieses Ohrgeräusch wird dann mit einem Musikstück kombiniert, das der Patient regelmäßig hört. Die Erfolge einer solchen Behandlung sind noch nicht wissenschaftlich kontrolliert und überprüft. In der Praxis hat sie sich nicht ausreichend bewährt.

Die Klangtherapie nach Tomatis

Diese Therapie wird von den Anhängern der Methode in jüngster Zeit auch für die Tinnitus-Behandlung propagiert. Es handelt sich im Wesentlichen um ein Training, das das Hören im oberen Frequenzbereich schult und mit dem vor allen Dingen hochfrequente Ohrgeräusche reduziert werden sollen. Hierzu werden dem Patienten bei täglicher, mehrstündiger Anwendung Klangtherapiekassetten über Kopfhörer leise eingespielt, bei denen die hohen Frequenzen verstärkt werden. Diese Therapiemethode ist ebenfalls noch nicht überprüft. Adressen von Anwendern dieser Methode können bei der Tinnitus-Liga erfragt werden. Von wissenschaftlicher und audiologischer Seite wird die Methode kritisch bewertet.

Neue Therapieformen gegen Tinnitus

In jüngster Zeit machen zwei Therapieformen von sich reden, die zumindest bei bestimmten Tinnitusformen wirken sollen: das Neurobiofeedback und die Magnetfeldtherapie.

Beide Therapieformen befinden sich derzeit in der Erprobungsphase. Im Gegensatz zu vielen auftauchenden Therapien gegen Tinnitus ist diesen beiden Verfahren jedoch gemein, dass sie mit ernsthafter wissenschaftlicher Begleitung untersucht und angewandt werden.

Das Neurobiofeedback

Das Grundprinzip der Neurobiofeedback-Methode besteht darin, dass dem betroffenen Patienten seine eigenen Hirnströme sichtbar gemacht werden. Dabei wird durch komplizierte elektronische Verfahren die Darstellung der Hirnströme so gewählt, dass sie die tinnitusabhängigen Veränderungen darstellen. In dem Verfahren lernt der Patient dann, diese tinnitusspezifischen Hirnströme zu verändern, also durch eigene Gedanken oder Entspannung die tinnitusspezifische Aktivität zu mindern, was schließlich auch zu einer Tinnitusreduktion führen soll. Dieses Training und der komplizierte technische Apparat ist nur in wenigen Zentren realisiert. Nähere Auskünfte darüber erteilt die Tinnitus-Liga.

Die Magnetfeldtherapie

Die Magnetfeldtherapie ist ein bei orthopädischen Krankheitsbildern seit langem bekanntes und erfolgreich eingesetztes Verfahren zur Knorpelregeneration. Die Magnetfeldtherapie wird zum Beispiel bei Abnutzungserscheinungen im knorpeligen Bereich der Wirbelsäule eingesetzt. Die Anwendung an der Halswirbelsäule hat bei einer großen Zahl von Patienten, die gleichzeitig einen Tinnitus hatten gezeigt, dass er positiv beeinflussbar war. Die Berichte von Patienten führten zu einem Forschungsprojekt, das derzeit unter Prof. Breul an der Technischen Universität München läuft. Unter seiner wissenschaftlichen Leitung wird diesem Effekt nachgegangen und untersucht, wie therapeutisch eingesetzte elektromagnetische Wellen auf bestimmte Tinnitusarten wirken können. Hierüber gibt es derzeit nur Spekulationen und Hypothesen, die in wissenschaftlicher Arbeit bestätigt oder widerlegt werden müssen.

Leider tummeln sich auf diesem Gebiet auch eine Reihe dubioser Firmen, die irgendwelche Magnetfelder anbieten. Teil des Forschungsprojektes wird deshalb auch sein, ähnlich den Verfahren bei der Stiftung Warentest, die verschiedenen Geräte hinsichtlich ihrer Wirksamkeit und Funktion zu untersuchen. Über die Ergebnisse wird die Deutsche Tinnitus-Liga unterrichtet werden, so dass von dort weitere Informationen bezogen werden können.

Schlaf und Tinnitus

Über Schlaflosigkeit klagen Patienten mit chronischen Ohrgeräuschen häufig. Zunächst einmal scheint es selbstverständlich zu sein, dass Patienten mit chronischem Ohrgeräusch aufgrund des ständigen Sausens im Ohr nicht einschlafen können. Dies muss jedoch differenzierter betrachtet werden: Es ist ein faszinierendes Phänomen unseres Hörsystems, dass monotone und wiederkehrende Geräusche wie der hörbare Zugverkehr, das Geräusch eines Kühlschranks im Zimmer, die Heizung nach einer Gewöhnungszeit nicht mehr wahrgenommen werden. Diese Gewöhnung tritt auch bei vielen Tinnitus-Patienten ein, so dass viele trotz ihres Ohrgeräusches gut schlafen können.

Da die meisten Patienten empfinden, dass ihr Ohrgeräusch erst in Ruhe wahrnehmbar ist, hängt die Störfähigkeit durch den Tinnitus im Wesentlichen davon ab, wie viel Aufmerksamkeit der Patient dem Tinnitus widmet.

> ### Schlaf nein – Nickerchen ja?
>
> Das Phänomen, dass vor dem Fernseher, dem Radio, am Nachmittag oder im Büro ein wunderbares Nickerchen möglich ist, die Patienten jedoch bei Betreten des Schlafzimmers hellwach werden, trifft auch für andere Schlafstörungen zu. Die Schlafforscher nennen dies eine Konditionierung, das heißt, die Einstellung zum Schlaf ist negativ, und die Betroffenen reagieren mit Wachheit auf das Liegen im Bett. Die Folge ist ein Teufelskreis, denn der gequälte Mensch liegt im Bett und will unbedingt schlafen, was jedoch wiederum zu Stress und Wachsamkeit führt. Ähnlich kann der Tinnitus-Patient auf sein Ohrgeräusch konditioniert sein, so dass es ihm beim Liegen im Bett sofort bewusst wird. Je mehr das Ohrgeräusch dann mit negativen Gefühlen verbunden ist, desto eher wird diese Situation Unbehaglichkeit und schlafstörende Unruhe hervorrufen. Daraus resultiert die typische Einschlafstörung.

Für Schlafgestörte gelten die klassischen Regeln eines Einschlafrituals, das heißt, die Schlafenszeit sollte durch bestimmte Maßnahmen angebahnt werden, der Körper allgemein zur Ruhe kommen, und Störfaktoren sollten unterbunden werden.

Schlaf und Tinnitus

Von einer Arbeitsgruppe der Tinnitusklinik Arolsen wurden die folgenden Fragen zur Diagnostik von Schlafstörungen erarbeitet:

Gibt es außer Tinnitus noch weitere schlafraubende Faktoren?

Darunter fallen schlafstörende Lebensweisen, beispielsweise die Arbeit bis in die Nacht hinein, spätes, überreichliches Essen, sportliche Betätigung in den späten Abendstunden, Sorgen, Lebenskonflikte, Überforderung, überheiztes Zimmer, unregelmäßiger Schlafrhythmus und Ähnliches. Schlaflosigkeit kann Zeichen einer Depression sein.

Wie war der Schlaf, bevor Tinnitus auftrat?

Dabei stellt sich oft heraus, dass bereits vor Eintritt des Ohrgeräusches der Schlaf oder der Schlafrhythmus zeitweise gestört war. Dem Tinnitus fällt dabei oft nur die Rolle des auslösenden »letzten« Faktors zu, der das Fass der Schlafstörungen zum Überlaufen bringt. In diesen Fällen kann der Patient davon überzeugt werden, dass der Tinnitus nicht die alleinige Ursache der Schlafstörung ist. Bereits diese Erkenntnis trägt dazu bei, dem Tinnitus weniger Bedeutung beizumessen – ein wichtiger Therapieschritt, um den Teufelskreis zu durchbrechen.

Was hat sich auf den Tinnitus gepfropft?

Diese wichtige Frage zielt auf die Begleitstörungen, die durch den Tinnitus ausgelöst wurden. Ihre Ursachen können im beruflichen, sozialen und emotionalen Bereich liegen. Sind diese Begleitstörungen einmal formuliert und aufgedeckt, können gezielte therapeutische Maßnahmen wie Beratung, Entspannungstraining usw. eingeleitet werden.

Tinnitus – Sündenbock für alle anderen Probleme?

Wenn ein Konflikt besteht oder der Patient unzufrieden ist, wird ein eintretender Tinnitus gern für die sich ergebende Gesamtsituation mit allen Beschwerden und Problemen verantwortlich gemacht. Hier wird hinterfragt, ob nicht der Tinnitus gegenüber anderen Problemen in den Vordergrund gerückt wird. Können die ursprünglichen Konflikte gelöst werden, wird der Patient vom Tinnitus abgelenkt, wodurch seine Bedeutung für das weitere Lebensglück schwindet.

Durch diese Fragen wird klar, dass bei Tinnitusbetroffenen mit Schlafstörungen die Lebensumstände detaillierter betrachtet werden müssen, um die schlafstörenden Faktoren exakt herauszufiltern. Aus der Analyse leiten sich dann Ratschläge oder bestimmte Therapieempfehlungen ab. In vielen Fällen ist aber eine Beratung mit Empfehlungen für einen gesunden Schlaf ausreichend. Der Patient erkennt dabei häufig Handlungsweisen, die er in seinen Alltag einbringen kann.

Wie Sie zu gesundem Schlaf kommen

Schlaffördernd wirken folgende Aspekte:

1. Zwischen der Hektik des Tagesablaufes und dem Zubettgehen sollten Geist und Körper zur Ruhe kommen, z. B. durch einen Abendspaziergang, Entspannungsübungen, Lesen (leichte Literatur), Hören entspannender Musik.
2. Ein wohltuendes Getränk (ohne Alkohol), z. B. im Winter ein Glas Tee oder warme Milch, im Sommer durchaus auch ein kühles Getränk.
3. Nehmen Sie abends nur leichte Kost zu sich und meiden Sie schwer Verdauliches. Essen Sie nicht zu spät.
4. Der Zeitpunkt des Zubettgehens und des Aufstehens sollte möglichst während des ganzen Wochenverlaufes der gleiche sein, auch am Wochenende.
5. Positiv wirken auch Maßnahmen aus der physikalischen Medizin wie warme Vollbäder (nicht zu heiß, ca. 38 °C, nicht länger als 10 min), besonders, wenn man Extrakte aus beruhigenden Kräutern wie Melisse, Baldrian, Heublumen oder Lindenblüten hinzugibt, temperaturansteigende Fußbäder, feuchtkalte Wickel, aber auch Trockenbürsten.

Schlafstörende Faktoren sind:

1. Alkohol: Er stört die normalen Schlafphasen, auch bei denjenigen, die scheinbar durch Alkohol gut einschlafen können. Die Gefahr der Abhängigkeit von Alkohol steigt, wenn Alkohol als Schlafmittel benutzt wird.
2. Sportliche Tätigkeit vor dem Schlafengehen; zwischen Sport und Schlafengehen sollten mindestens 4 Stunden liegen.
3. Große und zu schwere Mahlzeiten am Abend.
4. Schlaffördernde Medikamente: Sie verhindern, dass der Körper seinen eigenen individuellen Schlafrhythmus wieder findet. Sie sollten nur in

> akuten Krisen genommen werden (z. B. Todesfall, erkennbare Konfliktsituationen). Schlafmittel stören auf Dauer die geistige Vitalität auch am Tage, sie führen zu Abstumpfung und zur Sucht.
> 5. Übergewicht.

Steht tatsächlich der Tinnitus beim Schlafengehen sehr im Vordergrund, können Sie zusätzlich akustische Hilfen anwenden, um das Ohrgeräusch in die Nacht zu verbannen. Hierzu zählen z. B. das Einschlafen mit leiser Musik, ein Springbrunnen im Schlafzimmer, ein laut tickender Wecker oder auch das Geräuschgerät der Retraining-Therapie.

Die Industrie bietet auch akustische Einschlafhilfen an. Geräusche, z. B. ein Rauschen oder Musik, werden in einen im Ohr getragenen Lautsprecher übertragen (z. B. Viennatone, Starkey). Durch dieses technische Hilfsmittel wird die Umgebung nicht gestört.

Voraussetzungen für einen guten Schlummer

Eine ruhige Schlafumgebung ist Voraussetzung für einen gesunden Schlaf. Das Schlafzimmer sollte der ruhigste Raum im Haus sein. Wie warm Sie es haben sollten, hängt von Ihrem Wärmebedürfnis ab. Schlafforscher betonen, dass die Raumtemperatur für einen gesunden Schlaf nicht unter 16 °C liegen sollte. Vor allem ältere Menschen schlafen bei höherer Raumtemperatur besser. Sowohl ein zu kaltes als auch ein zu warmes Bettklima können den Schlaf stören: durch Auskühlen, wenn man sich beim Lagewechsel aufdeckt, aber auch durch Schwitzen, wenn die Raumtemperatur zu hoch oder die Decke zu warm ist.

Ob Sie bei geschlossenem oder offenem Fenster besser schlafen, sollten Sie ebenfalls selbst herausfinden. Dabei spielt auch eine Rolle, ob die Wohnung in ruhiger Umgebung liegt. Niemals sollten Sie in Zugluft oder in der Kälte zu nahe dem Fenster liegen.

Wichtig ist weiterhin die Matratze; aber auch hier können keine allgemein gültigen Empfehlungen gegeben werden. Die Frage der Ausführung (ob Federkern, Schaumstoff, Rosshaar, Latex u. a.) muss im Einzelfall geklärt werden und richtet sich häufig auch nach vorhandenen Allergien (z. B. Rosshaar-, Latexallergie) und der Empfindlichkeit gegenüber elektrostatischen und elektromagnetischen Störungen. In diesem Fall wären Federkernmatratzen zu vermeiden. Wichtiger als das Material ist die Härte der Matratze, worüber der Fachhandel gut berät. Außer dem Härtegrad ist die Verarbeitung der Matratze und ihrer Umhüllung das wichtigste Kriterium. Die Matratze muss die abgesonderte Feuchtigkeit aufnehmen, weitergeben und regulieren, sie muss gut zu trocknen sein. Bei der Auflage empfiehlt sich eine kühlende Sommer- bzw. wärmende Winterseite. Allergiker müssen spezielle Materialien (in der Regel synthetische Stoffe) wählen. Das Bett darf nicht zu klein sein, um den Schlafbewegungen genügend Raum zu bieten.

Patienten fragen immer wieder, ob ein spezielles Halswirbelsäulenkissen notwendig sei. Die Antwort lautet, dass sich der Körper in der Regel selbst die Schlafposition sucht, die er braucht und die angenehm ist. Wenn im Verlauf der Nacht oder morgens keine Nackenverspannungen zu spüren sind, so erübrigt sich ein spezielles Kissen. In Betracht kommt es dann, wenn die Halswirbelsäule (HWS) vorgeschädigt ist und/oder wenn man regelmäßig mit Kopfschmerzen oder Verspannungen im Nacken aufwacht. Der Orthopäde kann hier weitere Empfehlungen geben. Der Fachhandel bietet Spezialkissen an, die die normale Krümmung der Wirbelsäule unterstützen und die HWS und den Kopf somit in einer entlastenden Position halten. Durch diese Spezialkissen wird jedoch die Beweglichkeit während der Nacht eingeschränkt.

Mit Tinnitus kombinierte Schlafstörungen

Im Labor schlafen? Das kann nicht nur übernächtigten Wissenschaftlern passieren. Die sind meist sogar hellwach, wenn sie Patienten vor sich haben, deren Schlafstörungen man im so genannten Schlaflabor auf die Schliche zu kommen hofft. Verschiedene Krankheitsbilder können mit Schlafstörungen einhergehen und müssen im Einzelfall ausgeschlossen werden. Meist gelingt dies jedoch mit einfacheren Maßnahmen, auch ohne Schlaflabor.

Schnarchen und Schlafapnoe

Schnarchen wird zur Krankheit, wenn der Schlafrhythmus gestört ist und wenn der Atem zeitweilig aussetzt (Apnoephasen), so dass nachts die Sauerstoffkonzentration im Blut abfällt. Typischerweise sind die Patienten am Tage nicht ausgeschlafen und leiden an Konzentrationsstörungen, Leistungsabfall und schließlich auch Herz- und Lungenbeschwerden. Dagegen ist das Schnarchen ohne diese gefährlichen Nebenerscheinungen, abgesehen von der Lärmbelästigung für die Umgebung, nicht gefährlich. Aus einem Gewohnheitsschnarchen (habituellem Schnarchen) kann sich jedoch ein Schnarchsyndrom entwickeln, das mit den gefährlichen Begleiterscheinungen verbunden ist.

Heute gelingen die Diagnostik und die Überwachung des Schlafes und des Schnarchens mithilfe von Geräten, die der Patient mit nach Hause nehmen kann. Dieses so genannte Schlafscreening wird von Internisten, Lungenfachärzten und HNO-Ärzten mit der entsprechenden Ausbildung durchgeführt. Ergeben sich aus dieser ambulanten Untersuchung weiter auffällige Befunde, wird der Patient in ein Schlaflabor überwiesen, wo sein Schlaf- und Wachrhythmus und das Schnarchen einer genauen Analyse unterzogen werden. Immer gehört zur Diagnostik auch eine HNO-ärztliche Untersuchung. Die daraus erwachsenden Therapievorschläge sind mannigfaltig und richten sich nach den Befunden im Einzelfall. In manchen Fällen gelingt es durch einen operativen Eingriff, zu dem auch die Entnahme der Gaumenmandeln gehört, das Schnarchen hinsichtlich der Geräuschentwicklung einzudämmen.

Schnarchen wird heute als ein wesentlicher Risikofaktor zur Entstehung von Ohrgeräuschen angesehen, und es behindert auch deutlich die Kompensation eines Ohrgeräusches. Aus diesen Gründen sollten sich Patienten, die unter dem Symptom Schnarchen leiden, einer entsprechenden Untersuchung unterziehen.

Psychische Krankheiten

Störungen und Erkrankungen der Psyche führen regelmäßig zu Schlafstörungen. In vielen Fällen ist damit auch ein chronisches Ohrgeräusch verbunden bzw. wird ein leises Ohrgeräusch schlecht verarbeitet und damit für viele Patienten zum Dreh- und Angelpunkt der eigentlichen Störung. Oft führen handfeste Konfliktsituationen und Sorgen wie Tod eines nahen Angehörigen, Arbeitslosigkeit, finanzielle Sorgen zu einer Depression (reaktive Depression).

In vielen Fällen tritt jedoch schleichend eine so genannte endogene (»von innen kommende«) Depression auf, deren Entstehungsursache noch weitgehend unbekannt ist. Innerhalb der Familie sind häufig mehrere (blutsverwandte) Mitglieder von Depression betroffen. Der Depressive liegt wach, weil er über quälende Sorgen grübelt. Darüber hinaus führt die Depression rasch zur Überforderung; der Patient zieht sich aus dem sozialen Leben zurück, leidet an unbestimmten Ängsten, Konzentrationsstörungen und Appetit- und Gewichtsverlust. Nicht selten ist diese seelische Entgleisung mit mehr oder weniger unterschwellig vorhandenen Todeswünschen oder Selbsttötungsgedanken verbunden. Treten diese Symptome über einen längeren Zeitraum auf, ist dringend ärztlicher Rat einzuholen. Diese Störung muss unbedingt durch Nervenärzte und psychologisch behandelt werden.

Die »primäre« Schlafstörung

Für den weitaus größten Teil der Schlafstörungen lässt sich keine exakte Ursache feststellen. Die Medizin spricht in diesen Fällen von einer so genannten »primären« oder »idiopathischen« Schlafstörung. Häufig findet man bei diesen Schlafstörungen eine entsprechende Vorgeschichte in der Verwandtschaft, also einen Erbfaktor. In diesen Fällen kann nur eine intensive Beratung und das Aufsuchen von Fachleuten, die sich mit Schlafstörungen befassen, helfen.

Internistische Krankheiten

Viele internistische Krankheiten wie Hormonstörungen der Schilddrüse, Atemstörungen und Herzkrankheiten können zu Schlafstörungen führen. Daher ist bei Schlafstörungen zunächst immer der Hausarzt gefragt, der solche Ursachen von vornherein ausschließen wird.

Schlafstörungen und Medikamente

Der Griff zur Tablette ist für den Patienten nahe liegend, wenn eine Schlafstörung über einen längeren Zeitraum besteht. Prinzipiell darf eine medikamentöse Behandlung (auch mit pflanzlichen Mitteln!) ausnahmslos nur eine goldene Brücke sein, um den normalen Schlaf wieder zu erlernen.

Der normale Schlafrhythmus mit seinen vielfältigen Phasen unterschiedlicher Aktivität verschiedener Gehirnzentren ist so komplex, dass er trotz der modernen Pharmakologie nicht von außen gesteuert oder gar ersetzt werden kann. Alle schlaffördernden Medikamente stören die normalen Vorgänge während des Schlafes; teilweise machen sie süchtig, teilweise führen sie zu einer Abstumpfung und zum Verlust der persönlichen Dynamik, auch während des Tages.

Die Schlafforscher sprechen von maximal 4 Wochen, in denen der Schlaf durch Medikamente unterstützt werden kann. Jenseits dieses Zeitraums muss unbedingt eine spezielle ärztliche Beratung und die entsprechende Diagnostik durchgeführt werden.

Heilkräuter

Pflanzliche Medikamente aus Baldrian, Hopfen, Johanniskraut und Kava-Kava in Form von Tees, Extrakten oder Ölen können beruhigend und schlaffördernd wirken. Jedoch enthalten diese pflanzlichen Medikamente auch Stoffe, die unter Umständen zu Nebenwirkungen führen können: Hautverfärbungen wurden nach Einnahme von Kava-Kava beobachtet, Fotosensibilisierung der Haut (Überempfindlichkeit gegen Sonnenlicht) bei Johanniskraut. Aus diesen Gründen dürfen diese pflanzlichen Medikamente auch nicht während der Schwangerschaft genommen werden. Für abendliche beruhigende Tees eignen sich Zubereitungen aus Melisse und Passionsblume.

Chemische Schlafmittel

Die klassischen Schlafmittel bestehen aus chemischen Abwandlungen der Benzodiazepine, zu denen beispielsweise Valium gehört. Die chemischen Variationen der zugrunde liegenden Substanz führen zu Abkömmlingen, die das Schlafverhalten in den Einschlaf- und Durchschlafphasen unterschiedlich beeinflussen. Durch Anwendung dieser Medikamente über längere Zeit werden Schlafrhythmus und Gehirnaktivität während des Schlafes nachhaltig gestört. Ein Überhang der Wirkung in den nächsten Tag hinein führt zu Konzentrationsstörungen und kann die Verkehrs- und die Arbeitsfähigkeit stark beeinträchtigen. Weitere schwer wiegende Nebenwirkungen spielen sich jedoch in der Gefühlswelt des Patienten ab: Die Langzeitanwendung führt zu einem Verlust der Persönlichkeitsdynamik und der Lebensfreude. Bei neurologischen und psychiatrischen Schlafstörungen kann allerdings der Einsatz von Antidepressiva und Neuroleptika notwendig werden. Diese Behandlung gehört in die Hand des Fachmannes, also des Neurologen.

Melatonin

In neuester Zeit ist Melatonin als »Wunderdroge aus den USA« in der Diskussion. Melatonin ist die chemische Vorstufe des Serotonins, eines hormonellen Botenstoffes im Gehirn, der insbesondere unseren Schlaf-Wachrhythmus steuert. Melatonin wird in den USA als frei zugänglicher Zusatzstoff zur Nahrung verkauft; bei uns in Europa ist es als Arzneimittel noch nicht im Handel und zugelassen. Ursprünglich wurde Melatonin von denjenigen gern genommen, die einer wiederholten Zeitverschiebung ausgesetzt sind (z. B. Piloten) und die Nachteile der Reaktionsminderung durch Schlafmittel vom Benzodiazepin-Typ vermeiden wollten. Melatonin reguliert den Schlaf tatsächlich im Sinne eines sanften Schlafmittels.

Nebenwirkungen wurden jedoch auch hier durch vielfältige Berichte belegt: Die längere Einnahme von Melatonin führt zu schleichenden Persönlichkeitsveränderungen, auch zum Verlust der Persönlichkeitsdynamik, so dass sich schließlich ein allgemeines »Wurstigkeitsgefühl« entwickelt. Solange die Wirkungsweise dieses Stoffes, die Nebenwirkungen und die Risiken noch nicht eindeutig erforscht sind, muss von einer Anwendung abgeraten werden.

Psychotherapie

Schlafstörungen können allenfalls vorübergehend medikamentös behandelt werden. Die Beratung des Patienten ist die Grundlage für die ursächliche Therapie. Inwieweit diese Beratung in eine Psychotherapie mündet, entscheidet der behandelnde Arzt in Zusammenarbeit mit dem Patienten. Die heutige Psychotherapie, die sich mit Schlafstörungen beschäftigt, verfügt über zahlreiche verhaltenstherapeutische Alternativen. Neben der Bewältigung aktueller Krisen hilft die Psychotherapie auch, seelische Störungen zu behandeln, die gelegentlich hinter den Schlafstörungen gefunden werden. Vor allem depressive Verstimmungen sollten psychotherapeutisch behandelt werden.

Dabei ist nicht nur das spezielle, für den Patienten individuell geeignete psychotherapeutische Verfahren in die Auswahl mit einzubeziehen, sondern auch der Therapeut selbst, der zum Patienten »passen« muss. Empfindet der Patient gegenüber seinem Therapeuten eine Unstimmigkeit, so sollte er dies aussprechen und ggf. einen anderen Therapeuten aufsuchen. Es ist sinnvoll, die Auswahl und die Art der Psychotherapie mit dem Hausarzt oder einem anderen Arzt des Vertrauens abzusprechen. Er kann in der Regel auch behilflich sein, wenn es um die Erstattung der Kosten durch die Krankenkassen geht.

Entspannungstherapien

Bei Schlafstörungen sind Entspannungstherapien geeignet, die der Stressbewältigung dienen und den Körper zur Ruhe kommen lassen. Diese Verfahren müssen aktiv trainiert werden: Gerade die Konzentration und die Beschäftigung mit der angewandten Therapie bringen den Betroffenen weg von lästigen und sorgenvollen Gedanken. Der Erfolg der jeweiligen Therapie hängt direkt von der Konsequenz der Anwendung ab. Berücksichtigen Sie bei der Auswahl des Verfahrens Ihre persönlichen Neigungen. Die Kurse sollten am Wohnort angeboten werden, der Therapeut sollte Ihnen sympathisch sein und genügend Kompetenz besitzen. Bei Schlafstörungen, gerade in Verbindung mit Tinnitus, eignen sich das Autogene Training und die Muskelrelaxation nach Jacobson (Seite 141 ff.) besonders.

Diese Verfahren sollten unbedingt einem für den Patienten passiven Verfahren vorgezogen werden. Hierzu gehören die Akupunktur und die Akupressur, die in vielen Fällen allerdings unterstützend helfen können. Auch Hypnose kann zur Anwendung kommen. Durch systematische Suggestion werden positive Gedanken eingegeben, die zum Einschlafen führen, die aber auch den Tinnitus positiv deuten (eine Kreissäge verwandelt sich in eine harmlose Grille, ein Rauschen wird zu einem Wasserfall oder zu Regengeplätscher).

So mancher kann mit den klassischen Entspannungsverfahren nichts anfangen, fühlt sich damit aggressiv und wird eher unruhiger. Dies ist nichts Negatives und soll nicht zu Schuldgefühlen führen, weil »es nicht klappt«. Hier ist möglicherweise Entspannung durch körperliche Aktivität (Sport) der bessere Weg.

Ein Fall von Hochzeitsschießen

Robert L. traf mit zwei Kollegen Vorbereitungen zum Hochzeitsschießen, einem in Bayern üblichen Brauch. Um den Hochzeitsmorgen eines guten Freundes mit gebührendem Lärm ankündigen zu können, füllten sie in der Firma explosive technische Gase in besonders große Luftballons ab. Leider explodierten die Ballons vorzeitig. Das Ergebnis: fünf geplatzte Trommelfelle, die eine Notoperation notwendig machten, und drei Patienten mit Innenohrstörungen, darunter Herr L. mit einem ausgeprägten Tinnitus.

Das Hauptproblem für ihn war das Ohrensausen während des Einschlafens. Hinzu kamen Sorgen am Arbeitsplatz, da durch den Unfall plötzlich drei Mitarbeiter auf einmal durch eigenes leichtsinniges Verschulden ausgefallen waren.

Seine Frau war schon seit Jahren begeisterte Anhängerin des Yoga und konnte Herrn L. von dessen Wirksamkeit überzeugen. Da sie ihren Mann bei dieser Methode unterstützen konnte, fiel ihm der Einstieg leicht. Es gelang ihm, die negativen Gedanken mithilfe des Yoga abzuwehren und wieder in einen normalen Schlafrhythmus zu finden. Nachdem auch am Arbeitsplatz diese bemerkenswerte Geschichte vergessen und wieder ein normaler Betrieb möglich war, konnte Herr L. mit dem Tinnitus so weit zurechtkommen, dass er durch ihn nicht mehr gestört wurde.

Sport und Tinnitus

Jeder Sportler weiß, dass regelmäßig betriebener Sport euphorisiert, die Laune hebt. Während der Aktivität werden im Körper morphiumähnliche Stoffe, die Endorphine, gebildet. Beim Tinnitus-Patienten können sie die Psyche stabilisieren. Darüber hinaus erhöht körperliche Betätigung die im Gehirn ankommende Sauerstoffmenge um bis zu 30 % und führt so zu einer deutlichen Steigerung der geistigen Leistungsfähigkeit. Körperliche Aktivität verstärkt eine positive Lebenseinstellung und wird erfolgreich zur Krankheitsbewältigung und sozialen (Wieder)Eingliederung eingesetzt.

Manche Tinnitus-Patienten berichten allerdings, dass ihr Ohrgeräusch bei sportlicher Betätigung sehr viel lauter wird. In diesen Fällen muss eine Sportart gewählt werden, die den Kreislauf nicht zu sehr belastet; manchmal muss auch auf Sport verzichtet werden.

Heute ist gesichert, dass Bewegungsmangel einen Risikofaktor für Herz- und Gefäßkrankheiten darstellt. Umgekehrt kann durch körperliche Ak-

> **Vorher zum Body-Check!**
>
> Wenn Sie bislang wenig oder gar keinen Sport betrieben haben, sollten Sie sich einer Vorsorgeuntersuchung unterziehen, bevor Sie mit einem regelmäßigen Sportprogramm beginnen, ganz besonders, wenn Sie über 40 Jahre alt sind oder wenn Sie an Risikofaktoren wie Herz-, Stoffwechselkrankheiten usw. leiden.
>
> Bei diesem Body-Check untersucht der Arzt vorrangig den Bewegungsapparat, die Funktion des Herzens, des Kreislaufs und der Lungen. Eine Belastungsuntersuchung am Fahrradergometer, bei der ständig ein EKG mitgeschrieben wird, muss in diese Untersuchung inbegriffen sein.
>
> Lassen Sie alle 2 Jahre, spätestens aber alle 5 Jahre eine Wiederholungsuntersuchung durchführen. Sind bereits Herz-Kreislauf-Störungen bekannt (ein besonders wichtiger Grund für regelmäßige sportliche Aktivitäten), sollten Sie sich dieser Untersuchung jährlich unterziehen.

tivität Herz-Kreislauf-Krankheiten vorgebeugt werden, zu denen auch Durchblutungsstörungen des Innenohres gehören. Auch im Alter ist ein regelmäßiges Training wirksam, wenngleich der Trainingserfolg etwas länger auf sich warten lässt und geringer ausfällt als bei jüngeren Personen.

Muskeltätigkeit setzt sich aus einer Bewegungskomponente (dynamische Kraft) und aus Haltearbeit (statische Kraft) zusammen. Bei jeder Sportart ist der Anteil der dynamischen und der statischen Arbeit anders verteilt. Speziell für Tinnitus-Patienten ohne Begleiterkrankungen sind Sportarten nützlich, die eine hohe dynamische und eine niedrige statische Belastung enthalten.

Einteilung der Sportarten nach statischer und dynamischer Komponente

Sportarten mit hoher dynamischer Komponente

- Baseball
- Softball
- Tischtennis
- Tennis
- Volleyball

Sportarten mit hoher dynamischer und niedriger statischer Komponente

- Badminton
- Langlaufski
- Laufen (Walking)
- Joggen
- Feldhockey
- Langstreckenlauf
- Fußball
- Squash

Sportarten mit hoher statischer Komponente

- Fechten
- Leichtathletik
- Eiskunstlauf
- Surfen
- Alpinski

■ Sport und Tinnitus ■

> Sportarten mit mittlerer statischer und mittlerer dynamischer Komponente
> - Basketball
> - Eishockey
> - Schwimmen
>
> Sportarten mit hoher statischer und hoher dynamischer Komponente
> - Boxen
> - Kanu fahren
> - Rad fahren
> - Rudern

Wie fange ich es an?

Empfehlenswert ist ein dosiertes Aufbautraining unter Anleitung eines Trainers, besonders bei denjenigen, die im höheren Alter neu mit Sport beginnen. Diesen Personen ist zu raten, einem Verein beizutreten, der meistens über entsprechend ausgebildete Trainer verfügt.

Wie intensiv sollen Sie trainieren? Die Empfehlungen hierzu hängen von Ihrer Belastbarkeit ab, das heißt von den Symptomen und von der Funktion des Herz-Kreislauf-Systems. Vorschläge zum Trainingsaufbau kann der Sportmediziner nach Austestung der Belastbarkeit relativ exakt ausarbeiten. Dabei orientiert er sich am Blutdruck im Verhältnis zur Herzfrequenz, an der Herzfrequenz selbst, an der Luftnot bei Belastung und an verschiedenen Blutmesswerten (z. B. Milchsäure- = Laktatbestimmung). Während des Ausdauertrainings müssen Sauerstoffaufnahme und Sauerstoffverbrauch miteinander in Einklang stehen. Ist dies nicht der Fall, so verbraucht der Körper seine Sauerstoffreserven bis zur Kurzatmigkeit, er geht eine so genannte Sauerstoffschuld ein. Eine Sauerstoffschuld lässt sich daran erkennen, dass unmittelbar Luftnot oder später Muskelkater auftritt. Mit moderner (und bezahlbarer) Technik kann das Training durch ein Pulsmeter gut kontrolliert werden. Auch Profisportler nutzen diese Möglichkeit.

Einen Anhaltspunkt für Ihr körperliches Training geben die folgenden Vorschläge:

- Grob wird als Trainingsherzfrequenz (Puls) angegeben: 180 minus Alter/Minute.

Sport und Tinnitus

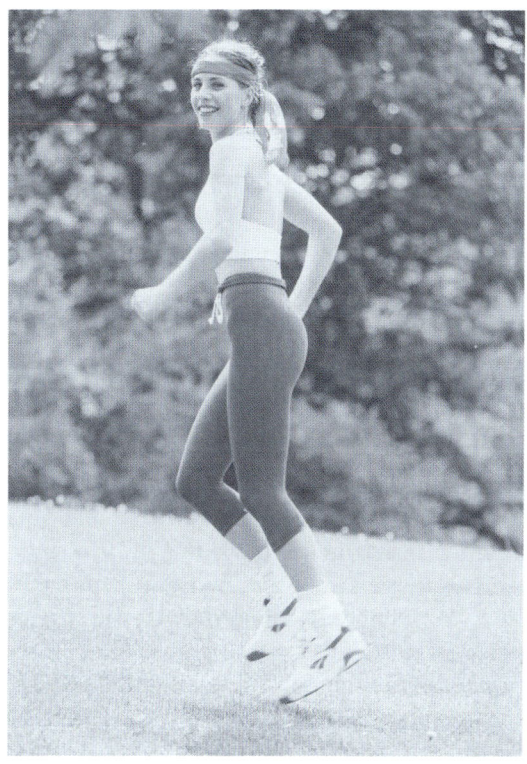

Auch bei Bewegungsmuffeln führen die körpereigenen Regulationsmechanismen dazu, dass angemessen betriebener Sport die Laune hebt!

- Schwerpunkt des Trainings: Ausdauertraining mit dynamischer Belastung großer Muskelgruppen (z. B. Rad fahren, Laufen, Schwimmen). Dieses Training kann ergänzt werden durch Training von Flexibilität mit Dehnungsübungen, Koordinations- und Kraftschulung (unbedingt unter Anleitung!).
- Als Energieumsatz sollten 1500–2000 Kilokalorien pro Woche angestrebt werden, auf 2–3 Stunden Training pro Woche verteilt. Auch ein geringerer Trainingsumfang ist allgemeinmedizinisch und krankheitsvorbeugend wirksam!
- Die Belastungsintensität sollte unterhalb der Ausdauerleistungsgrenze liegen (zeitlich ca. 80 % der Dauerleistungsgrenze oder 70–75 % der maximalen Herzfrequenz).
- Die Belastungsdauer sollte mehr als 20 Minuten pro Trainingseinheit betragen. Möglichst 2–3-mal pro Woche.
- Verlauf des Trainings: Belastung über 5 Minuten, Erholung 1–3 Minuten als Intervallbelastung.

Sport und Tinnitus

- Die Belastung sollte pro Monat um 5–10 % gesteigert werden.
- Eine sportärztliche Untersuchung sollte vor Trainingsbeginn, dann einmal jährlich (mindestens alle 2 Jahre) durchgeführt werden.
- Auch im Alter kann wirksam trainiert werden. Der Schutz vor Herz- und Gefäßkrankheiten und die Unterstützung der Stoffwechselvorgänge lassen den Sport gerade im Alter zu einer der wichtigsten Vorsorgemaßnahmen werden.
- Die beste Zeit zum Sporttreiben ist der späte Nachmittag. Muskelkraft, körperliche Beweglichkeit und Sauerstoffaufnahme der Muskulatur erreichen ihren Höhepunkt um diese Tageszeit. Die meisten Weltrekorde werden daher nachmittags und abends aufgestellt.
- Die meisten örtlichen Sportvereine bieten mit bewährten Übungsleitern zahlreiche Sportprogramme zur Gesunderhaltung und bei Krankheit an.
- Besonders im Frühjahr ist es gefährlich, unkontrolliert mit sportlicher Betätigung zu beginnen, die anfangs meist übertrieben wird. Das aufbauende und konstante Training bietet die beste Wirkung!
- Achten Sie bei Fitnesszentren auf eine gute Anleitung unter sportmedizinischen Gesichtspunkten. Vor allem ein unkoordiniertes Krafttraining kann zu Schäden führen. Die Fitnesszentren verfügen über Gütesiegel, nach denen Sie gezielt fragen sollten. Einige Fitnesszentren werden vom deutschen Sportärztebund empfohlen.

Der Lohn eines Fitnesstrainings

Sportliche Betätigung beeinflusst etliche psychische und körperliche Vorgänge positiv. Sport

- unterstützt den Abbau von Adrenalin, Fetten und Zucker
- reguliert den Cholesterinstoffwechsel
- steigert das Wohlbefinden (auch eine Wirkung der Endorphine)
- hilft bei der Gewichtskontrolle
- verbessert den Schlaf
- verbessert die Selbstzufriedenheit
- steigert das Selbstbewusstsein
- hilft entscheidend mit zur Entspannung

Ernährung und Tinnitus

Es gibt keine Tinnitus-Diät, die ein Ohrgeräusch beseitigen kann. Ein gesundes Körperempfinden trägt jedoch entscheidend dazu bei, ein positives Lebensgefühl aufzubauen und damit ein chronisches Ohrensausen zu bewältigen. Insbesondere bei nachgewiesenen Stoffwechselstörungen kann die im Einzelfall abgestimmte Ernährung eine Verschlimmerung verhindern. In diesen Fällen ist dringend zu raten, Spezialisten (Ernährungsberater oder entsprechend ausgebildete Ärzte) hinzuzuziehen.

Allen ansonsten gesunden Tinnitusleidenden sei empfohlen, sich gesund zu ernähren. Eine spezielle Diät kann sinnvoll sein oder ist sogar unbedingt notwendig bei Patienten, die an einer Stoffwechselkrankheit wie Zuckerkrankheit, Lebensmittelunverträglichkeiten und Lebensmittelallergien oder funktionellen Störungen des Magen-Darm-Traktes leiden. Solche Störfaktoren müssen konsequent behandelt werden. Für alle Tinnitus-Patienten, die über einen normalen Stoffwechsel und eine normale Verdauung verfügen, gibt es keinen Grund, sich einer bestimmten Diät zu unterwerfen. Im Gegenteil: Derjenige Patient, der unter Ohrgeräuschen leidet und gern isst oder kocht, soll dies auch weiterhin tun dürfen. Essen gehört zu den Grundbedürfnissen, die mit Vergnügen verbunden und somit eine Quelle für positive Empfindungen sind. Warum nicht das Hobby »Kochen« pflegen und damit mehr Freude gewinnen?

Andererseits kann auch einmal eine Diät oder »Entschlackung« im Sinne einer Kuranwendung die Gesundheit stärken und das Wohlbefinden verbessern. Aus diesem Grunde werden hier einige Diätformen beschrieben, deren Konzept sinnvoll sein kann, wenn es in einem begrenzten Rahmen, beispielsweise während einer Kur, angewendet wird. Diese Diätformen sollten nicht zur Kasteiung führen, die das Missempfinden des Tinnitus-Patienten weiter verstärkt.

Vorsicht mit Genussmitteln

Konsequenter sollten Sie sein, wenn es um die »Nahrungszusätze« Alkohol, Coffein und Nikotin geht:

Alkohol, Coffein und Nikotin sind Genussgifte!

Ernährung und Tinnitus

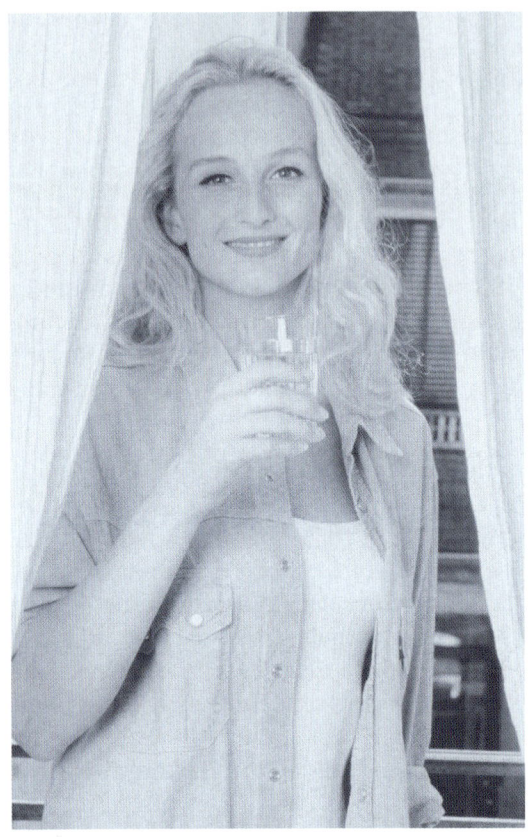

Viel trinken macht nicht nur strahlend schön, sondern vor allem fit. Aber auf die Art des Getränkes kommt es an!

Diese Gifte haben einen negativen Einfluss auf die Nervenbahnen und behindern die Heilung eines Ohrgeräusches. Vor allem bei akut aufgetretenem Ohrgeräusch ist es ratsam, den Alkoholgenuss zu reduzieren, da Alkohol direkt negativ auf das zentrale Nervensystem einwirkt.

Coffein entzieht dem Körper B-Vitamine (wichtig u. a. für den Nervenstoffwechsel) und verschlechtert die Flüssigkeitsbilanz. 1 Liter Kaffee verursacht die Ausscheidung von 1,4 Liter Flüssigkeit! Einer anfänglichen Stimulierung erfolgt ein rascher Energieabbau.

Rauchen wirkt unterschiedlich: Es hebt den totalen Cholesterinspiegel im Blut und regt über das Gehirn die Nebenniere zur vermehrten Produktion des Stresshormons Adrenalin an. Es beschleunigt u. a. die Herzfrequenz, die wiederum den Sauerstoffbedarf des Herzens steigert und zu Rhythmusstörungen führen kann (die häufigste herzbedingte Ursache von Tinnitus!). Außerdem schädigt das Rauchen direkt das Innenohr, wie eine 1998 veröffentlichte Studie der Universität von Wisconsin ergab. Die Gefahr, schwerhörig zu werden, erhöht sich der Studie zufolge mit der Anzahl der gerauchten Zigaretten.

Wie steht es mit Schadstoffbelastungen der Nahrung?

Ob Giftstoffe, Rückstände und Mikroorganismen in der heutigen, technisch aufbereiteten Nahrung einen Einfluss auf die zunehmende Häufigkeit von Innenohrfunktionsstörungen haben, ist noch nicht abzusehen. Sicherlich werden auch diese Gesichtspunkte in Zukunft zu berücksichtigen sein, denn Innenohrfunktionsstörungen wie Tinnitus und Hörsturz sind eine Zivilisationskrankheit. Für die Fachleute steht außer Zweifel, dass ein allgemeines Krankheitsrisiko in den Industrieländern in weit höherem Maße von Fehlernährung ausgeht (zu reichhaltiges Essen, zu fett, zu süß und zu salzig, Alkohol und Nikotin) als von Schadstoffen und Verunreinigungen der Lebensmittel, die einer strengen Kontrolle und Gesetzgebung unterliegen.

Was heißt »gesunde Ernährung«?

Entsprechend dem heutigen Wissensstand über gesunde Ernährung müssen in unserem Kulturkreis folgende Empfehlungen gegeben werden:

1. Verringern Sie die verzehrte Fettmenge.
   - Sparen Sie an Butter, Margarine und anderen Streich- und Bratfetten. Öle, sparsam eingesetzt, sind dagegen günstig.
   - Wählen Sie fettarme Geflügel-, Fleisch- und Molkereiprodukte.
   - Bevorzugen Sie Kochen und Dünsten anstelle von Braten.
2. Die Kost soll abwechslungsreich sein, Gemüse und Früchte enthalten, v. a. Wurzelgemüse, grünes Blattgemüse und Zitrusfrüchte. Die Lebensmittel sollten reich an komplexen Kohlenhydraten und Ballaststoffen sein, wie es z. B. in Vollkornprodukten der Fall ist. Zucker, Honig, Weißmehl enthalten dagegen einfache Zucker, deren Verbrauch eingeschränkt werden sollte.
3. Verringern Sie die Kochsalzaufnahme (täglich maximal 5 g statt der heute üblichen 10–15 g).
4. Die Lebensmittel sollten möglichst wenig vorbehandelt sein (gepökelt, gesalzen und geräuchert).
5. Meiden Sie Alkohol oder genießen Sie ihn allenfalls in Maßen.

6. Die Energiezufuhr durch die Nahrung soll der körperlichen Konstitution, der geleisteten Arbeit, dem Lebensalter und dem sportlichen Pensum angepasst sein.
7. Essen Sie frische Nahrungsmittel.
8. Reduzieren Sie mit zunehmendem Alter die Abendmahlzeit.

Man unterscheidet eine Vollkost, die den täglichen Energiebedarf entsprechend der körperlichen und geistigen Aktivität voll abdeckt, von einer Schonkost mit eingeschränkter Nahrungsmittelauswahl und einer Reduktionsdiät mit eingeschränktem Kalorienangebot. Die Basisdiät kombiniert Aspekte der Schon- und der Reduktionskost. Der Hausarzt entscheidet, ob im individuellen Fall eine Diät oder Änderung der Nahrungszusammensetzung sinnvoll ist.

Vitamine und Mineralstoffe

Vitamine und Mineralstoffe sind chemische Bestandteile, die unser Körper nicht selbst produzieren kann, die also mit der Nahrung zugeführt werden müssen. Sie dienen dem Körper für die notwendigen Stoffwechselprozesse und sind auch wichtige Bausteine für ein gesundes Immunsystem. So sind die Vitamine und Mineralstoffe auch für eine störungsfreie Innenohrfunktion notwendig. Obwohl das Nahrungsangebot in den Industrieländern vielfältig und riesig ist, führt die technische Aufbereitung der Nahrung dazu, dass die Versorgung mit einigen Vitaminen und Mineralstoffen grenzwertig oder zu gering ist. Zu diesen technischen Verfahren gehören:

- Schälen und Polieren von Reis
- Ausmahlen von Getreide zu Weißmehl
- Zuckerfabrikation und Raffination
- Konservierung
- Raffination von Fetten und Ölen
- Trinkwasserenthärtung, die zu einem Abbau der Spurenelemente und einer Zunahme des Natriums (also Kochsalzes) im Trinkwasser führt.

Besonders der Spurenelementgehalt (Eisen, Zink, Selen u.a.) und die Konzentration weiterer wichtiger Mineralstoffe (z.B. Magnesium, Kalium) leiden unter bestimmten Nahrungsmittelzubereitungen. Dazu zählen das Weichkochen von Teigwaren, Gemüse und Kartoffeln in reichlich Wasser, das Schälen von Früchten und der Ersatz von Kupfer-, Messing- und Eisenkochtöpfen durch Aluminium- und Chromstahlgeschirr.

Drehen Sie den Spieß um, und ziehen Sie aus diesen Zusammenhängen die einfachen Konsequenzen:

- Zerkleinern Sie Gemüse erst kurz vor der Zubereitung, dämpfen Sie es dann schonend.
- Vermeiden Sie Weißmehl zugunsten von Vollkorn- oder Vollkornmehlprodukten.
- Der Anteil von Zucker und einfachen Kohlenhydraten in der Nahrung sollte so klein wie möglich sein.
- Anstelle von geschältem und poliertem Reis sollten Sie Naturreis oder »parboiled« Reis verwenden.

Jagen Sie die Radikale(n)

In den letzten Jahren sind besonders die Vitamine C, E und das Beta-Carotin als Vorstufe des Vitamins A, aber auch Spurenelemente wie Selen zu einem gewissen Ruhm gekommen. Diese Stoffe tragen im Wesentlichen dazu bei, im Körper anfallende so genannte freie Radikale abzufangen und unschädlich zu machen. Unter dem Begriff freie Radikale werden hochgradig reaktionsfreudige Substanzen (Atome, Moleküle oder Ionen) zusammengefasst, die in der Lage sind, chemische Reaktionen auszulösen, die biologische Membranen und die chemische Struktur von biologischen Baustoffen schädigen. Diese freien Radikale entstehen im Stoffwechsel und werden durch bestimmte Enzyme unschädlich gemacht, zu deren Aufbau die genannten Stoffe möglicherweise in höherem Maße notwendig sind als bisher angenommen. Die freien Radikale entstehen aber auch vermehrt durch äußere Einflüsse wie Zigarettenrauch, Nahrungsbestandteile, bestimmte Medikamente und Bestrahlung mit ultraviolettem Licht, das im Sonnenlicht enthalten ist.

Studien an großen Bevölkerungsgruppen ergaben, dass der reichliche Verzehr von Früchten und Gemüsen (gleichbedeutend mit höherer Carotin- und Vitamin-C-Aufnahme) mit einer geringeren Wahrscheinlichkeit einhergeht, an Krebs zu erkranken, dass also die Zellfunktionen nachhaltig stabilisiert werden.

Diese Befunde berechtigen zur Empfehlung, reichlich Obst und Gemüse zu verzehren und evtl. bei Erkrankung diese Vitamine und weiterhin Mineralstoffe zusätzlich einzunehmen. Die Dosis muss mit dem Arzt abgesprochen werden, denn wer wahllos zu viele Vitamine einnimmt, muss u. U. mit Nebenwirkungen rechnen, wie beispielsweise Studien mit einer erhöhten Zufuhr von Beta-Carotin und Vitamin A ergaben.

■ Ernährung und Tinnitus

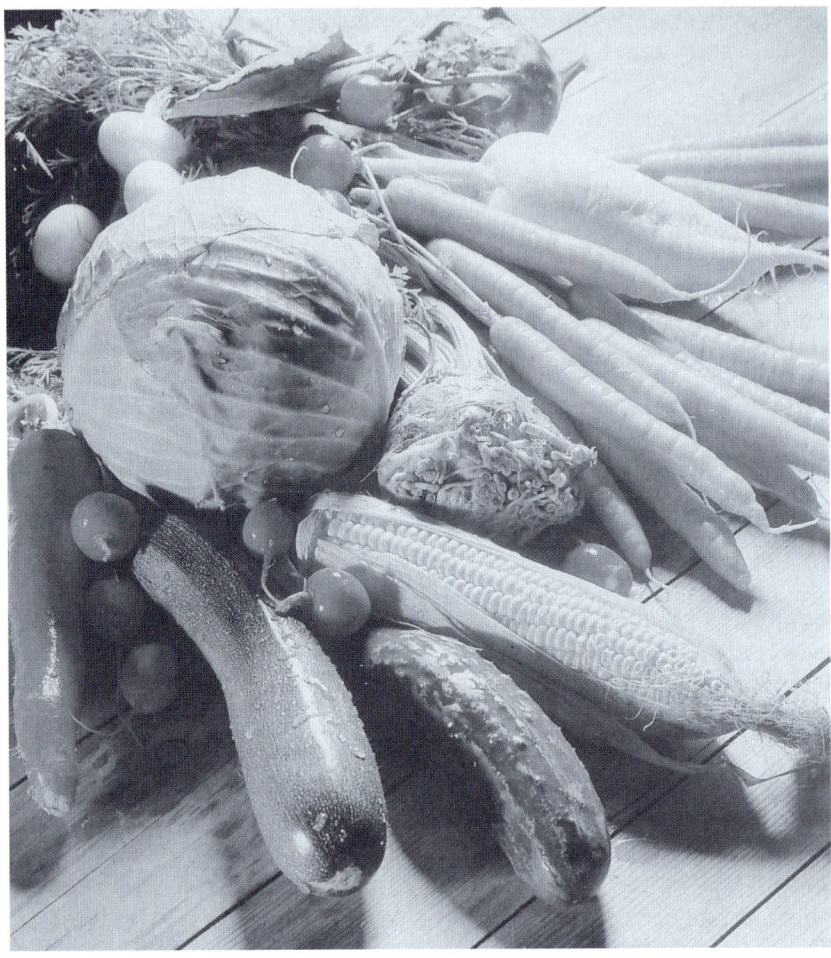

Wann sind Vitaminpillen nützlich?

Aufgrund der Schutzeffekte von Vitaminen ist in der Akutphase des Tinnitus und der Hörstörungen eine Vitaminergänzung sinnvoll. Sofern nicht allgemein ärztliche oder internistische Befunde dagegen sprechen, sollte die Akutbehandlung durch die Vitamine A bzw. Beta-Carotin, C, E und das Spurenelement Selen unterstützt werden, besonders dann, wenn eine Therapie in der Sauerstoffdruckkammer durchgeführt wird. Gerade die Anwendung von Sauerstoff in dieser hohen Konzentration führt zu erhöhtem Anfall der freien Radikale. Der Körper braucht in dieser Phase also vermehrt die Stoffe, die diese freien Radikale unschädlich machen.

Stellen Sie sich deshalb mit der Ernährung auf diesen erhöhten Bedarf an Radikalfängern ein und essen Sie Produkte mit einem hohen Gehalt dieser Stoffe.

Vitamin E kommt hauptsächlich in Butter, Eigelb, Milch und Milchprodukten vor, darüber hinaus in Weizenkeim- und Maiskeimöl, in Soja, Vollkornprodukten und Weizenkeimen. Es ist relativ hitzestabil. Das Wiedererhitzen von Bratfett zerstört jedoch Vitamin E vollständig.

Vitamin A ist reichlich in Milch, Butter, Käse und Innereien enthalten, seine Vorstufe Beta-Carotin in Karotten, Tomaten, Grünkohl, Brokkoli, Paprika, Erbsen. Es ist relativ hitzebeständig, jedoch licht- und sauerstoffempfindlich. Der Kochverlust beträgt etwa 20 %.

Vitamin-C-haltige Nahrungsmittel sind Kartoffeln, Paprika, Zitrusfrüchte und grüne Gemüse. Vitamin C ist sehr hitze- und sauerstoffempfindlich. Der Kochverlust beträgt bis zu 45 %.

Selen ist in unseren Breitengraden ein Mangelstoff. Der vermehrte Ausarbeitungsgrad von Mehlen, Reis usw. und das Auslaugen der auf reichen Ertrag getrimmten Böden führt zu einer Abnahme des Selengehaltes der Nahrung. Wichtige Quellen für die Selenzufuhr sind Fisch, Schalentiere, unausgemahlene Getreideprodukte, Eier und Milchprodukte, Kokosnüsse, Hefe (besonders Bierhefe), außerdem Knoblauch.

Nahrungsmittel-Unverträglichkeiten

Manche Patienten berichten, ihr Ohrgeräusch verstärke sich nach Genuss verschiedener Lebensmittel (z. B. Alkohol, bestimmte Weinsorten, Käse, Nüsse). In diesen Fällen ist die Wahrscheinlichkeit groß, dass eine immunologische Ursache für eine Fehlsteuerung des Hörsystems vorliegt. In diesem Fall sind eine Bestimmung von Antikörpern gegen körpereigene Strukturen (Autoantikörper) im Serum durch Speziallabors und eine Allergie-Diagnostik anzuraten. Manche Wissenschaftler vermuten aber auch eine Reaktion des Innenohres auf Tyramin, das aus diesen Lebensmitteln freigesetzt wird.

Wenn Sie bei sich solche Zusammenhänge beobachten, sollten Sie die Nahrungsmittel, auf die Sie reagieren, meiden. Eine solche Diagnostik kann jedoch nicht bei jedem Tinnitus-Patienten durchgeführt werden, sondern richtet sich nach exakten Beobachtungen der Patienten (z. B. mithilfe eines Tagebuchs).

■ Ernährung und Tinnitus ■

Besondere Kost- und Diätformen

Wir werden täglich mit einer Unzahl der unterschiedlichsten Ernährungsempfehlungen bombardiert, die einmal für den gesunden, ein anderes Mal für den kranken Menschen Gültigkeit haben sollen. Der Wert dieser Ernährungsempfehlungen ist sehr umstritten und teilweise zweifelhaft. Ein Teil der auf dem Markt angebotenen Diätformen geht an gesicherten Erkenntnissen vorbei bzw. orientiert sich an falschen Voraussetzungen. Bei einer Daueranwendung bestimmter Diätarten ist deshalb anzunehmen, dass eine optimale Versorgung des Körpers mit den notwendigen Stoffen nicht gegeben ist. Eine viel gepriesene Diät muss besonders dann kritisch gesehen werden, wenn sie weltanschauliche oder religiöse Hintergründe vermuten lässt oder teuer ist.

Viele Gesichtspunkte bei der so genannten alternativen Ernährung sind jedoch sinnvoll und bereichern die Ernährung in den westlichen Industrieländern, die ihre Schwächen und Fehler hat. Dennoch darf in der Umsetzung der Diät- und Kostempfehlungen die ausreichende Sachkenntnis nicht verloren gehen.

Hierzu folgende Beispiele: Die Verdauung unterliegt einem altersentsprechenden Wandel. Besonders bei Milchprodukten lässt die Verträglichkeit ab einem Alter von etwa 45 Jahren deutlich nach, da die Aktivität des milchzuckerspaltenden Enzyms Laktase zurückgeht. Bezüglich der Empfehlung für Vollkorn muss gesagt werden, dass unausgemahlene Getreidekörner in der Regel sehr schwer verdaulich sind. Frisch geschrotetes Vollkorn enthält die gleichen Vitalstoffe, ist aber besser aufzuschließen. Wegen des Gehaltes an Säuren in den äußersten Schichten muss es jedoch eingeweicht werden. Auch Keimlinge aus Getreide können für manche Rezepte verwendet werden. Ernährungsempfehlungen mit reichlich Vollkorn und Milchprodukten sind also nicht für jeden gleich günstig.

In der Diskussion um die richtige Therapie des Tinnitus tauchen ebenfalls Ernährungsempfehlungen auf und werden Diätformen angepriesen, die kurz besprochen werden sollen. Als Kur oder Gesundheitsmaßnahme können sie für einen Zeitraum von 4–6 Wochen angewandt werden. Vermeiden Sie jedoch, aus einer bestimmten Diät eine Weltanschauung zu machen oder sich Zwänge aufzuerlegen, die keineswegs dazu geeignet sind, das Ohrgeräusch besser zu ertragen.

Vegetarismus

Vegetarier, die neben Pflanzenkost auch Milchprodukte und Eier essen, decken ihren Nährstoffbedarf gut. Pflanzliches Eisen wird jedoch schwerer ins Blut aufgenommen als Eisen aus tierischer Nahrung; deshalb ist gelegentlich die Deckung des Eisenbedarfs erschwert. Mangelerscheinungen stellen sich trotzdem relativ selten ein. Der Eisenspiegel sollte jedoch kontrolliert werden.

Eine streng vegetarische Lebensweise ohne Milch- und Eierkonsum, wie sie die Veganer praktizieren, muss äußerst kritisch betrachtet werden. Hier besteht am ehesten die Gefahr einer Mangelversorgung mit essentiellen Nährstoffen, besonders während der Kindheit und in der Schwangerschaft. Die vegetarische Küche kann aber ausgezeichnet munden, so dass derjenige, der hier eine Alternative sucht, als Laktovegetarier und Ovolaktovegetarier (Verzehr auch von Eiern und Milch) eine gesunde Alternative zur typischen Ernährung der westlichen Welt finden kann.

Größere Studien, die untersuchen, ob Vegetarier seltener an Innenohrfunktionsstörungen leiden, liegen derzeit nicht vor. Vegetarier sind in der Regel gesundheitsbewusster, verzichten auf Alkohol und coffeinhaltige Getränke und meistens auch auf das Rauchen. Möglicherweise hat deshalb bereits die gesunde Lebensweise eine gute vorbeugende Wirkung, die nicht unbedingt allein auf die Ernährungsweise zurückzuführen ist.

Eine Variante des Vegetarismus, die reine Rohkost, ist aus ernährungsphysiologischen Gründen nicht zu empfehlen. Eine bei uns verbreitete vegetarische Kostform ist die Schnitzer-Kost. Schnitzer war Zahnarzt und aufgrund seiner Analysen des menschlichen Gebisses der Auffassung, dass der Mensch von Natur her Pflanzenesser sei. Aus seiner Ernährungslehre sind mehrere Varianten entstanden, von der reinen Rohkost bis zur vegetarischen Schnitzer-Diät mit wenig Milch und Eiern. Die Vorteile dieser Diät sind bislang nicht erwiesen.

Makrobiotik

Die Makrobiotik praktiziert eine weltanschaulich begründete, hauptsächlich vegetarische Nahrungsauswahl, die einer besonderen Form des Buddhismus entstammt. Dabei werden vom Tier stammende Lebensmittel nicht grundsätzlich abgelehnt. Ähnlich wie bei der Akupunktur wird das Energieverhältnis von Yin und Yang, den beiden Grundelementen, auch den Lebensmitteln zugrunde gelegt. Sie werden eingeteilt nach einer mehr oder weniger ausgeprägten Yin- oder Yangbelastung, die in einem bestimmten Verhältnis zueinander stehen muss. Eine günstige Verteilung von Yin und Yang in der Nahrung ist laut der Lehre der Makrobiotik Voraussetzung für einen gesunden Körper und Geist. Da Fleisch, Milchprodukte und Obst gemieden werden, birgt die Makrobiotik die nicht zu unterschätzende Gefahr einer Mangelversorgung, besonders für Kinder und Schwangere.

Eine sinnvolle Variante ist die so genannte Kushi-Diät, die in den USA weit verbreitet ist und zur Krebsvorbeugung empfohlen wird. Mit ihrem geringeren Anteil von Fett und hohem Anteil von Ballaststoffen aus Gemüsen, aber auch von Eiweiß in Form von Fisch, erfüllt sie die Anforderungen an eine optimale Ernährung.

Trennkost

Grundprinzip der Trennkost ist, dass Eiweiß und Kohlenhydrate innerhalb einer Mahlzeit nicht gemeinsam verzehrt werden dürfen. Darüber hinaus werden unnatürliche Lebensmittel wie Zucker, Weißmehl, polierter Reis und ähnliche gemieden. Der Verzehr von Fleisch wird eingeschränkt.

Nach ernährungsmedizinischen Gesichtspunkten erscheint die Trennung von Eiweiß und Kohlenhydraten bei der Nahrungsaufnahme ohne Sinn. Ebenso ist die Einteilung in so genannte Basennahrung und Säurenahrung kritisch zu sehen. Die Trennkost birgt jedoch nicht die Gefahr eines Nährstoffmangels. Positiv sind der verminderte Fleisch- und Cholesterinverzehr bei gleichzeitig ballaststoffreicher Ernährung.

Evers-Diät

Die Evers-Diät findet besonders Anhänger bei Patienten mit Multipler Sklerose. Die Diät gründet auf der Vermutung, dass die Erkrankung durch Nahrungsmittelgifte erzeugt werde. Insofern orientiert sich der ideologische Ansatz an einer Nahrung, deren Zusammensetzung die Nervenfunktion unterstützen soll. Die Nahrungsmittel sollen so frisch und natürlich wie möglich, möglichst ohne Aufbereitung, verwendet werden. Ein Großteil der Nahrung besteht aus frisch gekeimtem Getreide und aus Wurzelgemüse. Auch tierische Produkte wie Milch und Milchprodukte, Honig und rohe Eier werden empfohlen.

Genussmittel (Kaffee, Tee, Kakao und das Rauchen) sind verboten, ebenso wie sämtliche aus Zucker und Weißmehl hergestellten Produkte. Obwohl eine Wirksamkeit bei Multipler Sklerose nicht zu belegen ist, kann diese Kostform bis auf den Verzehr roher Eier als unbedenklich betrachtet werden. Der schonende Umgang mit den Nahrungsmitteln, bei denen Denaturierungsprozesse vermieden werden, der Ballaststoffreichtum der Kost und deren Vielseitigkeit sind positive Aspekte.

Vorwiegend in Kurkliniken angewandte Diätformen

In Kurkliniken werden verschiedene Diätformen angeboten, die meist Bestandteil eines komplexen Gesamt-Behandlungskonzeptes sind. Ihre Wirkung wird also durch weitere Therapien verstärkt und unterstützt. In diesem Sinne sind sie keine eigentlichen Diäten, sondern eine von mehreren Behandlungssäulen eines Kurprogramms.

Mayr-Kur

Der österreichische Arzt Franz Xaver Mayr nahm an, dass Krankheiten und Funktionsstörungen des Körpers eine Folge unzureichender Verdauung und – daraus folgend – gestörter Körpersäfte (Blut, Lymphe, Galle) seien. Aufgrund seiner Erfahrungen entwickelte er eine eigene Ernährungslehre. Bei der Ernährung nach Mayr ist nicht die Auswahl bestimmter Nahrungsmittel der zentrale Punkt, sondern die Verdauung selbst wird unterstützt, vornehmlich durch die Einhaltung bestimmter Ernährungsregeln. Ausgehend von einer Entlastung des Darmes durch »Darmreinigung« und eine (Teil-)Fastenphase, soll der gesamte Organismus »entschlackt« werden; daran schließt sich eine gezielte Schulung der Verdauungsvorgänge an. Begleitende physikalische Maßnahmen sollen eine Umstimmung des Organismus bewirken, die auch das vegetative Nervensystem stabilisiert.

Schroth-Kur

Die Schroth-Kur soll der Entschlackung des Körpers dienen. Sie wird nach einem geregelten Prinzip von Trocken- und Trinktagen durchgeführt, wobei an den Trockentagen vor allem Getreideprodukte, Trockenobst usw. verzehrt werden. An den Trinktagen liegt die Betonung auf der Flüssigkeitszufuhr, laut Originalvorschrift als Wein, heute häufiger in Form von Frucht- und Gemüsesäften. Der Verzicht auf Alkohol wäre gerade bei Tinnitus zu befürworten. Während der Schroth-Kur ist die Kalorienaufnahme vermindert, sie führt also zu Gewichtsverlust. Da sie mit intensiven Anwendungen aus dem Bereich der physikalischen Medizin (Wickel, Kneipp-Anwendungen etc.) kombiniert wird, ist ein hoher Effekt zur Stabilisierung des vegetativen Nervensystems gegeben. Die Schroth-Kur erscheint deshalb bei Tinnitus-Patienten geeignet, denen es um eine intensive körperliche Erholung und Entschlackung geht.

Die gegenwärtige Tinnitusforschung

Die Anstrengungen von Wissenschaftlern in aller Welt, dem Phänomen Tinnitus auf die Spur zu kommen, konzentrieren sich derzeit auf acht Bereiche:

- Die Grundlagenforschung
- Die Entwicklung eines Tinnitus-Medikaments
- Die Suche nach der Möglichkeit, Tinnitus im Tierexperiment zu reproduzieren
- Die Suche nach neuen bildgebenden Verfahren
- Die Weiterentwicklung der Retraining-Therapie und Ergebniskontrolle
- Die Überprüfung der modernen Akuttherapie des Ohrgeräusches
- Der Einsatz eines Cochlea-Implantates bei hochgradig Schwerhörigen
- Die audiologische Forschung

Grundlagenforschung

Die Erforschung des Hörsystems vom Innenohr bis zum Wahrnehmungszentrum im Gehirn ist heute eine der großen Aufgaben der Grundlagenforscher. Nachdem es Zenner (Direktor der Universitäts-HNO-Klinik in Tübingen) bereits 1986 gelungen war, eine lebende Haarzelle aus dem Innenohr eines Meerschweinchens unter dem Mikroskop zu beobachten, war ein bahnbrechender Schritt zur weiteren Erforschung des Innenohres gelungen. Zenner und seine Mitarbeiter wurden für diesen Forschungserfolg mit dem Leibniz-Preis belohnt. Während die weiteren Studien auf dem Gebiet des Innenohres große Fortschritte erzielten, stecken die Kenntnisse über die Verarbeitung der Hörsignale im Gehirn noch in den Kinderschuhen. Bei dieser Thematik weitet sich die Grundlagenforschung zwangsläufig auf die Gebiete der Sinnesphysiologie, Biochemie, Neuroanatomie, Biologie und Physik aus, so dass nur durch Zusammenarbeit aller dieser Fachgebiete ein weiterer Erfolg erreicht werden kann. Die Otologen sind sich dabei einig, dass sie nicht mehr allein aus der Kenntnis ihres Fachgebietes heraus diese großen Aufgaben bewältigen können. Zenner verfolgt deshalb folgerichtig das ehrgeizige Ziel eines

Internationalen Hörforschungszentrums, in dem alle Wissenschaftler ein technisch entsprechendes Umfeld vorfinden.

Die Erkenntnisse aus dieser Grundlagenforschung werden eines Tages möglicherweise zur Entwicklung eines Tinnitus-Medikaments führen oder (und) Maßnahmen wie der Retraining-Therapie zu noch mehr Effektivität verhelfen können. Darüber hinaus sind auf dem Gebiet der Hörgeräteversorgung neue Entwicklungen im Gange, die sowohl die Verstärkertechnik als auch die verbesserte Ankoppelung an das Hörsystem betreffen. In absehbarer Zeit wird es möglich sein, Hörgeräte zu produzieren, die noch wirksamer die Sprache verstärken und dabei die Nebengeräusche unterdrücken. Bereits jetzt sind einige Geräte auf dem Markt, die vollständig digital arbeiten und zu diesem Zweck einen Sprachprozessor, also ein Minicomputersystem, benutzen. Die Möglichkeit, Hörgeräte direkt in das Mittelohr einzubauen, existiert bereits (Seite 131).

Ein Medikament gegen Tinnitus

Die Entwicklung eines Tinnitus-Medikaments wird in absehbarer Zeit noch nicht gelingen. Die Tatsache, dass es sich beim Tinnitus nicht ausschließlich um einen Prozess des Innenohres, sondern auch um einen zentralen Prozess handelt, macht die Erforschung auf diesem Gebiet sehr kompliziert. Wie anfangs beschrieben, wird es möglicherweise ein Medikament sein, das die Verarbeitungsprozesse im Gehirn beeinflusst. Die große Schwierigkeit besteht darin, ein Medikament zu finden, das spezifisch – nur im Hörsystem – seine Wirkung entfaltet und nicht in anderen Gebieten des Gehirns.

Lidocain wird derzeit hinsichtlich der Anwendung bei Tinnitus genauer erforscht. In England experimentiert man mit dem Ziel, das Medikament in Tablettenform geben zu können. An den Universitäten Tübingen und Hannover wird daran gearbeitet, das Medikament mittels einer kleinen implantierten Pumpe im Ohr ins Innenohr fließen zu lassen. Diese Ansätze sind jedoch heute noch im experimentellen Stadium, und ein Nutzen für die Tinnitus-Patienten ist noch nicht abzusehen. In Frankreich konzentriert sich die Forschung auf ein Medikament, das normalerweise bei Krampfanfällen gegeben wird. Aber auch bei dieser Substanz ist die Anwendung beim Tinnitus derzeit noch experimentell.

Tierexperimente

Entscheidend für die Erforschung von Medikamenten und deren Wirksamkeit auf das Hörsystem ist die Darstellung des Tinnitus im Tierversuch, bevor diese Substanzen beim Menschen eingesetzt werden können. Erfreulicherweise können die Tierversuche dank der heutigen präzisen Messmethoden auf ein Minimum reduziert werden. Da die Forschung für ein Tinnitus-Medikament nicht mit chirurgischen Maßnahmen verknüpft ist, müssen die Tiere auch nicht leiden. Im Gegenteil: Um andere Krankheiten zu verhüten, werden die Tiere in einer gesünderen und artgerechteren Umgebung gehalten als in einer Zoohandlung.

Leider gibt es kein Tier, das direkt erkennen lässt, ob es einen Tinnitus hat oder nicht. Ein erfolgversprechendes System, das bereits seinen Nutzen bewiesen hat, wurde von Jastreboff entwickelt. Dank der Erkenntnisse aus den berühmten Experimenten von Pawlow, der Hunden feste Verhaltensweisen anerziehen konnte (sog. Konditionierung), ist es Jastreboff gelungen, bei Ratten das Hörsystem der Tiere auf Geräuschwahrnehmungen und auch Tinnitus mit einem bestimmten Verhalten zu koppeln. Diese Experimente und die Grundlagen zur Ausbildung der Tiere sind jedoch äußerst komplex und anfällig gegenüber Störungen. Gegenwärtig ist es jedoch das einzige Tiermodell, dessen Nutzen in der Tinnitusforschung anerkannt wird.

Neben diesen verhaltensorientierten Beobachtungen bei Tieren wird versucht, Messinstrumente zu entwickeln, mit denen ein Ohrgeräusch bei Tieren nachgewiesen werden kann. Hierbei handelt es sich um Ableitungen von Mikroströmen aus dem Hörsystem der Tiere. Möglicherweise wird auch die Weiterentwicklung bildgebender Verfahren (s.u.) den Nachweis von Tinnitus bei Tieren ermöglichen.

Neue bildgebende Verfahren

Die Entwicklung der Kernspintomografie beruhte auf der Sichtbarmachung elektromagnetischer Wellen des Wasserstoffatoms. Die Kernspintomografie ermöglicht es uns heute, Stoffwechselprozesse im Gehirn sichtbar zu machen. In mehreren Forschungszentren wird daran gearbeitet, ein Ohrgeräusch kernspintomografisch im Wahrnehmungszentrum des Hörsystems durch ein messbares Signal darzustellen. Von hohem Interesse wird dabei auch sein, welche Nachbarzentren, wie z.B. das limbische System und der Hirnstamm, an der Tinnituserzeugung beteiligt sind. Damit wird man möglicherweise dem Entstehungsort eines Tinnitus näher kommen. Da diese Untersuchungsmethoden für den Patienten ungefährlich sind, werden diese Studien bereits beim Menschen durchgeführt; sie sind jedoch sehr aufwendig und außerordentlich teuer. Zentren für diese Forschung befinden sich in England (Nottingham und London) und in den USA (New York und Baltimore). In Deutschland geht Arnold (Technische Universität München) diesen wissenschaftlichen Fragestellungen nach. Ein von der Deutschen Forschungsgemeinschaft unterstütztes Projekt läuft derzeit in Münster.

Weiterentwicklung der Retraining-Therapie

Ein Teil der Forschung besteht nicht nur darin, neue Methoden weiterzuentwickeln, sondern erprobte Therapien in ihrer Wirksamkeit zu überprüfen. Auch die Retraining-Therapie wird in England unter Hazell und in den USA unter Jastreboff hinsichtlich ihrer Weiterentwicklung und der Therapieergebnisse untersucht. Hierbei zeigt sich, dass die Erkenntnisse aus der Grundlagenforschung direkt in die Beratung des Patienten einfließen und die therapeutische Wirkung verbessern können: Je mehr der Patient über die Entstehung der Ohrgeräusche und ihre Beeinflussbarkeit durch das zentrale Hörsystem im Gehirn Bescheid weiß, um so eher tritt die Desensibilisierung des Hörsystems ein.

Eine eigene Untersuchung ergab, dass bei chronischem Tinnitus unter Retraining-Therapie gute Ergebnisse zu erwarten sind: Bereits nach 6 Monaten der Betreuung besserte sich die Beeinträchtigung durch das Ohrgeräusch bei über 76 % der Patienten, nach einem Jahr bei über 83 %. Etwa ein Viertel dieser Patienten nahm ihr Ohrgeräusch kaum noch wahr. Die Ablenkung war in diesen Fällen so gut gelungen, dass die Patienten das Ohrgeräusch nur mehr beim bewussten und aktiven Hinhören wahrnahmen.

Die aktuellen Untersuchungen konzentrieren sich auf die Frage, welche Elemente der Retraining-Therapie am nützlichsten sind, welche möglicherweise geändert werden sollen und auch, ob eine medikamentöse Unterstützung der Therapie sinnvoll ist.

Überprüfung der Akuttherapie

Forschungsarbeit ist nicht zwangsläufig verknüpft mit großen wissenschaftlichen Zentren, einem riesigen apparativen Aufwand und der Arbeit von Naturwissenschaftlern. Gerade die klinische Arbeit der Ärzte in Praxen und Krankenhäusern bildet nach wie vor das Fundament einer Therapie. Besonders die Auseinandersetzung mit der Akutphase des Tinnitus ist eine Aufgabe dieser Ärzte. Mit etwas Stolz darf behauptet werden, dass dank des hervorragenden Gesundheitssystems in Deutschland, Österreich und der Schweiz die Patienten mit akutem Tinnitus im internationalen Vergleich am intensivsten und besten betreut werden. Dies ist auch ein Verdienst der Tinnitus-Liga. Während in den angloamerikanischen Ländern ein Ohrgeräusch in der Akutphase kaum beachtet und betreut wird, sind die Anstrengungen hierzulande enorm.

Der Einsatz der technisch und finanziell aufwendigen Mittel, wie z. B. der Druckkammer, aber auch die Behandlung eines akuten Tinnitus im Krankenhaus verlangen von den Ärzten Rechenschaft über den Nutzen ihrer Therapie. Die hyperbare Sauerstofftherapie wird seit 1996 unter Leitung von Lenarz (Medizinische Hochschule Hannover) im Rahmen einer Studie hinsichtlich ihrer Wirksamkeit und der Frage nach den besten technischen und methodischen Voraussetzungen dieser Therapie untersucht. Weitere Forschungen beschäftigen sich mit der Frage, ob und mit welchen Medikamenten eine Infusionsbehandlung den besten Effekt bei akutem Ohrgeräusch bringt. Eine weitere Aufgabe wird sein, bereits in der Akutphase eines Tinnitus die Bedeutung der psychologischen Diagnostik und einer entsprechenden Therapie zu untersuchen. Erfolgversprechende Konzepte hierzu werden derzeit in Gemeinschaftsarbeit in Salzburg und Traunstein (Albegger, Greimel, Biesinger), in Köln und Bonn (von Wedel/von Wedel), in Oelde (Brinkmann) und in Düsseldorf (Strahl) erarbeitet. Ferner muss überprüft werden, inwieweit die Retraining-Therapie bereits in der akuten Phase eines Ohrgeräusches nicht nur die Elemente Beratung und Entspannungstechnik, sondern auch die Anwendung eines Geräuschgerätes umfassen sollte.

Weiterentwicklung des Cochlea-Implantates

Bei einer kleinen Gruppe von Tinnitus-Patienten mit an Taubheit grenzender Schwerhörigkeit werden die kommenden Jahre zeigen, ob ein Cochlea-Implantat, eine Elektrode als Innenohrersatz – derzeit bei völlig Tauben eingesetzt – nutzbringend angewandt werden kann.

■ Die gegenwärtige Tinnitusforschung ■

Audiologische Forschung

Bei einer kleinen Anzahl von Tinnitus-Patienten spielen möglicherweise die so genannten spontanen Emissionen aus dem Innenohr bei der Tinnitusentstehung eine Rolle. Diese spontanen, aus dem Innenohr stammenden Geräusche können durch eine entsprechende Messtechnik belegt werden. Die Frage ist immer noch offen, bei welchen Patienten solche otoakustischen Emissionen dem Ohrgeräusch entsprechen. Sie wird gegenwärtig in vielen audiologischen Zentren untersucht.

Insgesamt stimmen die aktuellen weltweiten Bemühungen zur Erforschung des Phänomens Tinnitus hoffnungsfroh. Vielleicht werden die Retraining-Therapie und die Weiterentwicklung von Medikamenten in den nächsten 10 Jahren eine entscheidende Besserung bei der Behandlung des chronischen Ohrensausens bringen.

Schlusswort

Bei der heutigen Unsicherheit in der Behandlung des Tinnitus wird eine Vielfalt an Therapien angeboten, die in der Regel ungeprüft sind, denen aber der verzweifelte Tinnitus-Patient hoffnungsvoll entgegensieht. Aus meiner Sicht bleibt zu wünschen, dass Selbsthilfegruppen, Krankenkassen und andere helfende Organisationen ihre finanziellen Mittel nicht kritiklos in diesen Therapiedschungel investieren, sondern das Geld auch für die Forschung und für kritische und unabhängige Studien zur Erfolgskontrolle zur Verfügung stellen. Dies könnte dazu führen, dass Arzt, Patient und Kostenträger manche zunächst überschätzte Therapiemöglichkeit relativieren und dass Ordnung in die Tinnitus-Behandlung zu bringen ist.

Anhang

Literatur

Für Patienten:
Deutsche Tinnitus-Liga e.V.: Tinnitus – Was tun? Eine Informationsbroschüre
Hallam, R.: Leben mit Tinnitus. Rororo, München 1996
Kallert, J.: Mein Partner hat Tinnitus. Herder 1997
Kellerhals, B.: Tinnitus-Hilfe. Karger 1996
Tönnies, S.: Leben mit Ohrgeräuschen, 7. Aufl. Asanger, Heidelberg 1995

Zur fachlichen Weiterbildung:
Feldmann, H.: Tinnitus. Thieme, Stuttgart 1992
Goebel, G. (Hrsg.): Ohrgeräusche, Psychosomatische Aspekte des komplexen chronischen Tinnitus. Quintessenz, München 1992
Kröner-Herwig, B.: Psychologische Behandlung des chronischen Tinnitus. Beltz, Psychologische Verlagsunion 1997

Selbsthilfeorganisationen

Deutsche Tinnitus-Liga (DTL) e.V.
Postfach 210351
Am Lohsiepen 18
42353 Wuppertal (Ronsdorf)
Telefon: (02 02) 2 46 52-0
Fax (02 02) 2 46 52 20
Internet:
http://www.tinnitus-liga.de
(mit Tinnitus-Test)
E-Mail: dtl@tinnitus-liga.de
Info-Telefon: (0190) 25 02 05
(Talkline 1,21 DM/Minute)
Spendenkonto: Bank für Sozialwirtschaft, Köln
Konto No. 70 89 100,
BLZ 370 205 00

Deutscher Schwerhörigenbund (DSB)
Breite Straße 3
13817 Berlin
Telefon: (0 30) 47 54 11 14
Telefax: (0 30) 47 54 11 16
E-Mail: dsb@schwerhörigkeit.de
Internet:
http://www.schwerhörigkeit.de

Vereinigung Akustikus-Neurinom e. V.
Vorsitzender: Prof. Dr. E. O. Schulz-Du-Bois
Brunnenweg 3b
24211 Preetz
Telefon: (04342) 5552

■ **Anhang** ■

Ohrgeräusche (simuliert) unter
Tel. (0202) 19701

In Österreich
Österreichische Tinnitus-Liga
(ÖTL)
Postfach 23
A-8029 Graz
Telefon und Fax:
(0043) 0316/28 91 30
Internet:
http://www.oetl.at/tinnitus
E-Mail: koller-oetl@sime.com

In der Schweiz
Schweizerische Tinnitus-Liga (STL)
Sekretariat Annerös Koch
Postfach 220
CH-3860 Meiringen
Telefon: (00 41) 33-971 5573
Telefax: (00 41) 33-971 5572

Schleudertrauma-Verband
Ulrichstraße 14
CH-8032 Zürich
Telefon: (0041) 1/3885700

In den Niederlanden
Commissie Tinnitus – NVVS
De Molen 89 A
NL-3995 AW Houten
Telefon: 0031-30-2 61 76 16
Telefax: 0031-30-2 61 66 89

Druckkammerzentren

Verband Deutscher Druckkammerzentren e.V. (VDD)
Cuno-Niggl-Str. 3
83278 Traunstein
Telefon: (0861) 12589
Fax: (0861) 15889

In diesem Verband sind alle Druckkammern vertreten, die seriös und mit der nötigen Sicherheitstechnik arbeiten. Die Mitglieder unterwerfen sich strengen Sicherheitsauflagen und arbeiten an der wissenschaftlichen Auswertung der Behandlungsergebnisse.

Fordern Sie eine Liste der angeschlossenen Druckkammern unter dieser Adresse an.

Weitere Kontaktadressen

Akupunktur
In Deutschland
Deutsche Ärztegesellschaft für
Akupunktur e. V.
Raglowichstr. 14
89637 München

In Österreich
Österreichische wissenschaftliche
Ärztegesellschaft für Akupunktur
Schwindgasse 3
A-1040 Wien

In der Schweiz
Schweizerische Ärztegesellschaft
für Akupunktur
Industriering 34
CH-8134 Adlieswiel

Hypnose
In Deutschland
Arbeitsgemeinschaft für
Hypnosetherapie e. V.
Johannes-Müller-Str. 50
50735 Köln

In Österreich
Österreichischer Bundesverband
für Hypnotherapie
Rosenbursengasse 8/3/7
A-1010 Wien

Manuelle Therapie, Ärzteorganisationen
In Deutschland
Deutsche Gesellschaft für
Manuelle Medizin
(FAC) e. V.
Obere Rheingasse 3
D-56154 Boppard
Telefon: (06742) 8001-0
Telefax: (06742) 8001-27

In Österreich
Österreichische Gesellschaft für
Manuelle Medizin
Speisingerstr. 109
A-1134 Wien
Telefon: (0043) 1-80182533

In der Schweiz
Schweizerische Gesellschaft für
Manuelle Medizin
Schulthesklinik
CH-8008 Zürich
Telefon: (0041) 1-3857171

Krankengymnasten
In Deutschland
Deutscher Verband für
Physiotherapie
Postfach 210280
50528 Köln
Telefon: (0221) 981027–0

In Österreich
Verband der diplomierten
Physiotherapeuten
Giessergasse 6/7
A-1090 Wien
Telefon: (0043) 1-4087577

In der Schweiz
Schweizer Verband der
Physiotherapeuten
Oberstadt 11
CH-6204 Sempach-Stadt
Telefon: (0041) 41–4627060

Anhang

Psychologie

Deutschland
Berufsverband deutscher Psychologinnen und Psychologen (BDB)
Heilsbachstr. 22
53123 Bonn

Österreich
Berufsverband österreichischer Psychologinnen und Psychologen (BÖP)
Garnisongasse 1
A-1090 Wien

Schweiz
Föderation Schweizer Psychologinnen und Psychologen FSP
Choisystr. 11
CH-3000 Bern

Ausbildung Retraining- und Tinnitus-Therapie für Ärzte, Psychologen und Hörgeräte-Akustiker
Ärztlich-Psychologische Fortbildungsgesellschaft
Maxplatz 5
83278 Traunstein

Sachverzeichnis

Ablenkung, akustische 45
Adrenalin 43
Adressen 207 ff
Akupressur 161
Akupunktur 160
– Adressen 209
Akustikus-Neurinom 47, 50 f
Akuttherapie, Überprüfung 205
Alexander-Methode 142
Alkohol 23, 175, 189 ff
Allergie 195
Altersschwerhörigkeit 47
Amboss 26
Anämie 48, 54
Angst 34 f
– Behandlung 102
Angstschwindel 56
Angststörung 44
Antidepressiva 67
Arteriosklerose 48
Aspirin 47
Atemtherapie 143
Atlas 121
Audiometrie 59, 61
Auffahrunfall 120
Aurikulotherapie 161
Ausdauertraining 186 f
Autogenes Training 143
Autoimmunprozess 74
Axis 121
Ayurveda 161

Bachblütentherapie 161 f
Belastung, psychische 88
Beratung, psychologische 87 ff, 92
Beta-Carotin 193
Bewegungsmangel 184
Bildgebende Verfahren, neue 203 f
Biofeedback 143 f

Blockierung 124
Blut, Verbesserung der Fließeigenschaften 76
Body-Check 184
Brummen 61

Calcium-Antagonisten 70
Carbamazepin 67
Chirotherapie (s. auch Manuelle Therapie) 73, 122, 124 f, 166 f
Cholesterinspiegel 190
Cochlea-Implantat, Weiterentwicklung 205
Coffein 189 ff
Cortison 52
Costen-Syndrom 127

Dauerschrecken 43
Defokussierung, akustische 105
Depression 33
– Behandlung 102 f
– reaktive 178
Deutsche Tinnitus-Liga 115 ff
Diagnostik
– apparative 56
– bildgebende 64
– psychische Störung 63
– zukünftige bildgebende Verfahren 64
Diät 196 ff
Diskothek 23
Drehschwindel, anfallsartiger 56
Druckkammer 77
Druckkammerbehandlung
– Ablauf 79
– Ernährung 80
– Kosten 80
Druckkammerzentren, Adressen 208
Durchblutungsstörung 35 f
Durchschlafproblem, Rauschgeräte 109

Sachverzeichnis

Einrenken, Halswirbelsäule 124
Einschlafproblem, Rauschgeräte 109
Einschlafritual 173
Eisen 197
Eispackung 125
Elektroenzephalogramm 60
Elektrotherapie, Ohr 162
Entschlackung 199
Entspannung
– Musik und Klang 170
– progressive, nach Jacobson 148 f
Entspannungstherapie, Schlafstörung 182
Entspannungsübung, Stress 157
Ernährung 189 ff
– gesunde, Definition 191
Evers-Diät 198 f

Farbtherapie 144
Feldenkrais-Therapie 144 f
Filtersystem 100
Fistel, arteriovenöse 54
Fitnesszentrum 188
Forschung, audiologische 206
Freie Radikale 193 f
Frequenz 39 f
Fußreflexzonenmassage 168 f

Gedächtnis, akustisches 44 f
Gehirn, Hörsystem 99
Genusstraining 147 f
Geräusche
– Charakterveränderung 46
– Lautstärken 40
– psychoakustische Verarbeitung 23 f
Gestaltungstherapie 145
Gewohnheitsschnarchen 178
Glutamat 66, 68 f
Grippe-Otitis 52
Grundlagenforschung 201 f
Grundtinnitus 98
Gruppentherapie 138
Gutachter 123

Haarzelle, elektrische Erregung 28 f
Halswirbelsäule

– Abnutzungserscheinung 122
– Anatomie 121
– Behandlung, Kriterien 126
– Behandlungsmöglichkeiten 124
– Chiropraktik 73
– Funktion 25
– Krankengymnastik 120
– Magnetfeldtherapie 172
– Neuraltherapie 166
– Chiropraktik 73
– Therapie 119
– Trauma 120
Halswirbelsäulenkissen 177
Hämangiom 48, 54
Hammer 26
Hammerkopf 127
Härchenfortsatz 31
Heilkräuter, Schlafstörung 180
Heilkunde, paranormale 168
Heilmethode, monomane 160
Heilverfahren, alternative 158
Hertz 39
Hirnstamm 43
Hirnstammpotenziale 60 f
HNO-Diagnostik, Hausarzt und Spezialist 47 ff
Hochtongehör, Störung 62
Homöopathie 162 f
Hörbahn, zentrale 35, 37
Höreindruck, Entstehung 25 f
Hörfähigkeit, Alter 19
Hörgerät 95
– Ablehnung 131
– ins Ohr implantiertes 131 f
– Kosten 135
– Mikroelektronik 132
– Nachbetreuung 135 f
– Probetragen 134
– Tragezeit 136
– Verordnungsbogen 133 f
– volldigitales 133
– Zeitpunkt 133
Hörgeräte-Akustiker 95
Hörgeräteanpassung 130 ff
Hörimpuls, Fehlverarbeitung 100

Sachverzeichnis

Hörorgan, Anatomie 25
Hörprüfung, objektive 60 f
Hörschnecke 28
Hörsignale, Verarbeitung, Forschung 201
Hörsturz 47
Hydrops 61
Hydrotherapie 145 f
Hydroxyethylstärke 76
Hyperakusis 34, 43, 62 f
– Hörtraining 113
– Retraining-Therapie 63
– Therapie mit dem Rauschgerät 113
Hypermobilität 119
Hypnose
– Adressen 209
– Funktionsweise 164
Hypnotherapie 163 f

Innenohr 27 ff
– Anatomie 31
– Empfindlichkeitsregelung 33 f
– Rauchen 191
– Störungen 30
– Töne auseinanderhalten 30
– Zivilisation 20
Innenohrschwerhörigkeit
– idiopathische 50
– immunogene 52
Ionenkanal, Störung 32
Ionenpumpen 32
Iontophorese 162

Jugular-outlet-Syndrom 48, 54

Kernspintomografie 203
Kiefergelenk 126 f
– Fehlbelastung 123
– Funktion 25
– Neuraltherapie 166
– Störung 118 ff
– Symmetrie der Funktion 128
Kinesiologie 164 f
Klangtherapie 170
– nach Tomatis 171
Kneipp-Anwendungen 145 f

Kochsalz 191
Körpertherapie 141 ff
Kostformen, besondere 196 ff
Kraniosakral-Therapie 167
Krankengymnastik 119, 124
– Adressen 209
Krankheit, psychische und Tinnitus 178 f
Krankheitsbild, eigene Einschätzung 91
Krankheitsmodell 91
Kreislaufkrankheiten 53
Kunstsinnige Therapie 147
Kurklinik, Diätformen 199 F
Kushi-Diät 198

Laktovegetarier 197
Lärmquellen 22
Lärmschwerhörigkeit 47
– chronische 49
Lärmtrauma, akutes 47, 49
Laser-Ginkgo-Therapie 165
Lautstärke, verschiedene Geräusche 40
Lebensqualität 85
Lebensstil, Stress 152
Lidocain 67, 202
Lidocaintest 68
Limbisches System 44 f
Literatur 207
LSD 67

Magnetfeldtherapie 172
Magnetresonanztomographie 64
Makrobiotik 197 f
Manager-Tinnitus 34, 104, 111
Manuelle Therapie (s. auch Chirotherapie) 124 f
– – Adressen 209
Markensound 21
Matratze 176 f
Mayr-Kur 199
Mediator 94
Medikament
– als Auslöser 52
– gefäßerweiternde Maßnahmen 76
– Grundlagen 65 ff
– schlafförderndes 175

Sachverzeichnis

Medikament, Tiermodelle 67
– tinnitusauslösendes 47
Meditation 148
– Musik und Klang 170
Medizin, alternative 158 ff
Melatonin 180 f
Milchprodukte 196
Mineralstoffe 192 ff
Mittelohr 25
– Anatomie 26 f
– Muskulatur 26
– Tumor 48
Mittelohrentzündung 52
– chronische 47
Morbus Ménière 47, 56
Motormechanismus, gestörter 32
Motortinnitus 32
Musculus
– levator veli palatini 55
– pterygoideus lateralis 127
– stapedius 55
– tensor tympani 55
Musiktherapie, Formen 170
Muskel-Biofeedback 144
Muskelverspannung, chronische, Feldenkrais-Therapie 145

Nahrung, Schadstoffbelastung 191
Nahrungsmittel-Unverträglichkeit 195
Naturgeräusche 19
Neuraltherapie 165 f
Neurobiofeedback 171 f
Neuroleptika 67
Nierenkrankheit 48
Nikotin 23, 189 ff

Ohr, Empfindlichkeit 39
Ohr-Akupressur 161
Ohrenschmalz 25, 27
Ohrgeräusch (s. auch Tinnitus) 28
– apparative Diagnostik 56
– Beratung bei der Therapie 72 f
– Chirotherapie 123
– gesundheitliche Folgen 89
– Hörgerät 136

– objektives 47 f
– persönliche Bedeutung 89 f
– pulssynchrones 64
– Sport 184
– subjektives 47
– vollständige Diagnostik 36 f
Ohrtrompete 55
Osteopathie 166 f
Otosklerose 47, 51
Ovolaktoveganer 197

Physiotherapie, Ablauf 125 f
Polysaccharide 76
Psychologie
– Adressen 210
– Diagnostik und Therapie 87 ff
Psychotherapie, Schlafstörung 181
Pulsation 167

Rauchen 190
Rauschgenerator und Hörgerät 136
Rauschgerät 106 f
– Hyperakusis 113
– Kosten 108
– Reaktion des Tinnitus 109 f
– Schlafstörung 109
– Therapiestart 106 f
– Tragedauer 108 f
Recruitment 62
– Messung 59
Retraining-Therapie 38, 95 ff
– Ablauf 100
– Aufklärung 100 f
– Behandlungsplan 103
– Beratung 100 f
– Dauer 102
– Definition 97 f
– Geräteversorgung 105
– Organisation und Versorgungsangebot 96
– Säulen 113
– Weiterentwicklung 204
Richtungshören 133
Rohkost, reine 197

Sachverzeichnis

Saccotomie 56
Sauerstoffanreicherung, physikalische 77 f
Sauerstoffgehalt, Gewebe 79
Sauerstoffmangel, Beseitigung 75
Sauerstofftherapie, hyperbare 35, 76 ff
– – in Deutschland 78 f
– – Qualitätsstandard 78
– – Studie 205
– – Vitaminpillen 194
Schädel-Hirn-Trauma 47, 50
Schalleindruck, zentrale Verarbeitung 38
Schallwelle 39 f
Schattenboxen 149
Schlaf 173 ff
– fördernde und störende Faktoren 175
– gesunder 175 f
– Konditionierung 173
– schlafraubende Faktoren 174
Schlafapnoe 177 f
Schlafmittel, chemische 180
Schlafscreening 178
Schlafstörung
– Entspannungstherapie 182
– und Medikamente 179 ff
– primäre 179
– Psyche 178
– Psychotherapie 181
– mit Tinnitus kombinierte 177
Schleudertrauma 123
Schnarchen 177
Schnizer-Kost 197
Schroth-Kur 199 f
Schulmedizin 158
Schwerhörigkeit, Hörgerät 130, 133
Schwindel 56 ff
Selbsthilfeorganisation 93, 116 f
– Adressen 207 f
Selbstsuggestion 143
Selen 193, 195
Shiatsu 169
Spontanheilung 75
Sport 184 ff
– Belastungsdauer 187 f
– dosiertes Aufbautraining 186

Sprachcomputer 132
Sprachgehör 59
Sprachverständnis 130
Spurenelemente 80
Steigbügel 26
Stille 18
Stimmgabel-Untersuchung 56
Stoffwechselkrankheiten 48, 53
Stoffwechselstörung 189
Störung, psychische
– – Behandlung 102 f
– – Diagnostik 63
Stress 33, 73, 151 ff
– Beruf 105
– Entspannungsübung 157
– Hydrotherapie 145
Stressimmunisierung, Shiatsu 169
Stressreaktion, Abschwächung 102
Stresssymptome
– Gefühlsebene 151
– geistige Ebene 151
– körperliche Ebene 152
Stress-Test
– körperliche Reaktion, Testbogen 154 f
– psychische Reaktion, Testbogen 152 f
Synapsen 29, 66

T'ai-chi 149 f
Tauchen 27
Therapeut
– geeigneter 93 f
– Persönlichkeit 141 f
Therapieformen, neue 171
Ticken 26
Tieftonhören, Störung 61
Tierexperiment, Forschung 203
Tinnicur® 171
Tinnitus (s. auch Ohrgeräusch)
– akuter
– – begleitende Maßnahmen 74
– – Behandlung 71 ff
– – Lidocain 68
– – Medikament 74
– – physikalische Therapie 74
– – Retraining-Therapie 99

Sachverzeichnis

Tinnitus, alternative Medizin 158 ff
– aufgrund von Gefäßveränderungen 53 f
– Care 96
– chronischer
– – Adrenalineffekt 44
– – Behandlung 82 ff
– – Entstehung 41 f
– – Grad der Beeinträchtigung 85 f
– – psychologische Beratung 87 ff
– Fragen 90
– bei Gesunden 98
– Kieferbewegung 127
– komplexer 88
– körperliche Ursachen 47 ff
– nach Manualtherapie 118 f
– Medikament 202
– muskuläre Ursache 55
– subakuter 82
– Zivilisationsschäden 22
Tinnitusbaum 83
Tinnitusbestimmung 61
Tinnitusbewältigung 92
Tinnitus-Care Zentrum Tübingen 97
Tinnitusdiagnostik, audiologische Messmethoden 63
Tinnitusentstehung, Innenohr 31
Tinnitusforschung, gegenwärtige 201 ff
Tinnitus-Klinik 138 ff
– Kosten 139
– pragmatische Behandlung 138 ff
Tinnitus-Masker 95, 105
– Anpassung und Anwendung 110
– Kosten 108
– Therapieende 111
Tinnitusmedikament s. Medikament

Tinnitus-Patient, Lobby 115 f
Tinnitus-Pille 67, 70
Tinnitus-Selbsthilfeorganisation 93
Tinnitus-Tagebuch 101, 139
Töne 29
Tonhöhe 39
Training, körperliches 186
Trainingsherzfrequenz 186
Transformation 27
Transmitter 29
Transmitterwirkung, Blockade 66 f
Trennkost 198
Trommelfell 25
Trommelfellzerreißung 49
Tube, offene 55
Tubenfunktionsstörung 55

Überforderung 87
Überträgerstoffe 66

Veganer 197
Vegetarismus 197
Vitamin
– A 80, 193, 195
– C 80, 193, 195
– E 24, 80, 193, 195
Vitamine 192 ff
Vollkorn 196

Yoga 141, 150

Zahnbehandlung 127
Zivilisation 20
Zivilisationsschäden 22